B.-D. Katthagen   K. Buckup
Hauptsache Gesundheit
Welche Zukunft hat die Medizin?

B.-D. Katthagen   K. Buckup

Hauptsache
Gesundheit

WELCHE ZUKUNFT HAT DIE MEDIZIN?

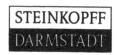

Professor Dr. med. Bernd-Dietrich Katthagen
Dr. med. Klaus Buckup
Orthopädische Klinik, Städtische Kliniken Dortmund
Beurhausstr. 40, 44137 Dortmund

ISBN 3-7985-1189-6 Steinkopff Verlag, Darmstadt

Die Deutsche Bibliothek – CIP-Einheitsaufnahme
Hauptsache Gesundheit: Welche Zukunft hat die Medizin?/
Bernd-Dietrich Katthagen; Klaus Buckup. – Darmstadt: Steinkopff 1999
  ISBN 3-7985-1189-6

Herstellung: Klemens Schwind
Umschlaggestaltung: Erich Kirchner, Heidelberg
Satz: K+V Fotosatz GmbH, Beerfelden

SPIN 10737984   105/7231-5 4 3 2 1 0 – Gedruckt auf säurefreiem Papier

Vorwort

Das Thema Gesundheit geht alle an und bestimmt entscheidend unser Dasein. In den letzten 100 Jahren hat die Medizin sensationelle Erfolge erzielt. Immer mehr Krankheiten können wirksam bekämpft werden. Trotzdem steht die Medizin im Kreuzfeuer der Kritik:

■ ihre Bedeutung für die Gesundheit, Lebensqualität und Lebenserwartung wird in Frage gestellt,

■ der Sinn des medizintechnischen Fortschritts in Diagnostik und Therapie wird in Zweifel gezogen,

■ Aufwand und Kosten der Medizin werden als unangemessen dargestellt.

Diese Kritik bestimmt die aktuelle gesundheitspolitische Diskussion und wird als Rechtfertigung für systemverändernde staatliche Eingriffe in das Gesundheitswesen benutzt.

Mit diesem Buch wollen wir der pauschalen Kritik und oft verzerrten Darstellung der Wirklichkeit entgegentreten. In allgemeinverständlicher Form werden kompakt und umfassend zugleich für den einzelnen oft schwer zugängliche grundlegende Informationen, Daten und Fakten zu allen Aspekten des Gesundheitswesens geboten. Nach unserer Einschätzung ist eine solche Gesamtschau Voraussetzung für alle, an der gesundheitspolitischen Diskussion kompetent teilzunehmen.

Losgelöst von verbreiteten Vorurteilen und ideologischen Vorgaben kann der Blick frei werden für wirklich verbessernde Weiterentwicklungen des Gesundheitswesens.

Ziel aller politischen Neuerungen im Gesundheitswesen sollte es sein, den Standard der Medizin finanzierbar zu erhalten, Fortschritt zu ermöglichen und gleichzeitig die Chancen der Gesundheitsbranche für den Arbeitsmarkt zu nutzen.

Hierzu möchten wir mit konkreten praktischen Vorschlägen einen konstruktiven Beitrag leisten.

Dortmund, im Sommer 1999   *Bernd-Dietrich Katthagen*
Klaus Buckup

Inhaltsverzeichnis

1 Gesundheit ist nicht alles, aber ohne Gesundheit ist alles nichts

Der Wandel hat schon begonnen. Die Krise unseres Gesundheitswesens verschleiert nur noch den Ausblick. Die Gesundheit ist das Thema der Zukunft. Die Gesundheit wird Thema des kommenden Wirtschaftsaufschwungs sein. In Zeiten, in denen ernsthaft über Rationierung von Gesundheitsleistungen diskutiert wird, bedarf es einiger Phantasie, diesen Zukunftsausblick zu wagen. Dabei müssen wir nur konsequent sein. Sprechen wir nicht immer von Gesundheit als dem wichtigsten Gut?

Alle Meinungsumfragen beweisen es: Die Gesundheit steht für uns alle an erster Stelle. Zum neuen Jahr, zum Geburtstag und bei allen besonderen Anlässen wünschen wir Angehörigen, Freunden und Kollegen vor allem eine gute Gesundheit. Wer hat es noch nicht erlebt – ein Unfall mit schweren Verletzungen passiert, eine akute oder chronische ernste Erkrankung bricht in der eigenen Familie oder bei Freunden aus und verändert von heute auf morgen unser ganzes Leben. Politiker, die sich bislang nicht sonderlich für öffentliche Gesundheitsbelange interessiert haben, verändern ihre Haltung dann, wenn sie selbst betroffen sind. Grundlegende Entscheidungen, die jahrelang aufgeschoben wurden, werden schnell getroffen, wenn führende Politiker selber ernsthaft erkranken. Warum muß es so weit kommen? Warum können wir das, was wir als das Wichtigste in unserem Leben erkennen, nicht auch ohne akute persönliche Not an die erste Stelle des privaten, öffentlichen, wirtschaftlichen und politischen Lebens und unseres täglichen sowie langfristig planvollen Handelns stellen? Warum nicht? In der Diskussion unseres Gesundheitswesens droht heute ganz im Gegenteil die öffentliche Gesundheit mit dem Totschlagargument „Kostenexplosion im Gesundheitswesen" als lästiger Lohnnebenkostenfaktor unter die Räder zu kommen. Dabei werden die Chancen der Gesundheit als Zukunftsbranche Nr. 1 für Arbeitsmarkt und Wirtschaft völlig übersehen.

Wir sind davon überzeugt, daß die Gesundheit das führende Thema des 21. Jahrhunderts sein wird, welches tiefgreifende, heute noch nicht vorstellbare Auswirkungen auf das individuelle Leben der einzelnen, das öffentliche Leben, die Wirtschaft und den Arbeitsmarkt haben wird. Wir dürfen nicht versäumen, die sich hier bietenden Gelegenheiten möglichst frühzeitig beim Schopfe zu ergreifen, zum Wohle der einzelnen, zum Wohle der Volkswirtschaften und zum Wohle der Gemeinschaft.

In welchem wirtschaftlichen und gesellschaftlichen Umfeld wird dieses Buch geschrieben? Auf der einen Seite erleben wir einen im Weltmaßstab und im geschichtlichen Maßstab unvorstellbaren Wohlstand, auf der anderen Seite einen mit jeder Rezession zunehmenden Anstieg der Arbeitslosigkeit. Wir merken, daß mit immer mehr technischem Fortschritt, immer mehr Güterproduktion und immer mehr Steigerung der Produktivität die Probleme nicht geringer, sondern eher größer werden. Wir können das Hamsterrad immer schneller stellen, die Gesundheitsleistungen rationieren, die Ausgaben für Bildung und Kultur kürzen, um alle Kraft auf die Wirtschaftseffizienz im weltweiten Wettbewerb zu konzentrieren; es wird ein Pyrrhossieg werden, und am Ende geht die Schlacht doch verloren. Die Probleme werden nicht gelöst, sondern verschoben. Die nächste Rezession kommt bestimmt und damit der nächste Anstieg der Arbeitslosigkeit. Und wenn wir die Werbetrommel noch so rühren, wenn wir immer mehr und immer bessere Güter produzieren, irgendwann werden wir merken, daß Kultur, daß Bildung und Wissenschaft und auch die Gesundheit wichtiger sind. Dieses Buch kann und will keine endgültigen Antworten zu Fragen der Gesundheitspolitik geben; es will aber doch zum Nachdenken anregen und sich auf die Bedeutung der Gesundheit für die Zukunft unserer Gesellschaft konzentrieren. Dieses Buch möchte nicht einer übersteigerten neurotischen Lebensführung mit Fixierung auf die Gesundheit das Wort reden, aber deutlich machen, daß Gesundheit von Körper, Geist und Seele für die Lebensqualität des einzelnen und die Lebensqualität im Miteinander eine entscheidende Rolle spielt.

Setzen wir die Gesundheit an die erste Stelle, nicht nur in Worten am Geburtstag und in Meinungsumfragen, sondern ganz konkret in der Politik, in der Wirtschaft, auf dem Arbeitsmarkt und in der Forschung. Lassen wir die Kranken nicht allein. Erkennen wir die Zukunftschancen der Gesundheit! Geben wir dem wissenschaftlichen Fortschritt in der Medizin eine Zukunft für alle. Das Gesundheitswesen muß fit für die Zukunft gemacht werden!

Gesundheitspolitik geht alle an, weil jeder im Leben immer wieder von kleinen und oft auch schweren Krankheiten und Verletzungen betroffen ist. Gesundheitspolitik regelt die Rahmenbedingungen für Vorbeugung, Verbesserung der Gesundheit, Erhöhung der Lebensqualität, Erkennung und Behandlung von Krankheiten und Behinderungen. Gesundheitspolitik geht auch deshalb alle an, weil sie über einen großen Teil unserer erarbeiteten Mittel verfügt – wie sie erhoben werden, wie sie verteilt werden, wie sie eingesetzt werden. Ungefähr 10% des Bruttosozialprodukts werden für den Gesundheitsdienst eingesetzt. Wir können als Bürger immer weniger direkt entscheiden, was mit unserem Geld geschieht. Um so mehr müssen wir politisch Einfluß nehmen. Gesundheitspolitik bestimmt auch über einen Großteil unserer Arbeitsplätze – Dienstleistung gewinnt in unserer Gesellschaft einen immer höheren Stellenwert.

Bei unserer hohen Arbeitslosigkeit muß man Gesundheitspolitik für die Betroffenen auch als mögliches neues Arbeitsgebiet begreifen. Vielfältig sind die Arbeitsgebiete des Gesundheitswesens. Betroffen sind Schwestern und Pfleger, Ärztinnen und Ärzte, Angehörige sog. medizinischer Assistenzberufe wie Arzthelferinnen, Krankengymnasten, Physiotherapeuten und technische Assistenten u.a., Apotheker, Zahnärzte und Zahntechniker, Angehörige von Forschung und Lehre in der Universität und Industrie, Arbeiter und Angestellte der Krankenhäuser und Gesundheitsindustrien wie z. B. Pharmaindustrie, Medizintechnik, Implantate- und Instrumenten-, Heil- und Hilfsmittelhersteller. Schließlich sind auch die Beschäftigten der Versicherungen und Verwaltungen, Rettungssanitäter und Krankentransportdienste, Rehabilitationseinrichtungen, Kurbetriebe, technische und Versorgungsdienste, Reinigungsdienste, Gesundheitsdienste und der Sanitätsdienst der Bundeswehr, Heilpraktiker, Optiker, Psychologen und Psychotherapeuten, Logopäden, Orthoptisten zu erwähnen – die Liste könnte noch weiter ergänzt werden. Sie alle arbeiten für und leben von der Gesundheitsfürsorge. Sie alle sind genau wie die von ihnen behandelten und betreuten Patienten und Dienste von der Gesundheitspolitik abhängig – alle, auch die, die bei einer aktiveren Gesundheitspolitik in der Gesundheitsfürsorge eine berufliche Zukunft finden könnten. Es ist verständlich, wenn sich die Gesundheitspolitik in Zeiten knapper Kassen auf eine Kostenbegrenzung konzentriert. Ob Budgetierung jedoch der Weisheit letzter Schluß ist, sei dahingestellt. In jedem Fall reicht Kostenbegrenzung nicht, um die Gesundheitsaufgaben der Zukunft zu lösen. Es muß ein Ausweg aus der Sackgasse der überwiegenden Finanzierung der Gesundheit über die Lohnnebenkosten gefunden werden. Daß die Lohnnebenkosten drastisch reduziert werden müssen, ist heute unbestritten. Daß wir Wirtschaftlichkeitsreserven im Gesundheitsdienst mobilisieren müssen, dürfte auch den meisten klar geworden sein. Wirtschaftliches Arbeiten muß keinesfalls zu einem Qualitätsverlust der Gesundheitsvorsorge führen – im Gegenteil.

Wie durchschlagen wir den gordischen Knoten der scheinbaren Unvereinbarkeit der Kostensteigerung des medizinischen Fortschritts, der Verhinderung einer Zweiklassenmedizin, des steigenden Bedarfs an Gesundheitsfürsorge und des zu erwartenden drastischen Anstiegs der älteren Bevölkerung einerseits und der Notwendigkeit der Senkung der Lohnnebenkosten andererseits? Nach der Kostenbegrenzung müssen in Zukunft neue Finanzierungswege gesucht und gefunden werden. Wir müssen uns nicht nur bewußt machen, daß die Gesundheit wertvoll ist, sondern müssen auch bereit sein, diesen Wert angemessen zu finanzieren. Um 1000 Milliarden Mark ist der Faktor Arbeit in den vergangenen 12–15 Jahren nach Angaben des Wirtschaftsministers in Deutschland teurer geworden. Gleichzeitig ist der verfügbare Lohn pro Person aber nicht nennenswert gestiegen und die Anzahl der Erwerbstätigen in den letzten Jahren kräftig gesunken. Darin zeigt sich die Dimension der übersteigerten Lohnnebenkosten mit den bekannten nachteiligen Folgen für den Arbeitsmarkt. Hier sind in der Zukunft intelligente Lösungen gefragt. Daß unser heutiges Finanzierungssystem der Steuer- und Sozialabgaben nicht richtig ist, soll auch anhand eines einfachen Beispiels erläutert werden:

Die Ausdehnung der wöchentlichen Arbeitszeit von 30 auf 38,5 Stunden bei einer Arzthelferin hat für den Arbeitgeber einen monatlichen Mehraufwand von ca. 1.200 DM zur Folge. Nach Abzug der Lohnnebenkosten – Arbeitgeber- und Arbeitnehmeranteil – und Steuern wird nicht einmal 1/3 des Lohnaufwands, nämlich knapp 400 DM, ausgezahlt. Schon bei einfachen Einkommen werden bis zu 2/3 des Lohnaufwands in der Progression durch Lohn-nebenkosten und Steuern aufgezehrt.

Diese Tatsache ist ein wesentlicher Grund für den zunehmenden Abbau gerade einfacher Arbeitsplätze. Hier findet der Markt ein zunehmendes Ventil in der Schwarzarbeit und in sog. geringfügigen sozialversicherungsfreien Arbeitsverhältnissen. Solange das Problem der überhöhten Abgabenquote gerade in diesem Bereich nicht gelöst ist, werden Arbeitsplatzabbau, Schwarzarbeit und andere halblegale Beschäftigungsverhältnisse den offiziellen Arbeitsmarkt belasten. Jetzt wird versucht, diesen Ventilmechanismus zu beschneiden. Man erhofft sich damit, die notwendigen Reformen aufschieben oder sogar ganz vermeiden zu können. Die überhöhte Abgabenquote ist ein gesamtgesellschaftliches Problem und betrifft nicht nur die Spitzeneinkommen, bei denen der Gesetzgeber zudem über die Steuerabschreibung eine Abgabenvermeidung mit häufig unseliger Wirtschaftsfehllenkung verbindet. Heute klafft hier eine große Lücke zwischen überzogenem nominalen und tatsächlich effektiven Steuersatz.

Wenn der Faktor Arbeit weitgehend von allen versicherungsfremden Leistungen der Kranken-, Renten- und Arbeitslosenversicherung entlastet wird, werden wir erleben, daß die Arbeitslosigkeit sinkt und das öffentliche Mittelaufkommen anschließend wieder steigt.

In den letzten Jahren und heute erfuhren und erfahren nach und nach die verschiedenen Leistungserbringer wie Apotheken, Krankenhäuser, Ärzte, Transportdienste, Kureinrichtungen, medizinische Assistenzberufe, Hilfsmittelhersteller und -händler und die Leistungsempfänger, die Patienten, erhebliche Einschnitte. So müssen wir uns jetzt darauf besinnen, daß unser aller Aufgabe, nämlich die allgemeine gesundheitliche Versorgung und deren Zukunftsentwicklung, keinen Schaden nimmt.

Gute Medizin hat ihren Preis – im internationalen Vergleich kann unser Gesundheitswesen bei Leistungen und Kosten bestehen. Als verantwortliche Ärzte einer klinischen Abteilung am Krankenhaus der Maximalversorgung müssen wir heute darauf hinweisen, daß eine pauschale Budgetdeckelung gerade im Krankenhaus der Maximalversorgung in der Zukunft ohne Einschränkung für Quantität und Qualität der medizinischen Versorgung nicht mehr getragen werden kann. Es wird zu Einschränkungen kommen, die sich im Zugang zu der medizinischen Leistung zeigen werden. Auch im ambulanten Behandlungsbereich sind die Grenzen der Kostenbeschränkung erreicht. Jetzt wird es bei weiterer Leistungsbeschränkung zu Nachteilen für die Versicherten kommen. Eine pauschale Budgetdeckelung mag als kurzfristige Notbremse tragbar sein, als Steuerungsinstrument ist sie ungeeignet.

Gesundheitsfürsorge ist mehr als der Einsatz für das höchste Gut, das wir besitzen. Gesundheit müssen wir in einer sich rapide verändernden Arbeitswelt auch als wichtigen Wirtschaftsfaktor begreifen. Die Arbeiten, die der Mensch am Menschen direkt ausübt, Bildung, Pflege, Untersuchung und Behandlung, Kultur und Unterhaltung, Information und Beratung werden in Zukunft zahlenmäßig auf dem Arbeitsmarkt die größte Rolle spielen und verlangen gerade heute unsere ganze Aufmerksamkeit.

In der Landwirtschaft war der Anstieg der Produktivität am größten. Menschliche Arbeit wurde durch Maschinen ersetzt, durch moderne Bewirtschaftung, effektivere Düngemittel und Schädlingsbekämpfungsmittel wurde der Ertrag gesteigert. Nur noch ca. 3% der Beschäftigten sind in der Landwirtschaft tätig. Diese 3% sind in den entwickelten Industrienationen heute problemlos in der Lage, alle zu ernähren. Ähnlich, wenn auch nicht so ausgeprägt, wirkt sich die Steigerung der Produktivität bei Handel, Verkehr und Industrie aus. Der „Fluch" der Produktivität beginnt jetzt auch bei Banken, Versicherungen und Verwaltung mit der „Freisetzung" von Arbeitskräften Wirkung zu zeigen.

So wie sich unsere Gesellschaft von der Agrar- zur Industriegesellschaft gewandelt hat, wird und muß sie sich weiter wandeln. Die konservativen Beharrungskräfte, die sich dem Wandel entgegenstellen, gehen heute häufig paradoxerweise von den Gruppen aus, die in der Vergangenheit den gesellschaftlichen Fortschritt der Industriegesellschaft gestaltet und geprägt haben. Sie haben sich mit dem früheren Wandel selbst etabliert und drohen mit dem kommenden Wandel als Funktionäre der bestehenden Strukturen ihre Privilegien zu verlieren.

Die Gesundheit wird bei einem jetzt notwendigen Wandel eine zentrale Rolle für Wirtschaft und Gesellschaft spielen. Vor dem Hintergrund einer öffentlichen Diskussion, die im wesentlichen von Kostenbegrenzungsgesichtspunkten im Gesundheitswesen geprägt ist, mag diese Aussage gewagt erscheinen, und dennoch sind wir überzeugt, daß gerade aus der Krise des Gesundheitswesens wichtige gestalterische Kräfte für die Zukunft mobilisiert werden und werden müssen.

Gesundheit ist mehr als das Gegenteil von Krankheit. Gesundheit ist auch bekanntlich nicht nur auf den Körper beschränkt. Seelische Probleme führen zu körperlicher und geistiger Beeinträchtigung. Medizin und Psychologie müssen in Zukunft enger vernetzt werden. Die seelischen Probleme müssen wir in unserer Gesellschaft intensiver angehen. Wir dürfen nicht wegen des Sozialprodukts seelenlos werden, wie es der Präsident der Bundesanstalt für Arbeit, Bernhard Jagoda, formuliert hat. Mit der übertriebenen Ichbezogenheit müssen wir fertig werden.

Destruktive Verhaltensweisen greifen erschreckend um sich. Depressionen sind heute eine der häufigsten Todesursachen. Durch Lösung der psychosozialen Konflikte können Kreativitätsreserven mobilisiert und die Zusammenarbeit und Motivation verbessert werden. Erkennen wir rechtzeitig die Chancen der Megabranche Gesundheit!

Unsere Gesellschaft wird sich völlig neu organisieren: neue Schwerpunkte in Forschung und Entwicklung, neue Bildungsinhalte, neue Infrastrukturen. Gesundheit muß Unterrichtsfach in der Schule werden. Ärzte müssen sich mehr mit vorbeugender Medizin und Gesundheitsbildung beschäftigen. Begreifen wir die Arbeitslosigkeit gut ausgebildeter Ärzte als Chance für unsere Gesellschaft.

- Wie nützen wir am besten die Möglichkeiten der Zukunftsbranche Gentechnologie?
- Wie ernähren wir uns richtig?
- Wie pflegen wir unseren Körper am besten?
- Wie begrenzen wir die erschreckende Zunahme von Allergien?
- Wie beugen wir Unfallverletzungen im Haushalt, im Sport, in der Freizeit und im Verkehr weiter vor?
- Wie gehen wir mit den Sucht- und Genußmitteln Zucker, Alkohol, Kaffee und Nikotin um?
- Wie werden wir mit seelischen Problemen fertig?
- Welche Rolle spielt hier der soziokulturelle Zusammenhalt in Familie, Vereinen und vor allem auch am Arbeitsplatz?

- Konzentrieren wir uns auf die Reintegration Arbeitsloser in die legale Arbeitswelt?
- Welche Gefahren gehen von Drogen aus und wie vermeiden wir sie?
- Wie halten wir uns fit und gesund?
- Wie gehen wir mit Befindlichkeitsstörungen um? Wie unterscheiden wir sie von echten Krankheiten?
- Welche Krankheiten sind häufig? Wie beugen wir ihnen vor? Wie werden sie behandelt?
- Wie können wir den Wissenszuwachs in der Medizin möglichst schnell und umfassend umsetzen?
- Wie nützen wir am besten das Netzwerk des Wissens? Wie transportieren wir den Wissenszuwachs am effektivsten zu den entscheidenden Berufsgruppen?

Wir stehen an der Schwelle eines neuen Jahrhunderts, ja eines neuen Jahrtausends, in dem es zu einer Verschmelzung der Informationstechniken und Biowissenschaften kommen wird. Neben Sprachen, Mathematik, Geschichte, Gesellschaftskunde u.a.m. wird die kommende Generation mit Computern in der Schule auf den Cyberspace vorbereitet. Die Politiker betonen immer wieder, daß hier die Jobs für die kommende Generation sein werden. Ja, sie sollte die Fähigkeit erlangen, sich in ihrer Sprache gut auszudrücken, andere Sprachen zu sprechen und mathematische Zusammenhänge zu verstehen. Sie sollte lernen, wie sie mit Computern umgehen kann, sie sollte die Telekommunikation beherrschen, aber sicher braucht sie noch mehr. Die kommende Generation muß auch lernen, Gesundheit als Wert zu erkennen und diesen Wert mit anderen Lebenswerten zu verbinden, um dann angemessen und selbstverantwortlich mit diesem Gut und miteinander umzugehen. Erziehung und Bildung sollen im allgemeinen dazu anleiten, das eigene Leben selbstverantwortlich zu führen. Diese Möglichkeiten müssen auch im Bereich der Gesundheit geboten werden. Ohne gesunde Kinder und Jugend hat keine Gesellschaft eine Zukunft. Deshalb wird die ältere Generation verstehen, daß sie auch mehr für die Gesundheit ihrer Jugend tun muß und die Politik wird dieser Meinung folgen – hoffentlich nicht zu spät.

Möglichst jeder sollte die notwendigen Grundlageninformationen über seinen Körper und seine Seele haben. Die Möglichkeiten der Schul- und Erwachsenenbildung müssen hier besser genutzt werden:

- Welche Bedeutungen haben Verunreinigungen von Luft und Wasser, optische und akustische Reizüberflutung durch Fernsehen, Radio, Einflüsse der Arbeitswelt, des Verkehrs für unsere Gesundheit?
- Welche gesundheitlichen Probleme für den einzelnen entstehen durch den Massentourismus? Wie kann diesem Problem begegnet werden?
- Was bedeuten für uns Alter und Tod?

Bei der Umsetzung des medizinischen Wissens müssen wir zunächst eine Leistungsbilanz aufstellen. Dann müssen dort, wo diese noch nicht existieren, Behandlungsstandards erarbeitet werden. Wir waren in der Vergangenheit in der Lage, durch die Normung für unsere Industrie auf dem Weltmarkt Wettbewerbsvorteile zu erzielen. Mit genügend Phantasie könnten diese Wettbewerbsvorteile heute auch im Gesundheitswesen entwickelt und als internationales Behandlungsangebot genutzt werden. Stellen wir sicher, daß häufige Krankheiten, wie Diabetes und Herzkrankheiten oder Schmerzen, immer mit einem hohen Standard zuverlässig behandelt werden. Beschäftigen wir uns mehr mit dem Thema Lebensqualität. Erforschen wir den Einfluß unserer Therapiemaßnahmen auf die Lebensqualität der Patienten, besonders bei ernsten Erkrankungen. Natürlich sind viele dieser Forderungen zum Teil vorbildlich umgesetzt. Es hapert aber vielerorts noch an der umfassenden Verbreitung.

Rudolf Virchow hat gesagt: „Der Arzt ist Anwalt der Kranken". Wir möchten mit diesem Buch seinem Aufruf folgen und in einer Zeit, in der Krankheit als lästiger Kostenfaktor mißverstanden werden kann, zu Umdenken und neuem Handeln führen.

Alle Beschäftigten im Gesundheitswesen möchten wir aufrufen: Lösen Sie sich von der gegenwärtigen „Mißstimmung"! Sie alle arbeiten an der Aufgabe, die uns allen am wichtigsten ist, der Erhaltung und Wiedergewinnung unserer Gesundheit. Den Kranken und ihren Angehörigen möchten wir bewußt machen, daß sie es als Wahlbürger selbst in der Hand haben, welchen Stellenwert die Gesundheit in unserer Gesellschaft hat. Sprechen Sie Ihre Ratsvertreter und Abgeordneten – gleich welcher Partei – hierauf an. Schreiben Sie ihnen Ihre Meinung zu dem Thema „Hauptsache Gesundheit".

Es gibt inzwischen bei uns viele Interessenvereinigungen für bestimmte Krankheitsbilder. Schließen Sie sich zu einem übergeordneten Interessenverein zusammen; gründen Sie einen Allgemeinen Gesundheitsclub Deutschland zur überparteilichen Organisation Ihrer Gesundheitsinteressen. Es wird der ganzen Gesellschaft zugute kommen. Wir müssen uns auch auf dem Gebiet der Gesundheit aus unserer gesellschaftlichen Erstarrung lösen.

2 Kostensituation des Gesundheitswesens – eine Explosion findet nicht statt

Alle sprechen von der Kostenexplosion im Gesundheitswesen. Man wird sich schnell einig, daß dieser Pest mit allen Mitteln Einhalt geboten werden muß. Das Wort Explosion sagt ja schon, daß hier ein gewaltsamer Prozeß im Gange ist. Es wird sich wohl nicht mehr feststellen lassen, wer den Begriff der Kostenexplosion geprägt hat. Er hat jedenfalls erreicht, daß das Hauptproblem des Gesundheitswesens – nämlich die wegbrechenden Einnahmen – vernebelt wird. Tatsächlich ist die Kostenexplosion nur herbeigeredet, es gibt sie in Wirklichkeit gar nicht.

Wie kann man die Kostenexplosion in Frage stellen? Sehen wir nicht an den ständig steigenden Krankenkassenbeiträgen, daß die Kosten aus dem Ruder laufen? Werden die Kranken nicht mit immer höheren Selbstkostenanteilen belastet? War nicht zuletzt sogar ein „Notopfer" von 20 DM für die Krankenhäuser erforderlich? Zeigt nicht der Herzklappenskandal, daß mit den Krankenkassenbeiträgen Mißbrauch getrieben wird und die Kosten davonlaufen? Müssen nicht im Krankenhaus für das Zimmer Tagessätze bezahlt werden, die sonst allenfalls im Superluxushotel aufgebracht werden müssen? Dabei werden in diesen Luxushotels doch schönere Zimmer, besseres Essen und höherer Service geboten. Ist es nicht eine Tatsache, daß die Ausgaben für die Gesundheit in den letzten 25 Jahren steil angestiegen sind? Sie haben sich in dieser Zeit mehr als versechsfacht! Wirken nicht auch medizinischer Fortschritt und Altersentwicklung kostentreibend?

Welche Argumente werden nicht für die angebliche Kostenexplosion ins Feld geführt. Wir müssen uns gleich zu Anfang mit dem Kostenthema befassen, weil nur hierdurch die eigentlichen Finanzierungsprobleme des Gesundheitswesens deutlich werden. Schauen wir also etwas genauer hin!

Der Anteil der Gesundheitsausgaben am Bruttosozialprodukt insgesamt ist in den letzten 20 Jahren nahezu konstant geblieben.

Es hat lediglich kurz nach der Wiedervereinigung Anfang der 90er Jahre durch Angleichung des Versicherungsniveaus im Osten an Weststandard ohne gleichzeitige Anpassung des östlichen Bruttosozialprodukts einen kurzfristigen überproportionalen Anstieg gegeben. Hierzu hat auch die Einwanderung von etwa 3–4 Mio. meist medizinisch unterversorgten Menschen wesentlich beigetragen. Dieser überproportionale Anstieg ist aber durch die beschriebenen von der Politik und nicht von der Medizin zu vertretenden Änderungen hervorgerufen. Sie dürfen daher auch nicht gedanklich oder in der öffentlichen Diskussion der Medizin fälschlich als Treiber einer Kostenexplosion angelastet werden. Wenn nun im wesentlichen der Anteil der Gesundheitsausgaben am Bruttosozialprodukt konstant geblieben ist, warum sind dann die Beitragssätze der gesetzlichen Krankenversicherung (GKV) und damit die Lohnnebenkosten regelmäßig angestiegen?

Die Beitragssätze der GKV orientieren sich nicht am gesamten Volkseinkommen, dem Sozialprodukt, sondern an der Lohnquote. Diese Lohnquote ist von einem Höchststand von 76,9% im Jahre 1982 auf jetzt nur noch 70,0% gefallen. Damit ist die Finanzierungsbasis der GKV entsprechend geschrumpft. Die Beitragzahler, Arbeitnehmer und Arbeitgeber zu gleichen Teilen müssen diese Ausfälle kompensieren und mehr bezahlen – also steigen die Beitragssätze. Hierdurch erhöhen sich die Lohnkosten, und der Lohnempfänger hat hierdurch keinen Pfennig mehr in der Tasche – im Gegenteil. Weitere arbeitsplatzbelastende Lohnnebenkosten wurden mit der Pflegeversicherung eingeführt.

Seit 1991 sind die Beitragssätze der Lohnnebenkosten um rund 7 Prozentpunkte gestiegen. Damals lag der Gesamtbeitragssatz zur Sozialversicherung noch bei 35,2%. Zusätzlich haben gestiegene Einkommen und Beitragsbemessungsgrenzen automatisch zu höheren Sozialabgaben geführt.

Es darf die Diskussion über die Art der Finanzierung der Sozialleistungen nicht mit einem Sozialabbau verwechselt werden, wie dies heute demagogisch häufig suggeriert wird.

Die gestiegenen Lohnnebenkosten haben zur Verlagerung von Arbeiten ins Ausland und zu weiterer Rationalisierung geführt. Ein anderer Teil der Arbeit hat sich in Schwarzarbeit und in versicherungsfreie Arbeitsverhältnisse verlagert. Der Anteil der sog. Schattenwirtschaft am Bruttosozialprodukt hat sich von 5,8% 1975 über 10,8%

1980 auf inzwischen 15% 1997 gesteigert. Die Arbeitslosigkeit steigt und der Teufelskreis dreht sich fort. Die Zahl der Beitragszahler ist gesunken, die Beitragssätze sind entsprechend gestiegen.

Der Verschiebebahnhof der Sozialversicherung („versicherungsfremde Leistungen") hat die Lage weiter verschärft. Die gesetzliche Krankenversicherung mußte zusätzliche finanzielle Lasten aus der Arbeitslosen- und Rentenversicherung übernehmen. Für Arbeitslose zahlt die Bundesanstalt für Arbeit die Versicherungsbeiträge. Berechnungsgrundlage ist ein um 20% gemindertes Arbeitseinkommen, berechnet nur nach der tariflichen Arbeitszeit. Weitere Einnahmeverluste der Krankenkassen durch Kürzung des Staatsbeitrages stehen bevor. Die vollen Kosten werden dann wieder auf die verbliebenen Beitragszahler umgelegt. Die Arbeitslosenzahl ist massiv auf zeitweise fast 5 Mio. gestiegen. Der Beitrag Arbeitsloser für die Krankenversicherung ist gleichzeitig gesunken: Das ist eine weitere Ursache der „Kostenexplosion".

Die Sozialhilfeträger zahlen an die Krankenkassen einen Mindestbeitrag für die Sozialhilfeempfänger, der unter 200 DM liegt. Die Zahl der Sozialhilfeempfänger hat sich gleichzeitig fast verdreifacht (Abb. 2.1). Ihre Krankenversicherungskosten, die weit

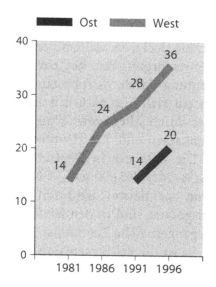

Abb. 2.1. Sozialhilfe – Empfänger von laufender Hilfe zum Lebensunterhalt, je Tausend Einwohner.
(Quelle: Statistisches Bundesamt)

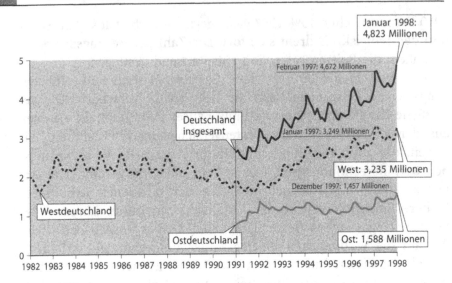

Abb. 2.2. Arbeitslose seit 1982. Januar 1982 bis Januar 1998 (Stand am Monatsende in Millionen). (Quelle: FAZ Nr. 31, 6. 2. 1998, S. 3)

über dem Mindestbeitrag liegen, werden ebenfalls auf die Beitragszahler umgelegt. Sie müssen für mehrere Millionen Menschen den gleichen Leistungsanspruch wie für Vollbeitragszahler finanzieren.

Ähnlich verhält es sich bei den Rentnern. Die Mitglieder der Rentenversicherung sind in der GKV pauschal versichert. Die Pauschale deckt bei weitem nicht den Kostenbeitrag, der für die Krankenversorgung der Rentner aufgebracht werden muß. Die Frühberentung durch Vorruhestand und Berufs- oder Erwerbsunfähigkeit macht sich hier natürlich auch bemerkbar. Mit der Zahl der Rentner durch Altersentwicklung und Frühberentung werden die Krankenkassen und ihre Hauptbeitragszahler zusätzlich belastet.

Die Zahl der in Deutschland Beschäftigten ist 1997 weiter um 1,3% oder 463 000 auf 34 Mio. Personen gesunken (Abb. 2.2). Das war der tiefste Stand seit der Wiedervereinigung Deutschlands. Insgesamt sind in den letzten Jahren 7% der Arbeitsplätze verloren gegangen. (The Economist, Juni 1999).

Es ist die Beitragserosion und nicht eine Explosion der Kosten Ursache für die steigenden Krankenkassenbeiträge. Mit dem Begriff der Kostenexplosion im Gesundheitswesen werden die wahren Zusammenhänge verschleiert und die Beitragszahler, sowohl Arbeitnehmer als auch Arbeitgeber, zur Kasse gebeten und gleichzeitig den

Leistungserbringern der Schwarze Peter zugeschoben. Dieses Feuer wird dann noch durch leicht eingängige Begriffe (wie z.B. „Herzklappenskandal") geschürt. Welch ein Zufall, daß der sog. Herzklappenskandal gerade dann in den Medien lanciert wurde, als im Parlament über Kostenbegrenzungen im Gesundheitswesen verhandelt wurde. Selbst wenn hier ein Kostensenkungspotential besteht, ist es zur Lösung des Grundproblems nicht mehr als der berühmte Tropfen auf den heißen Stein. Es trägt damit in der Öffentlichkeit mehr zur Verschleierung als zur Lösung der bestehenden Probleme bei.

Wir müssen in der öffentlichen Diskussion den irreführenden Begriff der Kostenexplosion durch den zutreffenden Begriff der Beitragserosion ersetzen. Auch sonst ist das griffige Schlagwort von der Explosion der Kosten irreführend. Vergleichen wir es mit der Automobilbranche. Kostete bei der Einführung 1974 der erste VW Golf 7 995 DM, so stehen heute zwischen 27 000,– und 53 000,– auf der Rechnung. Bedenkt man die höheren Absatzzahlen, so kommt man bei dem Automobilinlandsumsatz gut und gerne auf eine Steigerung der Kosten, die dem Gesundheitswesen nicht nachsteht. Natürlich hinkt der Vergleich. Er macht aber deutlich, daß die Kostensteigerung des Gesundheitswesens nicht losgelöst von den gesamtwirtschaftlichen Daten betrachtet werden darf. Gerade das Gesundheitswesen ist sehr personalintensiv. Ca. 70% der Kosten im Gesundheitswesen sind Personalkosten. Entsprechend wird die gesamtwirtschaftliche Steigerung der Lohnkosten in dieser Branche besonders wirksam. Die im wesentlichen vom Gesetzgeber beeinflußten Lohnnebenkosten werden ebenfalls wie in kaum einer anderen Branche im Gesundheitswesen wirksam. Anders ausgedrückt heißt dies, daß die im Gesundheitswesen anfallenden Kosten überwiegend auf dem Arbeitsmarkt mit Arbeitsplätzen wirksam werden. Umgekehrt bedeutet dies, daß eine Senkung des Finanzvolumens im Gesundheitswesen eine besonders negative Auswirkung auf den Arbeitsmarkt hat.

Natürlich muß auch der medizinische Fortschritt berücksichtigt werden, der bei aller Kritik den Menschen direkt zugute kommt. Die Medizin ist natürlich auch nicht auf dem Stand der 70er Jahre stehen geblieben. Man kann es nach allen Seiten analysieren, man kann es drehen und wenden wie man will: Von einer Explosion der Kosten kann im Gesundheitswesen gar keine Rede sein.

Wie schon erwähnt, steht Gesundheit für uns auf der Werteskala ganz oben. Es macht doch überhaupt keinen Sinn, daß wir freiwillig ausgerechnet bei diesem uns am wichtigsten erscheinenden Gebiet drastische Ausgabenkürzungen und Leistungsbeschränkungen beschließen. Warum freuen wir uns über wachsende Umsatzzahlen in der Automobilbranche und beklagen sie bei der Gesundheit? Warum erkennen wir die Arbeitsmarktbedeutung der Freizeitbranche und ignorieren sie bei der Gesundheit? Warum wird in Deutschland für Auto, Tabak und Alkohol geworben, kaum aber für die Gesundheit?

Die Wirtschaft investiert Milliarden in die Werbung. 1998 waren es 30 Mrd. DM Werbeausgaben in klassischen Medien – ein Anstieg um 9% gegenüber 1997. Natürlich weiß die Wirtschaft, warum. Nehmen wir als Beispiel das Zigarettenrauchen. Jeder weiß, daß Rauchen das Lungenkrebsrisiko massiv erhöht. Jeder weiß, daß durch Zigarettenrauchen das Risiko von Herz-Kreislauf-Erkrankungen steigt. Kalter Rauch stinkt, er hängt in Kleidern, Gardinen und Atem. Zähne und Hände werden gelb. Rauchen macht häufig süchtig. Viele kommen nicht mehr davon los, obwohl sie es mit allen möglichen Mitteln versuchen. Der Staat profitiert dabei kräftig. Über 20 Mrd. DM betragen die jährlichen Steuereinnahmen des Staates allein aus der Tabaksteuer. Der Gesundheitsminister: Rauchen gefährdet Ihre Gesundheit! Nur Zyniker unter den Ökonomen wenden ein, daß sich die Volkswirtschaft ein Einstellen des Rauchens gar nicht leisten könne, weil noch mehr Rentner länger lebten. Warum werden die 20 Mrd. DM, warum werden die Tabaksteuereinnahmen nicht direkt dem Gesundheitswesen zur Verfügung gestellt?

Die Kinozentren schießen aus dem Boden. Jugendliche und junge Erwachsene werden hiervon besonders angezogen. Die Werbung versucht, Spannungen mittels Konsum in Lust umzusetzen. Herrliche Farben in einem riesengroßen Bild. Ein Cowboy auf seinem Pferd. Dahinter ein Traum von Natur, Prärie und wunderbarer Luft. Kein Wunder, daß gerade bei uns das Rauchen bei Schülern und jungen Erwachsenen noch weit verbreitet ist. Mit Werbung in Fernsehen, Kino, Zeitschriften und Plakaten werden Bedürfnisse geweckt und Werte geprägt. Dabei merken wir gar nicht die Manipulation. In unserem Reden ist Gesundheit das Wichtigste; die hierfür aufzubringenden Kosten werden aber als Last ange-

sehen. Sie konkurrieren mit den Ausgaben für den „Duft der großen weiten Welt", angeboten durch die Reise- und Freizeitindu-
strie. In dieser Welt müßte eigentlich für Gesundheit geworben
werden.

Wird vielleicht durch das Umlageverfahren der Gesundheitskosten bewirkt, daß in unserem Bewußtsein zwar die Gesundheit als
wertvoll gilt, die hierfür aufgebrachten Kosten aber als reine Last
empfunden werden? Diese Kosten werden wie eine Steuer unabhängig und losgelöst von der Leistung öffentlich eingetrieben. Ver-
führt vielleicht die „kostenlose" Nutzbarkeit nach Ableistung der
Versicherungsprämie zu einer gedanklichen Entwertung der Medizin?

Natürlich steigen die Behandlungskosten mit dem medizinischen
Fortschritt und zunehmendem Lebensalter. Wir müssen uns bei
rückläufigen Einnahmen über neue Finanzierungswege Gedanken
machen. Steigerung der Effizienz, Budgetierung und Sparmaßnahmen allein werden in der Zukunft nicht ausreichen. Sie tragen vor
allem nicht dazu bei, daß unsere Gesellschaft rechtzeitig die wachsende Bedeutung der Gesundheit für Staat, Wirtschaft, Individuum
und Gesellschaft erkennt. Wir müssen so schnell wie möglich von
dem beherrschenden Finanzierungsverfahren über die Lohnnebenkosten dort, wo es möglich ist, abrücken. Die versicherungsfremden Leistungen müssen vom Lohn abgekoppelt werden. Der riesige
Berg der Sozialkosten ist so undurchsichtig geworden, daß kaum
mehr die Politiker, die sich ja berufsmäßig mit öffentlichen Ausgaben beschäftigen, durchblicken, wenn es nicht ihr Spezialgebiet ist.
Wie sollen sie dann verantwortungsvoll entscheiden können und
die Funktionäre kontrollieren, geschweige denn die breite Öffentlichkeit richtig umfassend informieren? Ja nicht einmal diejenigen,
die sich berufsmäßig mit der Gesundheit beschäftigen, wie Kran-
kenschwestern oder Ärzte, sind in der Lage, den genauen Anteil
der medizinischen Behandlungskosten an den Krankenversicherungskosten absolut und in ihrem Verhältnis zu den versicherungsfremden Leistungen zu beziffern. Wie sollen wir uns auch
bei diesem komplizierten Regel- und Paragraphenwerk noch aus-
kennen?

Es wird jedenfalls in der Zukunft nicht mehr genügen, die unbe-
quemen Fragen mit dem Sozialtabu zu verdecken. Wir sind an einem Punkt angelangt, an dem die Tabuisierung der Fragen kontra-

produktiv ist; d. h., nur wenn wir die richtigen Fragen stellen, können wir uns den Antworten nähern, die notwendig sind. Nur wenn wir uns dem Kern der Probleme stellen, können wir in Zukunft eine Zweiklassenmedizin verhindern und den medizinischen Fortschritt für alle finanzieren. Es ist dabei notwendig, daß bei einem Thema von so zentraler Bedeutung wie der Medizin eine möglichst große Kostentransparenz besteht:

- Wieviel verwenden wir für die Behandlung im Krankenhaus, wieviel für die ambulante ärztliche und zahnärztliche Behandlung in der Praxis?
- Was geben wir für Medikamente aus?
- Was kosten Heil- und Hilfsmittel?
- Was kostet die Krankenkassenverwaltung?
- Wieviel bezahlen die Krankenkassen für die Lohnfortzahlung im Krankheitsfall?
- Wie hoch sind die versicherungsfremden Leistungen?

Um sich eine Vorstellung von den Größenordnungen der Kosten machen zu können, müssen Vergleiche angestellt werden. Wieviel geben wir in Deutschland für andere Waren und Dienstleistungen aus? Wie hoch sind die gesundheitsrelevanten Steuereinnahmen, z. B. aus der Tabak- und Branntweinsteuer? Wie groß ist der Anteil der Gesundheitskosten an allen Sozialaufwendungen?

Die gesamten Sozialausgaben in Deutschland belaufen sich inzwischen auf 1,2 Billionen DM (1 200 000 000 000 DM), ein Drittel des Bruttoinlandsprodukts. Betrachten wir nun, welchen Anteil an den Sozialkosten die einzelnen Ausgaben für die Gesundheit haben. Die Ausgaben der gesetzlichen Krankenversicherung (GKV) für alle Krankenhausbehandlungen im Jahre 1998: knapp 85,1 Mrd. DM, ungefähr so viel, wie in demselben Jahr allein für Auslandsreisen von Deutschen ausgegeben wurden. Die Krankenhausbehandlungen beanspruchten 36,3% der Ausgaben der GKV.

Übrigens sind gut 90% der 81 Mio. Einwohner Deutschlands in einer der verschiedenen gesetzlichen Krankenversicherungen, lediglich 10% in einer privaten Krankenversicherung versichert (Zusatzversicherung nicht gerechnet). Wir wissen alle, daß im Krankenhaus vor allem die besonders aufwendigen Behandlungen nach Einweisung durch einen niedergelassenen Arzt stattfinden, wenn die ambulante Behandlung nicht mehr reicht, z. B. eine lebensbedrohliche Erkrankung vorliegt oder eine größere Operation notwendig ist.

Im Jahre 1998 wurden knapp 16 Mio. Krankenhausbehandlungen in deutschen Krankenhäusern durchgeführt. In diesem Zusammenhang soll auch erwähnt werden, daß von 1990 bis 1997 die Anzahl der stationären Krankenhausbehandlungen von 13,8 auf 15,5 Mio. Patienten anstieg und die durchschnittliche Krankenhausverweildauer von 15,3 auf 11,0 Tagen um ca. 28% sank! Bei diesem Anstieg der Krankenhausbehandlungen und der Krankenkassenkosten muß auch berücksichtigt werden, daß in diesen Jahren ca. 4 Mio. Aussiedler und Asylbewerber in Deutschland zugezogen sind.

Die Personalkosten im Krankenhaus betragen 67,5%, die Sachkosten 32,5%. Wir werden auf die wichtige Bedeutung der Branche Gesundheit für den Arbeitsmarkt gesondert (vgl. Kap. 5) ausführlich eingehen, um die Zukunftsperspektiven deutlich zum machen. Bereits jetzt sei aber die Zahl von 1 065 818 Beschäftigten (286 307 Teilzeit-, 887 564 Vollkräfte) erwähnt.

Es haben also heute über 1 Mio. Beschäftigte ihren Arbeitsplatz im Krankenhaus gefunden. Hinzukommen über 100 000 Ausbildungsstellen. Diese Zahl von über 1 Mio. Beschäftigten allein im Krankenhausbereich unterstreicht eindrücklich die Arbeitsmarktrelevanz des Gesundheitswesens! Die Gesamtbeschäftigung der Automobilindustrie betrug demgegenüber im Jahr 1997, trotz Autobooms und Rekordumsatzes von 267 Mrd. DM, lediglich 681 000 – also etwa 2/3 der Beschäftigung im Krankenhausbereich. Es ist somit naheliegend, daß wir mit Blick auf den Arbeitsmarkt große Anstrengungen unternehmen, um die Krankenhausdienstleistung in Deutschland auch auf dem internationalen Markt verstärkt anzubieten. Gerade in den östlichen Bundesländern mit dem osteuropäischen Hinterland böte sich eine zusätzliche Beschäftigungschance. Hier ist in der Zukunft Phantasie gefragt. Warum sollten wir nicht einen „International Part" in unseren Krankenhäusern gründen und diesen Dienstleistungsbereich systematisch fortentwickeln? Es kann doch nicht sein, daß unsere Kräfte mit der Begrenzung der Gesundheitsausgaben im Binnenmarkt und damit überproportional hohem Arbeitsplatzabbau erschöpft sind, um die damit frei werdenden Mittel in Rationalisierungsinvestitionen der Industrie zu stecken. Vielleicht könnten wir nach vorne denken und den arbeitsplatzintensiven Krankenhausbereich so strukturieren, daß er auch für internationale Patienten attraktiv ist.

Wenn wir „Hauptsache Gesundheit" zur wichtigsten öffentlichen Aufgabe erheben, werden wir mit einer florierenden Gesundheitsbranche eine erhebliche Entlastung des Arbeitsmarktes bekommen. Gerade in der Gesundheitsbranche gibt es noch viele Möglichkeiten zur Schaffung einfacher Dienstleistungsarbeitsplätze in Voll- und vor allem auch Teilzeitbeschäftigung. Als Gegenargument wird häufig vorgebracht, mit der Gesundheit könne das Arbeitsmarktproblem nicht gelöst werden. Natürlich nicht! Aber die Gesundheitsbranche kann einen wichtigen Beitrag leisten und wird bei richtiger Politik in Zukunft sehr wohl mit mehr Beschäftigung den Arbeitsmarkt entlasten – dies darf aber nicht mit dem Vorwand der Solidarität über die Lohnnebenkosten finanziert werden.

Der Begriff der Solidarität wird bei genauer Betrachtung in der gesetzlichen Krankenversicherung vielfach falsch benutzt. Da Solidarität immer gut ist, können mit dem Argument der Solidarität fast alle staatlichen Eingriffe gerechtfertigt werden – Einspruch verboten, es geht um die Solidarität. Im Sinne der geistigen Freiheit in unserem Land ist es unbedingt erforderlich, daß sich Widerspruch gegen das Argument der Solidarität erhebt, wo sie dem Begriff und dem Sinn nach gar nicht oder nur sehr weit hergeholt zutrifft. Was bedeutet eigentlich Solidarität? Der Begriff leitet sich aus dem Solidarismus, einer Richtung der katholischen Sozialphilosophie, ab, der zwischen Individualismus und Kollektivismus stehend im Ausgleich zwischen dem Recht des einzelnen und der Gemeinschaft das Gemeinwohl zu fördern sucht. Wenn die Gemeinschaft der gesetzlich Krankenversicherten, die ja nur eine – wenn auch mehrheitliche – Teilgruppe der Gesellschaft ist, für die Finanzierung von Ausgaben herangezogen wird, die eigentlich die Solidarität der Gesamtgesellschaft und nicht nur die Teilgruppe der gesetzlich Krankenversicherten betrifft, dann hat das mit Solidarität im eigentlichen Sinne nichts mehr zu tun. Auch wenn es reichlich kompliziert klingt, ist es wichtig, den Unterschied zu verstehen.

Die deutsche Wiedervereinigung ist ohne Zweifel eine gesamtstaatliche Herausforderung. Sie wurde in ihrer finanziellen Belastung durch drei zeitgleiche Entwicklungen zusätzlich verschärft. Die erste ist eine Zuwanderung von 3–4 Mio. Aussiedlern und Einwanderern mit erheblichem finanziellen Unterstützungsbedarf. Die zweite besteht in einer Wirtschaftsrezession und die dritte in einer durch die sog. Globalisierung ausgelöste Rationalisierung der Wirtschaft und Verwaltung. Alle vier Prozesse – Wiedervereinigung, Zuwanderung, Wirtschaftsrezession und Globalisierung – betreffen die Gesamtgesellschaft. Sie drücken sich im Anstieg der Arbeitslosigkeit, im Anstieg der Zahl der Sozialhilfeempfänger und im Anstieg der Frühberentungen aus. Über die in diesem Kapitel eingangs beschriebenen gesetzlichen Maßnahmen wurden wesentliche Teile der Krankenversicherungskosten der Arbeitslosen, Sozialhilfeempfänger und Rentner vollständig auf die Versichertengemeinschaft der gesetzlichen Krankenversicherung abgewälzt (Abb. 2.3). Dies waren die entscheidenden Ursachen des Anstiegs der Versicherungsbeiträge in der gesetzlichen Krankenversicherung. Sie trugen durch den Anstieg der Lohnnebenkosten über die Rationalisierung verschärfend zur Arbeitslosigkeit bei, weil ohne Ansehen der Ertragskraft der Unternehmen der Faktor Arbeit weiter verteuert wurde. Das hat mit Solidarität nichts mehr zu tun. Staatlich begründete, gesetzliche Aufgaben müssen auch staatlich, d. h. über Steuern, solidarisch und nicht unsolidarisch über Krankenversicherungsbeiträge, finanziert werden. Wie steht Deutschland im internationalen Vergleich bei der staatlichen Finanzierung des Gesundheitswesens? Der Finanzierungsanteil des Gesundheitswesens durch den Staat betrug 1994 in den USA 35,9%, im Durchschnitt aller EU-Länder 31% und in Deutschland lediglich 11,8%. Da brauchen wir uns über den Anstieg der Krankenversicherungskosten und damit über die hohen Lohnnebenkosten und die Arbeitslosigkeit gar nicht zu wundern.

Der Gesundheitsminister könnte, wenn er den zur Zeit vorherrschenden Kostendämpfungsantrieb überwunden hat, mit der Förderung seines Aufgabengebiets durch die Belebung des Arbeitsmarktes im Gesundheitsbereich zum erfolgreichen Arbeits-, Sozial- und Wirtschaftsminister werden.

Die Sparmöglichkeiten sind ohne Rationierung inzwischen sowohl in der ambulanten Medizin als auch im Krankenhausbereich weitgehend ausgeschöpft. Es hat jetzt schon ein verheerender Arbeitsplatzvernichtungsprozeß in dieser Zukunftsbranche begonnen. Jede hier weiter eingesparte Mark wird mit dem Faktor 4 gegenüber der Industrie auf dem Arbeitsmarkt negativ wirksam. Vielleicht kann hierdurch die Exportindustrie profitabler und die Rei-

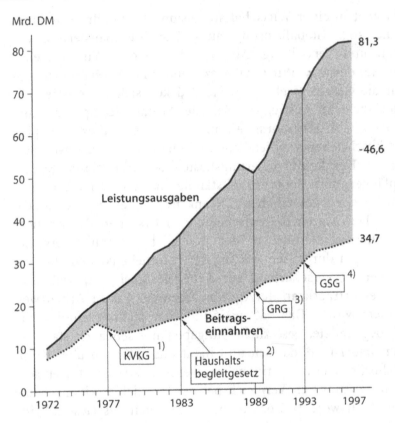

Abb. 2.3. Beitragseinnahmen und Leistungsausgaben in der Krankenversicherung der Rentner.

1) Mit dem „Krankenversicherungskostendämpfungsgesetz" (KVKG, 1977) wurde der Krankenversicherungsbeitrag, den die Rentenversicherung an die GKV leistet, von 17% der Rentenausgaben auf 11,8% herabgesetzt.
2) Das Haushaltsbegleitgesetz 1983 entlastete die Rentenversicherung u.a. dadurch, daß es die Einnahmen der KVdR um ca. 16 Mrd. DM verringerte.
3) Das Gesundheitsreformgesetz (GRG, 1998) brachte vermehrte Zuzahlungsregelungen, Leistungsbegrenzungen und Arzneimittelfestbeträge.
4) Das Gesundheits-Strukturgesetz (GSG, 1993) enthielt weitere Leistungsbegrenzungen.

(Quelle: KBV, Grunddaten zur Vertragsärztlichen Versorgung in der BRD. Kassenärztliche Vereinigung, 1998)

sebranche im Ausland belebt werden. Es ist aber zu bezweifeln, daß dies der vorherrschende Wunsch unserer Bevölkerung ist, zumal die Rechnung über die Sozialkassen der Kranken-, Arbeitslosen- und Rentenversicherung finanziert wird.

Viel sinnvoller ist es, unsere Industrie und den Arbeitsmarkt dadurch zu fördern, daß die versicherungsfremden Leistungen der genannten Kassen überprüft und ggf. staatlich finanziert werden. Welchen arbeitsplatzschaffenden Effekt hätte es, wenn die Lohnnebenkostenquote um die 20–30% der geschätzten sog. versicherungsfremden Kosten gesenkt würde? Der Binnenmarkt würde belebt, die Investitionsquote gesteigert und der Arbeitsmarkt entlastet. Wenn sich dann noch der Arbeitsmarkt in der Anfangsphase auf die Schaffung von Teilzeitstellen konzentrieren würde, wäre eine Halbierung der Arbeitslosenzahlen in wenigen Jahren keine Utopie. Durch die Belebung der Wirtschaft und Entlastung des Arbeitsmarktes würde sich das Wirtschaftsprogramm zur Senkung der Lohnnebenkosten zum Teil selbst finanzieren.

Zum Schluß der Kostenbetrachtung im Krankenhausbereich soll ein internationaler Vergleich vorgenommen werden (Abb. 2.4). Der Anteil der Krankenhauskosten an den Gesundheitsausgaben liegt in vergleichbaren Ländern Europas durchweg deutlich höher und erreicht in den USA 43,3%, in Frankreich 44,5%, in Kanada 45,6% und in den Niederlanden 52,5%, verglichen mit 36,3% in Deutschland im Jahre 1995! Auch wenn die Gesundheitssysteme der genannten Ländern zum Teil unterschiedlich strukturiert sind und hierunter die Vergleichbarkeit leidet, wird doch die öffentliche Meinung über den geldverschlingenden „Moloch" Krankenhaus sehr relativiert und hoffentlich etwas korrigiert.

Die hier vorgestellten Daten wurden zum Teil der Broschüre „Zahlen, Daten, Fakten 1997 der Deutschen Krankenhausgesellschaft" und der von 1999 sowie dem Buch „Gesundheitssysteme im internationalen Vergleich" (Basys 1997) entnommen. Für eine Vertiefung in die Materie sind diese Schriften sehr zu empfehlen.

Nach der Darlegung der Kosten der Krankenhausbehandlung soll die Frage beantwortet werden: Wieviel gibt die gesetzliche Krankenversicherung in Deutschland für die ambulante Medizin aus?

Für die ambulante ärztliche Behandlung wurden im Jahr 1998 von der GKV 40,8 Mrd. DM (17,4% der Leistungsausgaben) ausgegeben. Addiert man hierzu die ambulanten ärztlichen Kosten der privaten Krankenversicherungen von 5,27 Mrd. DM, so kommt man auf einen Gesamtbetrag für sämtliche ambulante ärztliche Leistungen, der etwa genau so hoch ist, wie die jährlichen Leistun-

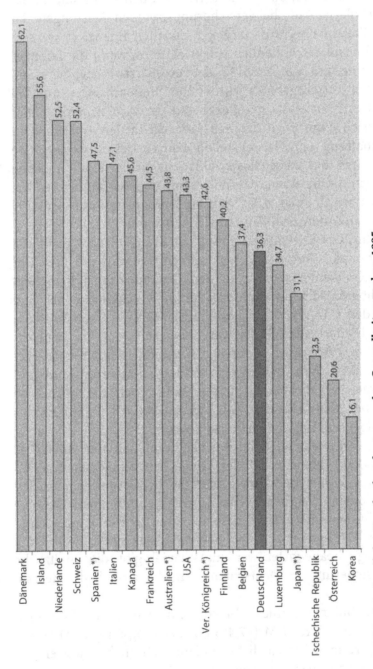

Abb. 2.4. Anteil der Krankenhauskosten an den Gesundheitsausgaben 1995.

* Daten von 1994

(Quelle: Deutsche Krankenhausgesellschaft Zahlen, Daten, Fakten 1997)

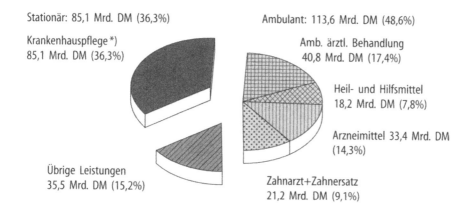

Stationär: 85,1 Mrd. DM (36,3%)

Krankenhauspflege*)
85,1 Mrd. DM (36,3%)

Übrige Leistungen
35,5 Mrd. DM (15,2%)

Ambulant: 113,6 Mrd. DM (48,6%)

Amb. ärztl. Behandlung
40,8 Mrd. DM (17,4%)

Heil- und Hilfsmittel
18,2 Mrd. DM (7,8%)

Arzneimittel 33,4 Mrd. DM
(14,3%)

Zahnarzt+Zahnersatz
21,2 Mrd. DM (9,1%)

Gesamt 234,1 Mrd. DM

Abb. 2.5. GKV-Leistungen 1998.
* inkl. Empfängnisverhütung/stationäre Entbindung
(Quelle: Deutsche Krankenhausgesellschaft. Zahlen, Daten, Fakten 1999)

gen für die Kraftfahrzeugversicherung, 46 Mrd. DM. Das heißt mit anderen Worten: Der Anteil der Kraftfahrzeugkosten, der pro Jahr in Deutschland allein für die Fahrzeugversicherung ausgegeben wird, ist genau so hoch wie der Kostenanteil, der pro Jahr auf die ärztliche Behandlung aller Krankheiten außerhalb des Krankenhauses entfällt. Der Vergleich soll der Veranschaulichung dieser Kosten dienen, weil sich sonst Ausgaben dieser Größenordnung der Vorstellungskraft entziehen. Wir sollten diesen Vergleich aber vor Augen haben, wenn in Zukunft wieder über Ausgabenbeschränkungen im Gesundheitswesen gesprochen wird.

Natürlich fließen diese Ausgaben nicht nur den 112 500 niedergelassenen Ärzten zu – es handelt sich hier um Umsatzzahlen, von denen ca. 60% Betriebskosten anfallen und die u. a. für die Finanzierung von 460 000 Arzthelfer/innen-Stellen benötigt werden. Allen Kampagnen zum Trotz werden die Ärzte mit einem öffentlichen Zuspruch von 81 Punkten vor Rechtsanwälten und Geistlichen an die Spitze aller Berufe gesetzt.

Für Arzneimittel betrug der Kostenaufwand der GKV im Jahre 1998 33,4 Mrd. DM, für Heil- und Hilfsmittel 18,2 Mrd. DM. Für zahnärztliche Behandlung und für Zahnersatz wurden 21,2 Mrd. DM ausgegeben. Das Krankengeld, das die Krankenkassen nach

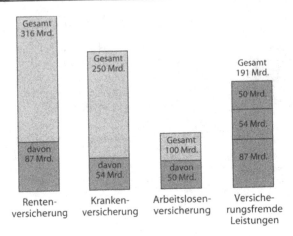

Abb. 2.6. Gesamtausgaben der Sozialversicherungen und die darin enthaltenen versicherungsfremden Leistungen. ■ Versicherungsfremde Leistungen. (Quelle: Welt am Sonntag Nr. 11, 17. 3. 1996, S. 5)

Ablauf der Lohnfortzahlung durch die Arbeitgeber auszahlten, summierte sich 1998 auf ca. 18 Mrd. DM. Kuren, Fahrtkosten, häusliche Krankenpflege und „übrige" Ausgaben schlugen sich addiert mit 35,5 Mrd. DM nieder (Abb. 2.5).

Es ist notwendig, daß sich möglichst breite Bevölkerungskreise mit den exakten Zahlen beschäftigen, um bei der öffentlichen Diskussion über eine weitere Kostenbeschränkung die richtigen Entscheidungen zu treffen. 1996 hat der CDU-Sozialexperte im Bundestag, Ulf Fink, die versicherungsfremden Leistungen der Renten-, Kranken- und Arbeitslosenversicherung zusammengestellt. Sie summieren sich nach seinen Angaben auf 191 Mrd. DM im Jahr, wovon der Steuerzahler 80 Mrd. DM durch Zuschüsse im Bund übernimmt. Allerdings fließen diese Zuschüsse fast ausschließlich an Renten- und Arbeitslosenversicherung, nicht jedoch an die Krankenversicherung (Abb. 2.6). Würden auch die verbleibenden 100 Mrd. DM aus den (jetzt leeren) Haushalten bezahlt, könnten die Lohnnebenkosten von gut 40% um mindestens 7% gesenkt werden. Die versicherungsfremden Leistungen der Sozialversicherungen sind mit 191 Mrd. DM höher als die Summe der oben aufgeführten Ausgaben aller medizinischen Behandlungen in Krankenhaus und Praxis, womit die angeblich ausufernden Gesundheitskosten sehr relativiert werden. Natürlich können wir bei kleiner werdenden Verteilungsspielräumen jede Mark nur einmal ausgeben. Vor dem Hintergrund „Hauptsache Gesundheit" und den jetzigen und zukünftigen Herausforderungen des Arbeitsmarktes sollten wir uns in der Zukunft aber sehr gut überlegen, in welchen Bereichen Leistungseinschränkungen und Stellenkürzungen im Interesse der Bürger liegen.

3 Gesundheit und Lebensqualität

Gesundheit war für die Menschen schon immer am wichtigsten und dementsprechend wurde die Heilkunst, die „ars medica", sehr wichtig genommen (J. Rau). Frühere Hochkulturen, wie die der Ägypter, der Babylonier und die des alten Israel, hatten alle ein eigenes, meist hoch entwickeltes medizinisches System. Schon diese früheren Gesundheitssysteme wiesen Elemente auf, die wir auch heute noch im Zusammenhang von Gesundheit, Krankheitsentstehung und Heilung wiederfinden.

Neben den empirisch ermittelten und dokumentierten Wirkungen von Heilkräutern und ärztlichem Handeln gab es natürlich auch magische Rituale und Kulthandlungen. In der homerischen Medizin war jede ärztliche Handlung mit Besprechungen und Beschwörungen verbunden. Diese magisch erscheinenden Praktiken sind z. T. der Ausgangspunkt der modernen Psychotherapie. So zeigen die sokratischen Dialoge, daß die Wirksamkeit „schöner Gespräche" nicht nur Suggestion und Zauberei sind, sondern auch vernünftige Bewältigungsformen von Lebenskrisen und psychischen Störungen (Holm-Hadulla 1997). Viel später erst im Rahmen der bürgerlichen Revolution von 1848 formulierten sozialreformerisch engagierte Ärzte wie S. Neumann und R. Virchow ein soziales Recht auf Gesundheit und verlangten den Schutz der Gesundheit durch den Staat.

Auch heute ist Gesundheit ein besonders hoch geschätztes Gut. In der Prioritätenliste von Lebensqualität steht dieser Wert noch vor Frieden und Wohlstand. Manchmal wird sogar behauptet, nur die Gesundheit zähle im Leben. Es ist jedenfalls ein Thema, das alle angeht und unser ganzes Dasein bestimmt und möglicherweise den Bereich der letzten tragenden Sinnzusammenhänge der Gesellschaft zentral berührt. Was ist Gesundheit? Die moderne Medizin mit ihrem ungeheuren Wissen und Können weiß viel über Krankheiten. Aber was ist Gesundheit? Was macht einen einzelnen

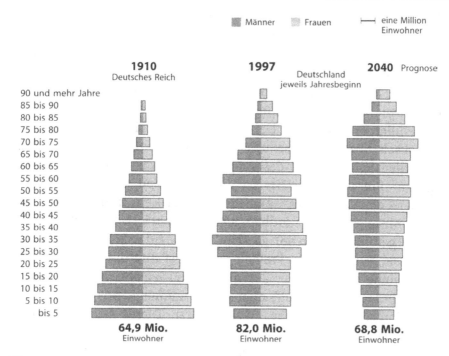

Abb. 3.1. Deutsche Lebensbäume. Altersschichtung in Stufen von je 5 Jahrgängen (Quelle: Zahlen, Daten, Fakten '99. Deutsche Krankenhausgesellschaft Düsseldorf)

Menschen, ein ganzes Volk gesund? Anders gefragt: Wodurch werden Menschen seltener krank? Was läßt uns leistungsfähiger, länger und vielleicht sogar glücklicher leben? Diese Schicksalsfrage, die jeden einzelnen von uns angeht, steht hinter den häufig scharf geführten politischen Auseinandersetzungen um Pflegeversicherung, Zuzahlung bei Arzneimittelkauf, Abtreibung auf Krankenschein, Risikozuschläge für Fettleibige, Raucher und Extremsportler. Ein entscheidender Faktor: Die Lebenserwartung der Menschen ist weltweit in den letzten Jahrzehnten stark gestiegen. Die durchschnittliche Lebenserwartung eines neugeborenen Jungen betrug 1997 in Deutschland 73,6 und die eines neugeborenen Mädchens 80 Jahre. Dies beeinflußt entscheidend die Altersschichtung der Bevölkerung (Abb. 3.1). Und wem verdanken wir dieses Plus an Lebenszeit? Kein Zweifel – dem kulturellen und medizinischen Fortschritt.

Der Begriff Gesundheit allerdings hat die unterschiedlichsten Definitionen erfahren. Zum Begriff Gesundheit wird in „Der Große

Herder, Nachschlagewerk für Wissen und Leben" (1957), lapidar
festgestellt: „Gesundheit ist eines der wichtigsten Lebensgüter."
Man kann sagen, Gesundheit bedeutet im allgemeinen Sprachge-
brauch das nicht mehr bestimmbare, subjektive Wohlbefinden.
Zum Beispiel umfaßt die Begrüßungsformel „Wie geht es?" auch
die Frage nach der Gesundheit. Mit „es" ist das Unbestimmte und
Undefinierbare gemeint. Der Mensch spürt hier das Walten des
Schicksals bzw. die Vorsehung Gottes. In der deutschen und fran-
zösischen Sprache wird das subjektive Befinden mit dem Zeitwort
„gehen" umschrieben. Hier ist die Gesundheit nicht ein Zustand,
sondern ein Verlauf des Geschehens in der Zeit. In der Formel „Es
geht mir gut" ist Gesundheit als allgemeines Lebensgefühl (Ele-
mentargefühl der Psyche) gemeint, welches das körperliche Wohlbefinden, Sorglosigkeit, Freiheit von Angst und die wirtschaftliche
Lage einbezieht. Dieser Gesamtsituation entspricht ein ständig
wechselndes Lebensgefühl oder eine Stimmung, für die die deutsche Sprache kein eigenes Wort besitzt. Dieses Gefühl umgreift
Kraft, Frische, Tüchtigkeit und ist auf ein Ganzes des menschlichen Lebens gerichtet. Die enge Beziehung zwischen „gesund" und
„ganz" zeigt sich noch in der englischen Sprache, in der „whole"
ganz und „wholesome" gesund bedeutet. Gesundheit umfaßt also
die Gesamtsituation des Menschen, bezogen auf das Dasein, von
seinem subjektiven Empfinden her.

Die objektive Bewertung der Gesundheit verlangt eine Abgren-
zung zur Krankheit. Im biologischen Sinn richtet sich die Bewertung der Gesundheit nach dem Grad der Anpassungsfähigkeit des
Individuums an die äußeren Lebensbedingungen. „Der Große
Brockhaus" von 1930 definiert: „Gesundheit, lat. sanitas, Zustand
der vollen Leistungsfähigkeit eines Organismus. Diese ist gegeben,
wenn alle seine Teile in richtigem Wirkungsverhältnis zueinander
stehen und alle Verrichtungen ihren normalen Gang gehen. Ein
Körper, der absolut gesund wäre, d.h., in dem alle Teile den ihnen
zukommenden Grad von Größe und Stärke, die normale Form und
Struktur hätten und alle Verrichtungen in vollkommener, hoher
Leistung regelmäßig verliefen, wird nie gefunden."

Findet sich kein Beweis für eine Krankheit, so wird der Arzt einen Patienten für gesund erklären. Mag das Fehlen von Krankheit
auch eine notwendige Voraussetzung für gute Gesundheit sein, so
bedeutet Gesundheit aber offensichtlich doch mehr als nur die Ab-

wesenheit von Krankheit. Was in der Gesellschaft als „Krankheit" gilt, kann sich verschieben. Das Krankheitskonzept ist an den Rändern unscharf und wird durch den Wertewandel der Gesamtgesellschaft beeinflußt. Ist Kleinwüchsigkeit eine Krankheit – ab welcher Größe? Und Fettleibigkeit? Ungewollte Kinderlosigkeit? Verhaltensauffälligkeiten? Sind Risikofaktoren, die nur mit einer gewissen Wahrscheinlichkeit zu Krankheiten führen, wie Krankheiten zu behandeln? Was ist das Geheimnis der Gesundheit? Wenn ein Mensch gesund ist, gibt es dafür genauso Gründe wie für sein Kranksein. Es dürfte kaum einen Zweifel daran geben, daß ein entscheidender Aspekt der Gesundheit ein subjektives Gefühl von Wohlempfinden, Glück, Freude oder Überschwang ist – mit anderen Worten: Gesundheit ist kein objektiver, sondern höchst subjektiver Zustand, in dem die kulturellen und persönlichen Werte des einzelnen zum Ausdruck kommen. Arthur Schopenhauer hat in seinen Aphorismen zur Lebensweisheit geschrieben: „Überhaupt aber beruhen neun Zehntel unseres Glückes allein auf der Gesundheit. Mit ihr wird alles eine Quelle des Genusses, hingegen ist ohne sie kein äußeres Gut, welcher Art es auch sei, genießbar." Wie definiert sich der Idealzustand des gesundheitlichen Wohlbefindens? Ist Gesundheit mit der Abwesenheit von Gesundheitsrisiken gleichzusetzen? Für McKeown (1982) scheint das Geheimnis der Gesundheit gelüftet – er sagt: „... Die Erfordernisse für die Gesundheit lassen sich sehr einfach sagen. Wer glücklich genug ist, frei von größeren angeborenen Krankheiten oder Behinderungen geboren zu sein, wird gesund bleiben, wenn drei grundlegende Bedürfnisse erfüllt werden: Er muß ausreichend Nahrung bekommen, vor einem weiten Bereich von Gefahren in der Umgebung geschützt werden und darf nicht radikal von Verhaltensmustern abweichen, nach denen sich der Mensch entwickelt hat, z. B. durch Rauchen, zu viel Essen oder zu wenig Bewegung. ... Die Gesundheit hängt primär von der Kontrolle von Umwelteinflüssen, einschließlich jener, die der Mensch durch sein Verhalten selbst erzeugt, ab."

Laut Definition der WHO ist Gesundheit jedoch ein „Zustand völligen körperlichen, seelischen und sozialen Wohlbefindens" und nicht allein das Fehlen von Krankheiten. Diese Formulierung zeigt die für die politische Ebene der WHO-Aktivität benötigte breite Herangehensweise. Denn nicht nur Maßnahmen im engeren Sektor Gesundheitswesen haben Bedeutung für die Gesundheit der Bevölkerung, sondern auch andere Bereiche, wie z.B. das Arbeitsumfeld, Verkehr, Umwelt, Bildung und Ernährung. Diese Definition bietet einen nützlichen Anhaltspunkt, vor allem durch die Hervorhebung der Gesundheit als positiven, signifikanten Zustand mit vielen Dimensionen. Allerdings wirft sie andere Probleme auf. Wer soll beispielsweise entscheiden, wann ein Zustand des Wohlbefindens vorliegt? Offenbar ist Wohlbefinden eine Sache des subjektiven Urteils. Ein Mensch, der gelernt hat, mit einer Behinderung zu leben, z.B. ein Mensch mit lange zurückliegender Amputation eines Beines, wird sich nicht als krank bezeichnen, obwohl der objektiv pathologische Befund, nämlich das Fehlen eines Beines meßbar ist. Andererseits gibt es psychosomatische Phänomene, z.B. Schmerzen, bei denen kein meßbarer krankhafter Befund nachweisbar ist, bei denen sich die Betroffenen aber als „krank" definieren und sichtbar leiden. Dieses Verständnis von Gesundheit (Wohlempfinden) divergiert stark von den traditionellen Begriffen Gesundheit und Krankheit, weil es sich nicht auf die An- und Abwesenheit von krankhaften Befunden bezieht, sondern der Mensch mit seinem Verständnis von Gesundheit und Krankheit zum Kriterium wird. Krankheit, Leiden, Gebrechen und Tod müssen wir als Teil der Normalität akzeptieren und lernen, daß auch ein Leben unter Beschwerden ein sinnvolles, erfülltes Leben sein kann, das Respekt und Akzeptanz verdient. „Gesundheit ist nicht nur Robustheit und Fitneß, sondern auch Sensibilität, Leiden und Sterbenkönnen", schreibt der Psychoanalytiker Horst Eberhard Richter (1976). Für den Arzt und Theologen Dietrich Rössler ist Gesundheit „.... nicht die Abwesenheit von Störungen, sondern die Kraft, mit Ihnen zu leben." Aus der Psychotherapie ist bekannt, daß Konflikte und Störungen, mit denen sich Menschen konfrontiert sehen, häufig Anregung zu einer „höheren Gesundheit" werden können und zu einer Intensivierung des Lebens führen. Selbstachtung – sich selbst bejahen – auch bei körperlichen Störungen, scheint somit eines der Geheimnisse psychischer Gesundheit zu sein.

Verschiedene Konzepte und Modellvorstellungen versuchen Gesundheit möglichst komplex zu charakterisieren. Das führt zunächst zu sehr formalen Bestimmungen. Hurrelmann (1993) etwa definiert: „Gesundheit bezeichnet den Zustand des objektiven und subjektiven Befindens einer Person, der gegeben ist, wenn diese Person sich in den physischen, psychischen und sozialen Bereichen ihrer Entwicklung im Einklang mit den eigenen Möglichkeiten und Zielvorstellungen und den jeweils gegebenen äußeren Lebensbedingungen befindet. Gesundheit wird als Teil der individuellen lebensgeschichtlichen Entwicklung verstanden, als Prozeß, der nur möglich ist, wenn ein Individuum flexibel und zielgerichtet den jeweils optimal erreichbaren Zustand der Koordination der inneren und äußeren Anforderungen bewältigt, dabei eine zufriedenstellende Kontinuität des Selbsterlebens (der Identität) sichert und eine persönliche Selbstverwirklichung in Abhängigkeit mit und in Rücksichtnahme auf Interaktionspartner ermöglicht."

Der Medizinsoziologe Aaron Antonovsky entwickelte das salutogenetische Modell. Der Begriff „Salutogenese" leitet sich von „Salubrität" (lat. Salubritas) ab und meint soviel wie die gesunde Beschaffenheit des Körpers. Antonovsky interessierte sich für das Phänomen, daß Menschen trotz der Konfrontation mit einer Vielzahl von Gesundheitsrisiken gesund bleiben, statt zu erkranken. Für ihn ist Gesundheit kein fixer Zustand, sondern ein Kontinuum mit den Endpunkten Gesundheit (health ease, total wellness) und Krankheit (disease, total illness). Der Mensch befindet sich normalerweise auf irgendeinem Punkt dieses Kontinuums. Persönliche (genetische Anlage/Disposition, physiologische, anatomische Charakteristika, Ernährungsgewohnheiten, Risikoverhalten u.a.m.) und soziale Ressourcen (Wohn-, Arbeits-, Umweltbedingungen u.a.m.) entscheiden darüber, ob kritische Lebensereignisse, chronische Belastungen und schwere Lebensübergänge den Menschen auf dem Kontinuum tendenziell eher in Richtung Krankheit bewegen oder ob er seine Position stabil halten kann. Gesundheit wird als Prozeß verstanden, der quasi täglich von den Menschen in Wechselwirkung mit ihrer natürlichen und sozialen Umwelt hergestellt wird (Antonovsky 1984).

Für den Soziologen Plümer ist Gesundheit der alltägliche Balanceakt, sich auch unter widrigsten Umständen auf dem Drahtseil des Lebens von der Geburt bis zum Tode persönlich stabil zu halten, um nicht abzustürzen (Plümer 1995).

Der Idealzustand des gesundheitlichen Wohlbefindens ist allenfalls als vorübergehender Glücksfall und nicht etwa als die zu erwartende oder gar als Menschenrecht einzufordernde naturgegebene Norm zu betrachten. Mit der Gesundheit verhält es sich so ähnlich wie mit der Liebe: Es gibt sie, man wünscht sie, man wünscht sie sich sehnlich, wenn man sie entbehren muß; ihr Besitz ist ein großes Glück; sie ist aber immer gefährdet und leider selten von Dauer; dennoch oder gerade deshalb ist es notwendig und lohnend, sich für ihr Gelingen stark anzustrengen (Markl 1996).

Markl argumentiert: Erbliche Unzulänglichkeiten mit genetisch bedingten Dispositionen für mehr oder minder gravierende Krankheiten schlummern in jedem menschlichen Körper. Diese genetischen Tretminen bedürfen, um zur schädlichen Explosion zu kommen, zusätzlicher Beweggründe, von denen wir sagen, sie hätten den Krebs, das Asthma, die Polyarthritis oder die Neurodermitis hervorgerufen.

Außer den körperlichen Leiden haben sich in den letzten Jahrzehnten psychische Erkrankungen stark ausgebreitet. In den USA werden 14% der Menschen als psychisch schwer krank eingestuft. (Als psychisch schwer krank gilt, wer mindestens drei schwere Depressionen im Jahr hat.) In Deutschland geht man davon aus, daß 30–40% aller körperlichen Beschwerden seelische Ursachen haben. „Inzwischen ist es eine Binsenwahrheit, daß Gesundheit nicht auf den körperlichen Aspekt reduziert werden darf, sondern etwas Ganzheitliches ist. Körper, Geist und Seele sowie die Umwelt des Menschen bilden eine Einheit. Phänomene wie Streit, fehlende Anerkennung, Mobbing, übermäßiger Leistungsdruck, Verlust des Arbeitsplatzes, Scheidung vom Ehepartner erzeugen Negativgefühle, die, falls er nicht damit umgehen kann, die körperliche wie auch die geistige Leistungsfähigkeit des Menschen nachhaltig beeinträchtigen und zu somatischen Erkrankungen führen können. Medizin und Psychologie sind zwar bisher noch wenig vernetzt, aber die Zukunft des Gesundheitssektors hängt ganz wesentlich davon ab, wie gut ihre Integration gelingen wird" (Nefiodow 1997).

Der Sachverständigenrat für die konzertierte Aktion im Gesundheitswesen geht auf diese Wertung in der ersten seiner zwei Definitionen „was Gesundheit bedeutet" ein:

- einen erweiterten Begriff „Gesundheit" eher im Sinne der WHO, der auch die Lebensverhältnisse (Arbeit, Wohnung, Ernährung, Bildung etc.) im Rahmen ihrer Bedeutung für die Gesundheit der Menschen beachtet und damit potentiell jede Belastung oder Bedrohung des physischen, psychischen und sozialen Wohlbefindens des Menschen als mit der Gesundheit nicht verträglich ansieht;

■ einen engeren Begriff von Gesundheit, wie er im Rahmen des Gesundheitswesens eher Anwendung findet, der auf eine altersgemäße biologische (psychophysische) Norm, Funktionalität und Belastbarkeit abhebt.

So oder so wird unsere Gesundheit als sehr hoher Wert definiert, weil sie zum Erhalt des höchsten Gutes, zum Gelingen des menschlichen Lebens, der Weiterentwicklung des Menschen und zum Fortbestand der Gesellschaft entscheidend beiträgt. Daher muß ihre Forderung ebenfalls wertvoll sein!

Die Diskussion um den Wesensgehalt von Gesundheit erfuhr im 20. Jahrhundert eine Universalisierung. Umfassende Begriffe tauchen auf, wie etwa der ursprünglich aus der philosophischen Diskussion stammende Begriff der Lebensqualität. Der Begriff Lebensqualität wurde bereits in der amerikanischen Verfassung unter dem Motto „pursuit of happiness" als ein unverzichtbarer Bestandteil einer demokratisch-freiheitlichen Verfassung definiert. Während der wissenschaftliche Gebrauch des Begriffs Lebensqualität sich Mitte der 20er Jahre dieses Jahrhunderts auf die Forderung nach sozialer Gleichheit bezog („ein wesentlicher Bestandteil des Sozialstaates ist die Lebensqualität des Bürgers", Willy Brandt in einer Rede von 1967) und später in die ökologische Kritik einer zerstörerischen Wachstumsgesellschaft mündete (Zerstörung der Umwelt mit Verlust von Lebensqualität), erfolgte mit zeitlicher Verzögerung Anfang der 70er Jahre die Übernahme des Begriffs der Lebensqualität (quality of life) in der Medizin. Die Medizin, ihre Berufe und Techniken wie ihre Märkte und Güter, wird von einem auf bessere Lebensqualität zielenden Wertewandel erfaßt. Die medizinischen Anbieter werden gedrängt, Leistungen zu entwickeln, die auf Vorsorge für Gesundheit und auf Nachsorge ausgehen – die kurative Medizin tritt zurück. Die medizinischen Nachfrager wollen Gesundheit gesichert und Lebensgenuß im weitesten Sinn ermöglicht haben – physische, psychische und soziale Wohlbefindlichkeit wird zum Ausweis der Lebensqualität (Baier 1997). Neben zumeist statistischen, epidemiologisch ausgerichteten Zahlen, die die Morbiditäts- und Mortalitätsraten, Rezidivhäufigkeit, Progression der Grunderkrankung und/oder z.B. die Komplikationsrate betreffen, sollen nunmehr subjektive Kriterien in den Vordergrund gebracht werden. Die persönliche Zufriedenheit und Akzeptanz der Patienten wird als neues Kriterium für die Auswahl und Durchführung der medizinischen Therapiekonzepte eingesetzt.

Lebensqualität bedeutet für Kranke etwas anderes als für Gesunde. Für einen Krebspatienten ist nicht in jedem Fall die Verlängerung des Lebens, d.h. die Lebensquantität entscheidend, sondern er bezieht die Lebensqualität der gewonnenen Zeit in seine Gesamtbeurteilung mit ein. Er könnte zum Beispiel zu dem Ergebnis kommen, daß die Einbuße an Lebensqualität durch eine wiederholte Chemotherapiebehandlung für ihn die Verlängerung des Lebens nicht aufwiegt. Das heißt: für den Patienten ist die Verbesserung seiner individuellen seelischen Lebensqualität das wichtigste Erfolgskriterium einer Behandlung überhaupt.

Hofstädter (1973) hat mit seiner Zufriedenheitsformel einen wichtigen Beitrag zur Definition der Lebensqualität geleistet:

$$\frac{\text{Bewertung dessen, was einer hat}}{\text{Erwartung}} = \text{Zufriedenheit}$$

Für den Patienten ist Lebensqualität ein mehrdimensionales Gebilde, das körperliche, emotionale, mentale, soziale und verhaltensbezogene Komponenten des Wohlbefindens und der körperlichen Funktionsfähigkeit beinhaltet. Neben der Beurteilung des Arztes ist für den Patienten wichtig, wie er seine Krankheit erfährt, in welchen Lebensbereichen sie ihn stört bzw. einschränkt und als wie gravierend er die einzelnen Störfaktoren empfindet.

Der Zielbegriff Lebensqualität im Gesundheitswesen ist nur ein anderes Wort für eine neue medizinische Ökologie, die den Menschen als Naturwesen und die Natur als unter menschlicher Verantwortung begreift. Aufgabe der Medizin wird es sein – ob im stationären oder im ambulanten, im präventiven und rehabilitativen Angebot – den gesundheitsuchenden und krankheitsbetroffenen Menschen zu einer „neuen Natürlichkeit" zu leiten – im Sinne einer Hinnahme seines Leidens oder einer Bewältigung seiner Behinderung, vor allem aber zu einer selbstverantworteten Lebensführung und einer selbstgelingenden Daseinserfüllung, auch am schmalen Rand einer Krankheitsexistenz (Baier 1997).

Lebensqualität kann aus medizinischer, philosophischer, sozialwissenschaftlicher und politisch-ökonomisch-volkswirtschaftlicher Sicht begrifflich abgegrenzt werden. Gerade bei so weit verbreiteten

Erkrankungen wie Diabetes, Hypertonie oder Rheuma ist es wichtig, den reinen Kostenaspekt einer Therapie um den Parameter Lebensqualität zu ergänzen, da auch gewonnene oder verlorene Lebensqualität Kosten einsparen oder verursachen kann. Aus unternehmerischer Sicht sind aufgrund gesteigerter Vitalität weniger Arbeitsfehltage zu verzeichnen. Lebensqualität ist in diesem Sinne ein wichtiger volkswirtschaftlicher Produktivfaktor. Arbeit ist ebenso ein grundlegendes soziales Bedürfnis der Bürger und Voraussetzung menschlicher Existenz und gesellschaftlicher Organisation. Sie prägt entscheidend die Beziehung der Menschen untereinander wie auch die Persönlichkeitsentwicklung des einzelnen. Über ihre gesellschaftliche Anerkennung bilden sich individuelle Identität und Selbstwertgefühl. Arbeit bedeutet ökonomische Sicherheit und die Möglichkeit der Bedürfnisbefriedigung durch finanzielle Mittel, damit auch Teilhabe an kulturellen und Freizeitaktivitäten (Waller 1996). Arbeit zu haben ist somit ein wichtiger Bestandteil der Lebensqualität. Hohe Arbeitslosigkeit verursacht auf der einen Seite hohe Beitragsausfälle für die Sozialkassen mit automatisch steigenden Beitragssätzen in den Sozialversicherungen. Auf der anderen Seite wird lange Arbeitslosigkeit zunehmend als schwerwiegendes Gesundheitsrisiko erkannt, mit dem Auftreten von körperlichen und seelischen Störungen. Diese Entwicklung ist besonders bedenklich, da seelische Gesundheit und die aus ihr hervorgehenden produktiven Kräfte wie Kreativität, Motivation, Lern- und Kooperationsfähigkeit in der Arbeitswelt der Informationsgesellschaft immer wichtiger werden, schreibt Leo. A. Nefiodow (1997). Er sieht einen engen Zusammenhang – im ganzheitlichen Sinn – zwischen Religion (wo Krankheit auch Störung der religiösen Funktion der Seele ist), Ethik, Wirtschaft und Gesundheit. Für ihn gehört Religion untrennbar zur Gesundheit der Menschen, und er zitiert die Bibel, wo Jesus sagt: „Was nützt es einem Menschen, wenn er die ganze Welt gewinnt, aber seine Seele einbüßt?" (Matthäus 16,26).

Die Arbeitslosigkeit trifft mittlerweile auch immer mehr Jugendliche. Jeder 5. bis 7. Jugendliche lebt mittlerweile in Armut. Ursachen hierfür liegen in der Massenarbeitslosigkeit, der Zunahme der alleinerziehenden Elternteile sowie der finanziell unzureichenden Situation kinderreicher Familien. Das wirkt sich sowohl auf die körperliche und emotionale Befindlichkeit der Kinder als auch auf ihr Gesundheitsverhalten aus.

■ Wie läßt sich Lebensqualität quantitativ erfassen?

Der Versuch, Lebensqualität allein als objektives Kriterium zu bestimmen, muß scheitern. Dies hat damit zu tun, daß objektiv identische Handikaps von den jeweils betroffenen Menschen sehr unterschiedlich bewertet und erlebt werden. Die Meßverfahren müssen von einer Multidimensionalität der Lebensqualität ausgehen und versuchen, die Lebensqualität der Patienten aus deren Sicht zu erfassen. Lebensqualität als Ziel medizinischer Interventionen findet sich bei Industrie- und Pharmaforschung ebenso häufig, wie in „alternativ-kritischen" oder „ganzheitlichen" Medizinkonzepten. Allen Konzepten ist gemeinsam, daß sich die Lebensqualität aus verschiedenen und zum Teil ganz unterschiedlichen Komponenten oder Dimensionen zusammensetzt.

Die Onkologie war eine der ersten Disziplinen, die sich zum Thema Lebensqualität geäußert hat (Bullinger 1994). Hier war die Frage, inwieweit die Lebensverlängerung um oft nur wenige Monate mit Hilfe drastischer chemotherapeutischer Maßnahmen bei soliden Tumoren, deren Prognose nach wie vor als ungünstig gilt, angebracht sei bzw. inwieweit Lebensquantität mit der Lebensqualität der Patienten in Zusammenhang zu bringen ist.

In einer Reihe von Querschnittstudien wurde der aktuelle Zustand onkologisch behandelter Patienten untersucht. Es handelte sich um Patienten nach Knochenmarktransplantationen, Brustkrebs, Prostatakrebs und Chemotherapie wegen verschiedener anderer Tumoren.

Übereinstimmend zeigt die Literatur, daß Patienten nach onkologischer Behandlung im Vergleich zu anderen klinischen Gruppen über eine nicht verschlechterte Lebensqualität berichten.

Auch im Bereich der Nephrologie finden sich zunehmend Studien über die Lebensqualität unter den Bedingungen der Dialyse und nach Nierentransplantation.

Ausgehend von der Multidimensionalität der Lebensqualität liegt ein Fragebogen vor, der im Rahmen eines Projekts der WHO entwickelt worden ist und mittlerweile in 15 Ländern angewandt wird. Er ist relativ kurz gefaßt und beinhaltet ca. 50 Einzelfragen. Der Fragebogen hat gute psychometrische Kriterien und enthält spezielle Module für die Bereiche Dialyse und Nierentransplantation. Psychometrisch geprüfte Interviews und Fragebögen leisten einen wesentlichen wissenschaftlich untermauerten Beitrag zu der nicht nur in der Nierenersatztherapie, sondern z.B. auch in der Onkologie oder Kardiologie anstehenden Kontroverse im Rahmen der Qualitätssicherung.

Im Bereich der Psychiatrie hat sich ein zunehmendes Interesse an dem Thema Lebensqualität entwickelt. So zeigen Patienten mit Angststörungen eine dramatisch eingeschränkte Lebensqualität.

Die Psychologen und Sozialwissenschaftler Herschbach und Henrich entwickelten eine Methode zur Erfassung der Lebensqualität unter dem Gesichtspunkt der Lebenszufriedenheit („LZ") (Henrich u. Herschbach 1995). Der Fragebogen wird vom Patienten ausgefüllt und besteht aus zwei Teilen (Modulen). Der allgemeine Teil (allgemeine „LZ") bezieht sich auf Lebensbereiche, die für alle Menschen relevant sind. Das Modul ‚Zufriedenheit' mit der Gesundheit erfaßt dagegen 8 Aspekte der Gesundheit. Jede Frage ist zweifach zu beantworten, einmal nach der subjektiven Wichtigkeit (Auswahl aus 5 Antwortmöglichkeiten, von nicht wichtig bis extrem wichtig) und einmal nach der Zufriedenheit (Auswahl aus 5 Antwortmöglichkeiten, von unzufrieden bis sehr zufrieden). Fragen zur allgemeinen „LZ" betreffen die Bereiche Freunde/Bekannte, Freizeitgestaltung/Hobbys, Gesundheit, Einkommen/finanzielle Sicherheit, Beruf/Arbeit, Wohnsituation, Familienleben/Kinder, Partnerschaft/Sexualität. Fragen zur Gesundheit betreffen die Bereiche körperliche Leistungsfähigkeit, Entspannungsfähigkeit/Ausgeglichenheit, Energie/Lebensfreude, Fortbewegungsfähigkeit (z.B. Gehen, Autofahren), Seh- und Hörvermögen, Angstfreiheit (bzw. Ausmaß von Angst), Beschwerde- und Schmerzfreiheit (bzw. Ausmaß von Beschwerden und Schmerzen), Unabhängigkeit von Hilfe/Pflege. Das Auswertungsergebnis besteht aus einer Kombination der Wichtigkeitsangaben mit den Zufriedenheitsangaben, die dann addiert werden. Mit diesem Verfahren der subjektiven Gewichtung gehen Lebensaspekte, die dem Individuum nicht besonders wichtig sind, nicht im gleichen Maße in den Gesamtwert ein wie Lebensbereiche, die individuell von großer Bedeutung sind. Die Testergebnisse sind graphisch darstellbar und eignen sich besonders für die Dokumentation individueller Krankheitsverläufe.

Eines der Ergebnisse dieser Studien ist: Die subjektive Lebenszufriedenheit ist nicht sehr eng mit der objektiven Krankheitsschwere verknüpft. So haben z.B. manche Gruppen erfolgreich behandelter Krebspatienten eine höhere Lebenszufriedenheit als die Durchschnittsbevölkerung. Es ist doch faszinierend zu sehen, wie manche Menschen befähigt sind, solche Krisen zu meistern und sie oft als Entwicklungspotential zu einer „höheren Gesundheit" nutzen.

Nach Bullinger (1994) ist der Einsatz von Lebensqualitätserhebungen in Studien generell sinnvoll, wenn ein medizinischer Eingriff klinisch bedeutsame Veränderungen in Befinden und Funktionsfähigkeit des Patienten erwarten läßt. Qualität, Richtung und Intensität solcher Veränderungen hängen sowohl von der Grundkrankheit (z. B. akut vs. chronisch, symptomatisch vs. asymptomatisch, lebensbedrohlich vs. befindlichkeitsbeeinträchtigend) als auch von der Art der Therapie (z. B. große Operation vs. kleine Routineeingriffe) ab. Da jede therapeutische Maßnahme potentiell Komponenten der Lebensqualität berührt, erscheinen Lebensqualitätserhebungen immer gerechtfertigt.

Solche Erhebungen machen aber nur dann Sinn, wenn die gewonnenen Informationen, z. B. Empfehlen oder Abraten von Operationen, medikamentösen Therapien, rehabilitativen Maßnahmen etc. handlungsrelevant werden. Lebensqualitätsstudien erlauben somit Aussagen darüber, welche Patienten von welchen Behandlungsstrategien hinsichtlich ihrer Lebensmöglichkeiten am meisten profitieren. Die Berücksichtigung der Patientenperspektive in der Lebensqualitätsforschung leistet in diesem Sinne einen bedeutenden Beitrag zur patientenorientierten Medizin.

4 Was leistet die Medizin?

Eine Bilanz bedeutet in der Wirtschaft die Gegenüberstellung der Aktiva und Passiva eines Unternehmens. Zur Beurteilung der wirtschaftlichen Situation muß zu jedem Jahresende ein Abschluß vorgelegt werden, der das Verhältnis des Vermögens und der Schulden darstellt. Leistung bedeutet rechtlich der Inhalt einer (schuldrechtlichen) Verpflichtung. Dabei besteht die positive Leistung in einem Tun und die negative Leistung in einem Unterlassen. Physikalisch ist Leistung die geleistete Arbeit pro Zeiteinheit. Wenn wir von einer Leistungsbilanz der Medizin sprechen, so müssen wir eine Gegenüberstellung der z. B. in einem Jahr geleisteten medizinischen Arbeit und der hierfür aufgebrachten Finanzmittel vornehmen und dies mit dem gewonnenen Ergebnis in Beziehung setzen.

Das gewonnene Ergebnis könnte z. B. in
- den gewonnenen Lebensjahren,
- den geretteten Menschenleben,
- der quantifizierten objektiv und subjektiv gewonnenen Lebensqualität,
- den verhinderten Arbeitsunfähigkeitszeiten und vermiedenen Frühberentungen aus medizinischen Gründen sowie
- vermiedenen bzw. kompensierten Schwerbehinderungen gemessen werden.

Eine solche Leistungsbilanz existiert auch nicht annäherungsweise im Gesundheitswesen.

Es wäre ebenfalls interessant zu wissen:
- Wie gesund ist eigentlich die Bevölkerung in Deutschland?
- Welches sind heute die Hauptstörfaktoren, die neben der Alterung die Gesundheit angreifen?
- Mit welchen Methoden bekämpfen wir diese Störfaktoren und welchen Erfolg hat dabei die Medizin?

Wir haben bestenfalls eine grobe Ahnung, eine vage Vermutung – eine Antwort geben, können wir nicht. Wo sind die konkreten, meßbaren Erfolge unseres Tuns und welche Mißerfolge erleben wir dabei? In einer Betriebseinheit – einer Arztpraxis oder einer klinischen Abteilung – könnten die Fragen beantwortet werden. Es wurden z. B. 1000 Patienten mit bestimmten Diagnosen behandelt. Es wurden bestimmte Verfahren eingesetzt. Die Qualitätskontrolle zeigte dabei konkrete, objektive und subjektive Erfolge und eine Zahl von Komplikationen und Mißerfolgen. Die aufgewendeten Mittel für Personal, Verbrauchsgüter und eingesetzte Investitionsmittel stehen dem mit einem Betrag X gegenüber. Von Jahr zu Jahr könnte gemessen werden, wie die Entwicklung ist und welchen Erfolg der medizinische Fortschritt bringt. Was in der verarbeitenden Industrie genau gemessen werden kann, ist in der Medizin mit den unendlichen biologischen Variablen unendlich schwer. Auf der anderen Seite besteht das berechtigte Interesse der Versichertengemeinschaft, Rechenschaft über den Einsatz und Verbrauch ihrer Mittel zu bekommen. Eine Leistungsbilanz der Medizin könnte auch darin bestehen, daß die einzelnen Fachgebiete in einem Jahresbericht darstellen, welches gesicherte Wissen (evidence based medicine) in ihren Fachgebieten besteht und wie die Umsetzung dieses Wissens in der Praxis konkret aussieht. Hierfür müssen Methoden erarbeitet werden. Weiterhin sollten die Leistungszahlen, aufgewendete Mittel und der erreichte medizinische Fortschritt dargestellt werden. Wenn dann die einzelnen wissenschaftlichen Fachgesellschaften sich auf einen Vorschlagskatalog von diagnostischen und therapeutischen Maßnahmen verständigen könnten, die unter Wahrung der gewünschten und erforderlichen Therapiefreiheit der Ärzteschaft aufgrund fehlender Relevanz und erwiesener Unwirksamkeit nicht von der Versichertengemeinschaft erstattet werden soll, wäre viel gewonnen. Die Leistungsbilanz sollte nach Prävention, Diagnostik, Therapie und Rehabilitation gegliedert werden.

Nun müssen wir uns bei der Präsentation der Leistungsbilanz der Medizin mit Beispielen und Entwicklungsperspektiven begnügen – eine umfassende Darstellung würde den Rahmen jedes Buches sprengen.

Von ganz wenigen Ausnahmen abgesehen gibt es bis Mitte des 19. Jahrhunderts keine zuverlässigen Daten über die Lebenserwar-

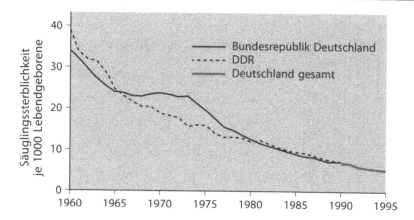

Abb. 4.1. Säuglingssterblichkeit in der alten Bundesrepublik und in der DDR sowie in Deutschland 1960 bis 1995.
(Quelle: Beske, F., Hallauer, J. F.: Das Gesundheitswesen in Deutschland. Deutscher Ärzteverlag, Köln 1999)

tung der Bevölkerung. Angaben über Geburten und Todesfälle wurden einfach nicht konsequent genug erfaßt, um Berechnungen der durchschnittlichen Lebensdauer zu ermöglichen. Daten sind erst seit Mitte des 19. Jahrhunderts verfügbar. Sie erlauben sowohl Vergleiche der Sterblichkeit als auch Feststellungen über den Verlauf des Anstiegs der Lebenserwartung.

Beispielsweise erhöhte sich im Zeitraum von 1840 bis 1900 die Lebenserwartung bei der Geburt von 40 auf 50 Jahre. Diese Zahlen beruhen auf den verfügbaren Daten von 6 europäischen Ländern und des amerikanischen Bundesstaates Massachusetts. Der Anstieg der Lebenserwartung begann langsam. Zwischen 1840 und 1850 erhöhte sie sich nur um 1/2 Jahr, erreichte 1920 einen vorläufigen Höhepunkt und stieg danach, beginnend mit den Jahren der Wirtschaftsdepression, langsamer an. Nach dem 2. Weltkrieg beschleunigte sich die Zunahme erneut und betrug in Deutschland für einen neugeborenen Jungen 1997 im Durchschnitt 73,6 und für ein neugeborenes Mädchen 80 Jahre (OECD).

Die verlängerte Lebenserwartung beruht zu einem wesentlichen Teil auf dem Rückgang der Säuglings- und Kindersterblichkeit (Abb. 4.1). So ist die Säuglingssterblichkeit in den Vereinigten Staaten von knapp 200 Todesfällen pro 1000 Lebendgeburten im Jahre 1900 auf 10,9‰ im Jahre 1983 gefallen, ein Rückgang um 2000%! In Deutschland hat sich die Säuglingssterblichkeit seit Be-

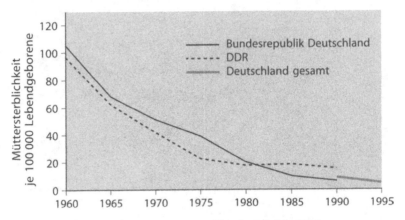

Abb. 4.2. Müttersterblichkeit in Deutschland 1960 bis 1995.
(Quelle: Beske, F., Hallauer, J. F.: Das Gesundheitswesen in Deutschland. Deutscher
Ärzteverlag, Köln 1999)

ginn der 80er Jahre mehr als halbiert und liegt mit z. Zt. 5,3‰
sehr niedrig. Neben Fortschritten in der Hygiene und der Entwicklung von der Muttermilch adäquaten Milchersatzstoffen sind die
perinatologischen medizinischen Fortschritte (perinatologische
Zentren) zusätzliche Gründe für den Rückgang und den heutigen
Stand der Säuglingssterblichkeit. 1960 starben in der sog. fetoin-
fantilen Zeit (bis ca. 14 Tage nach der Geburt) von 1000 Lebendgeburten in der Bundesrepublik 33,8 und in der DDR 38,8 Säuglinge.
In den nachfolgenden Jahren ging die Säuglingssterblichkeit in der
DDR und BRD stetig zurück. Seit der Wiedervereinigung nahm
die Säuglingssterblichkeit weiter ab (Beske 1999). 1995 betrug die
fetoinfantile Mortalität auf 1000 Kinder 5,3‰. Die niedrigste Säuglingssterblichkeit hat Japan. Hier liegt allerdings der Prozentsatz
von Mehrlingsgeburten (mit höherem Risiko der perinatalen Säuglingssterblichkeit) mit 1:250 sehr niedrig, gegenüber Deutschland
mit 1:70.

Unter Müttersterblichkeit versteht man den Tod von Frauen, aufgrund von Komplikationen während der Schwangerschaft, bei der
Entbindung oder im Wochenbett. 1960 lag die Müttersterblichkeit
in Deutschland noch bei ca. 1‰, d.h. jede 1000ste Mutter starb
nach der Geburt. Um diese Zeit wurden in Deutschland über
1 Mio. Kinder im Jahr geboren (Abb. 4.2). Im Jahre 1980, also
20 Jahre später, lag die Quote um etwa den Faktor 5 niedriger, so

starb in Westdeutschland und der DDR etwa auf 5000 Geburten 1 Mutter. Nach der Wiedervereinigung sank die Müttersterblichkeit in Deutschland von 9,1 im Jahre 1990 auf 4,7 im Jahre 1995 pro 100 000 Lebendgeborene. Das Risiko für eine Mutter, im Rahmen der Geburt zu sterben, liegt damit 1 : 20 000, verglichen mit 1 : 1000 (1960) und 1 : 5000 (1980). Damit liegt in Deutschland die Müttersterblichkeit völlig unabhängig von der finanziellen Situation der Mütter im weltweiten Vergleich besonders niedrig.

Die größten Erfolge auf dem Gebiete der präventiven Medizin wurden ohne Zweifel bei der Krankheitsvorbeugung durch Impfstoffe erreicht. Wundstarrkrampf, Kinderlähmung, Masern, Mumps, Röteln, Diphtherie, Keuchhusten, Tuberkulose und Hepatitis (A und B) sind durch Impfungen viel seltener geworden, verursachen weniger Todesfälle, vor allen Dingen im Kindesalter, und hinterlassen viel seltener krankheitsbedingte schwere Behinderungen.

Für Orthopäden, die ihre Patienten mit Erkrankungen der Bewegungsorgane von der Geburt bis ins hohe Lebensalter begleiten, spielte die Prävention schon immer eine große Rolle. Zusammen mit dem Deutschen Schuhinstitut wurde eine Richtlinie für die Schuhproduktion erarbeitet, die aufgrund genauer Messungen gerade im Kindesalter eine Schuhversorgung mit sowohl in der Länge als auch in der Breite passenden Schuhen ermöglicht, um Zehen- und Fußerkrankungen vorzubeugen. Sie müssen dabei häufig auf „Kriegsfuß" mit Modetrends stehen. Die frühzeitige Erkennung und möglichst schonende Behandlung mit Gymnastik, Haltungsschulung und – wenn nicht zu vermeiden – Korsettversorgung oder früher operativer Korrektur hat zu wesentlicher Verminderung schwerer Wirbelsäulenverkrümmungen geführt. Auch die Entwicklung und Bereitstellung geeigneter Sitzmöbel und eine frühzeitige „Leibesertüchtigung" zur Vorbeugung gegen Rückenschäden waren lange Jahre erfolgreich und werden am Arbeitsplatz und in der Schule auch heute noch häufig beachtet. Die größte Bürgerinitiative überhaupt, die Sportvereine, erreichen ebenfalls einen Großteil der Bevölkerung. Private Lebensgewohnheiten beim Autofahren und beim häuslichen Fernsehen bedürfen im Hinblick auf eine Vorbeugung von Erkrankungen der Wirbelsäule sowie der Herz-Kreislauf-Erkrankungen einer Renaissance der Prävention. Durch die Vitamin-D-Prophylaxe wurde die früher sehr verbreitete Rachitis fast vollständig beseitigt.

Ein besonders gutes Beispiel für die Erfolge der sekundären Prävention, der frühzeitigen Krankheitserkennung und Behandlung, ist die sog. Hüftdysplasie. Es handelt sich hierbei um die häufigste angeborene Skeletterkrankung, bei der eine schlecht angelegte und entwickelte Hüftgelenkpfanne unbehandelt zu schweren bleibenden körperlichen Behinderungen durch Auskugelung des Hüftgelenkes, schwerer Gehbehinderung und frühzeitigem Hüftgelenkverschleiß im jungen Erwachsenenalter führt. Die Erkrankung ist im wesentlichen durch Vererbung und teilweise ungewöhnliche Lagerung in der Gebärmutter während der Schwangerschaft bedingt. Sie kommt in unterschiedlicher regionaler Häufung vor, ist in Deutschland weit verbreitet und betrifft 2–4% der Bevölkerung, wobei Mädchen und Frauen viel häufiger betroffen sind als Jungen und Männer. Diese Erkrankung ist die Ursache für mindestens 1/3 aller Operationen, bei denen wegen Hüftgelenkverschleiß (Koxarthrose) der Einbau eines künstlichen Hüftgelenkes (Hüftgelenksendoprothese) erforderlich wird.

Vor 100 Jahren war Adolf Lorenz in Wien, der Vater des weltberühmten späteren Nobelpreisträgers und Verhaltensforschers Konrad Lorenz, einer der weltweit führenden Therapeuten dieser Erkrankung. Zu der damaligen Zeit gehörte die Frühdiagnose der Hüftluxation zu den Ausnahmen, im Durchschnitt wurde die Erkrankung im Alter von 9 Jahren erkannt. Durch die erhöhte Aufmerksamkeit hat sich der Diagnosezeitpunkt immer mehr nach vorne verlagert; in der Zeit von 1935 bis 1945 lag er bei durchschnittlich 4,5 Jahren. Vor Einführung der gesetzlichen Kindervorsorgeuntersuchung 1968 wurde die Erkrankung nach durchschnittlich 1,5 Jahren diagnostiziert. 1983 lag in Westdeutschland der durchschnittliche klinische Behandlungsbeginn der Hüftluxation immer noch bei 9 Monaten. Heute wird die Erkrankung meist in den ersten Lebensmonaten festgestellt.

Worin liegen die Vorteile der Frühdiagnostik dieser Erkrankung? Der Prozentsatz der anatomischen Heilungen nimmt signifikant ab, je später die Behandlung einsetzt. Die Frühbehandlung der Hüftdysplasie ist in der Hand des Geübten ein harmloses, komplikationsarmes und erfolgreiches, nichtoperatives Verfahren mit einfachen Spreizhosen und Schienen und macht eine aufwendige, teure und riskante Operation zur Einrenkung des Hüftgelenkes häufig überflüssig. Demgegenüber führt – wie oben ausgeführt – die

Hüftdysplasie unbehandelt früher oder später zu einer Koxarthrose.

Wie wurden nun die Fortschritte der früheren Diagnostik im Laufe der Jahrzehnte erreicht? Mit Einführung der Röntgenuntersuchung konnte die Fehlstellung der kindlichen Hüftgelenke erstmals um die Jahrhundertwende frühzeitig dargestellt werden. Dadurch, daß man die Formveränderungen mit dem bildgebenden Verfahren erkannte, konnten die parallel auftretenden klinischen, mit den Händen festzustellenden krankhaften Zeichen besser erfaßt und der Erkrankung zugeordnet werden. Diese klinischen Zeichen wurden dem Hausarzt mitgeteilt, was anfangs selten, mit Einführung der Kindervorsorgeuntersuchungen, je nach Qualität der Untersuchung, regelmäßiger zur Erkennung der Erkrankung allein aufgrund körperlicher Untersuchung führte. Trotz aller Bemühungen blieben jedoch ein Viertel bis ein Drittel aller Erkrankungen bei den körperlichen Vorsorgeuntersuchungen unentdeckt, und die Diagnose wurde weiterhin verspätet gestellt (Catteral 1994). In Anbetracht der Schwere der Erkrankung wurde deswegen in Deutschland eine Röntgenreihenuntersuchung der Kinder gefordert, wegen der damit verbundenen Strahlenbelastung aber abgelehnt. Mit der Verbesserung der Ultraschalldiagnostik, ein verhältnismäßig preiswertes, nebenwirkungsfreies und – in der Hand des Geübten – zuverlässiges Untersuchungsverfahren, welches von dem österreichischen Orthopäden R. Graf entwickelt wurde, kann seit Mitte der 80er Jahre die Erkrankung auch im Ultraschall festgestellt werden. Als dies bekannt wurde, haben viele orthopädische Kliniken und niedergelassene Orthopäden begonnen, auf eigene Initiative bei Neugeborenen diese Untersuchung durchzuführen, bis 1996 die Ultraschalluntersuchung der Säuglingshüfte Bestandteil der gesetzlichen Vorsorgeuntersuchungen wurde. Während in Deutschland vermutlich aufgrund verschiedener Faktoren noch Mängel bei den Ultraschalluntersuchungen festzustellen sind, sieht die Situation in dem Urheberland Österreich, wo die Untersuchung 1992 landesweit eingeführt wurde, schon deutlich günstiger aus (Grill u. Müller 1997). Vor Einführung des Screenings lag die Behandlungsrate bei 13% und hat sich nach Einführung des Screenings nahezu halbiert trotz der größeren Behandlungsgruppe in früheren Jahren, als viele gesunde Kinder sozusagen unnötig und gleichzeitig viele kranke Kinder nicht behandelt wurden. Durch die wirksame Vorsorgeuntersuchung konnte die eigentlich erkrankte Gruppe im Durchschnitt früher erkannt und gezielter behandelt werden.

Dem Anstieg der Screeningkosten steht schon heute eine Einsparung bei den operativen Therapiekosten gegenüber, wobei die langfristig zu erwartende Kostenreduktion durch verminderte Krankenhausaufenthalte, Hüftarthroseraten aufgrund der Erkrankung, Krankenstände, Rehabilitatsaufenthalte und Frühberentung nur geschätzt werden kann. Sicher ist ein massenhaftes Screening mit vielen, eigentlich unnötigen Untersuchungen immer kritisch zu sehen und in der Kosten-Nutzen-Relation sorgfältig zu analysieren. Um wirklich vorteilhaft zu sein, muß die durch die Diagnostik erkannte Krankheit mit einem geeigneten Therapieverfahren in einem möglichst hohen Prozentsatz auch wirksam geheilt werden können. Bei der Osteoporose, einer anderen orthopädischen Erkrankung, wurde teilweise ebenfalls ein massenhaftes Screening propagiert. Hier ist eine akzeptable Kosten-Nutzen-Relation aber nicht belegt. Mit ausreichender Calciumzufuhr, Vitamin D, regelmäßigen Spaziergängen und Gymnastik, ggf. Hormongaben für Frauen nach den Wechseljahren kann in der Praxis bei niedrigeren Kosten mehr erreicht werden.

Die Fortschritte und Leistungen der Medizindiagnostik sind so überwältigend, daß vielfach kritisch bemerkt wird, daß die therapeutischen Fortschritte mit den diagnostischen Fortschritten, z. B. in der Krebstherapie, nicht Schritt halten. Als Beispiel für die Fortschritte in der Medizin muß das ganze Gebiet der Labordiagnostik besonders erwähnt werden. Heute können Störungen des gesamten Körperstoffwechsels wie auch allgemeine und immunologisch entzündliche Reaktionen des Körpers auf bakteriologische, virologische und immunologische Erkrankungen, die krankmachenden Bakterien und ihre Empfindlichkeit gegen die verfügbaren Antibiotika im Labor schnell und mit hoher Präzision bestimmt werden. Faszinierend ist auch der Fortschritt der Katheteruntersuchungen des Herzens und der Gefäße, einer Untersuchung, die 1929 weltweit erstmals von dem deutschen Nobelpreisträger W. Forssmann in einem Selbstversuch eingesetzt wurde. Die Kenntnis der Fortschritte der bildgebenden Verfahren gehört heute zum Allgemeingut in unserem Land. Bis zur Einführung der Röntgenstrahlen vor etwas mehr als 100 Jahren durch Wilhelm Konrad Röntgen konnte der Arzt nur Einblicke in das Körperinnere des Patienten bekommen, wenn er den Körper chirurgisch öffnete. Röntgenstrahlen durchdringen den Körper und fixieren seine Dreidimensionalität in einem zweidimensionalen Schattenbild, in dem die durchleuchteten Strukturen sicher einander überlagern. Ende der 60er Jahre revolutionierte Gottfrey Newbold Hounsfield mit der Entwicklung der Computertomographie die bildgebende Diagnostik. Mit der Technik der computerunterstützten digitalen Bildverarbeitung konnte erstmals ohne zusätzliche Strahlenbelastung, basierend auf den einmal erfaßten Daten, ein räumliches, dreidimensionales Bild einer Körperregion erstellt werden. Mit bildgebenden Verfahren wie der Szintigraphie, der verhältnismäßig leicht verfügbaren Ultraschalldiagnostik, der Magnetresonanztomographie (MRT), Positronenemissionstomographie (PET) und der Magnetoenzephalographie (MEG) verfügt die Medizin über hochsensible diagnostische Möglichkeiten, bisher nicht erfaßbare Vorgänge der Gewebe bis auf Zellebene im lebenden Organismus abzubilden, erkennbar und meßbar zu machen, um daraus dann Krankheitsprozesse abzuleiten. Zunehmend werden diese Verfahren auch zur Therapie eingesetzt. Diese Technik wird „zu einer Brille für das Nichteinsehbare und zu einer verlängerten Hand für das Nichterreichbare" (Meyer-Ebrecht 1996).

Die Technik revolutioniert alle Gebiete der Medizin, ehemals maximal invasive Verfahren werden durch immer weniger belastende und hochpräzise Methoden abgelöst, wobei die computer-/bildgesteuerte Therapie bzw. Operation eine zentrale Rolle spielt. Die zu räumlichen Gebilden zusammengesetzten Computerbilder können auf dem Bildschirm beliebig gedreht und zerlegt werden. Mit Hilfe der Computersimulation können Operationen und Rekonstruktionen von Körperteilen geplant und vorbereitet werden (CAD = computer assisted design und CMA = computer assisted manufacturing). Computergesteuerte 3D-Navigationsverfahren (CAS = computer assisted surgery) ermöglichen während der Operation eine zielgenaue Orientierung, besonders in komplexen, mit Nervenbahnen und Blutgefäßen durchzogenen, schwer zugänglichen Körperregionen, wie z. B. der des Gehirns.

Ein solches Navigationssystem bestimmt während der Operation fortlaufend die Lage der Operationsinstrumente im Operationsgebiet anhand der vor der Operation erstellten Vorgaben. Die mechanische Meßgenauigkeit der Lokalisationssysteme liegt bei den Neuronavigationssystemen zwischen einem und zwei Millimetern, mit einem mikroskopintegrierten Robotersystem bei unter einem Millimeter. Zunehmend werden Navigationssysteme auch in anderen chirurgischen Fällen eingesetzt.

Das computerunterstützte Operieren mit einem Operationsroboter wird trotz vieler noch bestehender Unzulänglichkeiten heute auch bereits bei der Implantation einer Hüftprothese angewendet. Dabei müssen z. Zt. noch in einer zusätzlichen Operation Titanmarkierungsschrauben in den Oberschenkelknochen eingedreht werden, an denen sich der Operationsroboter während der Operation orientiert und nach vorheriger Planung unter der Steuerung und Aufsicht des Operateurs und Technikers präzise Fräsungen und Bohrungen vornimmt. Durch den Einsatz solcher Systeme kann in der Zukunft eine weitere bessere Standardisierung, möglicherweise auch eine Verringerung der operativen Risiken erreicht werden.

Die sog. minimalinvasive Chirurgie (endoskopische Chirurgie) hat in den letzten Jahren in nahezu allen chirurgischen Fachrichtungen entscheidend an Bedeutung gewonnen. Mit dieser ständig weiterentwickelten Technik konnte für den Patienten ein wesentlicher Fortschritt erreicht werden. Durch eine Langzeitbeobachtung nach Cholezystektomie konnte nachgewiesen werden, daß neben einer deutlichen Verkürzung der Liegezeiten eine eindeutige Verkürzung der Rehazeiten resultiert, die Zeit der Krankschreibung verkürzt und in der Routineanwendung die Komplikationsrate vermindert werden (Bueß 1996).

Wissenschaftliche Studien in den USA, die sich mit der Veränderung der Operationstechniken bei Gallenblasenerkrankungen befassen, zeigen, daß ca. 6340 $ (ca. 10000 DM) pro Patient eingespart werden können, wenn von der klassischen Gallenblasenoperation auf eine minimalinvasive Technik gewechselt wird.

Ähnliche Ergebnisse finden sich nach endoskopischen Operationen an Bandscheiben und Operationen an großen Gelenken, z. B. Knie-, Schulter- und Sprunggelenk.

Entgegen weit verbreiteter Ansicht werden die technischen Errungenschaften in der Medizin von einem Großteil der Bevölkerung begrüßt. Das Wissenschaftszentrum Nordrhein-Westfalen hat 1995 bei Emnid eine Umfrage in Auftrag gegeben, um herauszufinden, wie der Bürger über die Rolle der Medizin in der Gesellschaft denkt. Das Ergebnis ist erstaunlich: 91% der Befragten glauben, so hat die repräsentative Umfrage ergeben, daß durch technologische Entwicklungen immer mehr Krankheiten heilbar werden, und 40% trauen sogar der computergesteuerten Technik mehr als dem Arzt.

Auch die Fortschritte der Augenheilkunde führen zu erheblich verbesserter Lebensqualität, verhindern im Erwerbsalters viele Arbeitsunfähigkeitszeiten und helfen im Alter, Pflegebedürftigkeit zu vermeiden.

Das Auge nimmt etwa 80% aller Informationen des Menschen auf. Das Sehvermögen hat für den Menschen eine existenzielle Bedeutung, für seine Entwicklung, seine Aus- und Weiterbildung, seine tägliche Arbeit, seine Leistung und sein Lebensgefühl. Blindsein wird oft bedrückender empfunden als Siechtum oder Tod (Sachsenweger 1998).

Der grüne Star (Glaukom) und der graue Star (Katarakt) sind weltweit die häufigsten Ursachen für eine Erblindung. Beide Starformen sind zu behandeln. Erblindung oder Sehschwäche müßten nicht zwangsläufig eintreten. Der grüne Star (Glaukom) entsteht durch einen erhöhten Augeninnendruck und führt zu einer Durchblutungsstörung des Sehnervkopfes (Papilla nervi optici). Bei Nichtbehandlung kommt es zu einer Schädigung des Sehnervs mit Untergang des Gewebes und schließlich zu einem unwiederbringlichen Verlust des Sehvermögens.

In Deutschland sind etwa 5 Mio. Menschen bedroht, jeder Zehnte ist ab dem 40. Lebensjahr gefährdet, am grünen Star zu erkranken. 500 000 haben eine manifeste Erkrankung, 50 000 müssen bei nicht frühzeitiger Diagnose und entsprechender Therapie mit Erblindung rechnen.

Neben Augentropfen ermöglichen heute die Laseranwendung und drucksenkende Operationen eine gute Behandlung des grünen Stars. Die medikamentöse Therapie, vornehmlich mit Augentropfen, hat in den vergangenen Jahrzehnten erhebliche Fortschritte gemacht. Das bereits 100 Jahre alte Pilocarpin, Betablocker und andere neuere Medikamente helfen in den allermeisten Fällen, den Augeninnendruck zu senken und das Fortschreiten des grünen Stars zu stoppen. Kann mit der medikamentösen Behandlung keine ausreichende Drucknormalisierung erreicht werden oder schreitet der Gesichtsfeldverfall fort, wird meist zunächst eine Laserbehandlung vorgenommen. Ohne operative Öffnung des Auges läßt sich hiermit eine Drucksenkung in etwa 80% der Fälle erreichen (Argonlaser- und SAG-Laser-Trabekuloplastik).

Die Erfolgsrate dieser Behandlung wird in wissenschaftlichen Untersuchungen unterschiedlich bewertet. Die meisten wissenschaftlichen Arbeiten geben eine 80%ige Drucknormalisierung nach 2, und eine 40%ige nach 5 Jahren an. Da der Eingriff für den Patienten kein erhebliches Risiko darstellt, kann er mehrfach wiederholt werden. Sollten Maßnahmen wie Augentropfen und Laser nicht helfen, so steht eine Reihe von Operationsverfahren zur Verfügung. Durch Anlegen eines künstlichen Abflusses wird das Kammerwasser unter die Bindehaut abgeleitet und damit der Augendruck gemindert (Trabekulotomie-Goniotrepanation).

Alle optischen Unregelmäßigkeiten der Augenlinse werden als Katarakt (grauer Star) bezeichnet. Die Bezeichnung schließt sowohl Trübung als auch Defekte der Lichtbrechung ein. Der Begriff „grauer Star" stammt aus dem Althochdeutschen, der Erkrankte fiel durch einen starren Blick und eine graue Trübung im Pupillarbereich auf. Der Fachausdruck „Katarakt" ist griechischen Ursprungs und bedeutet „Wasserfall". Er basiert auf der Vorstellung, daß die Ursache der Linsentrübung eine sich vor der Linse ausspannende Membran sei (Sachsenweger 1998).

Umweltfaktoren, Störungen in der Schwangerschaft, allgemeine Erkrankungen wie Diabetes mellitus, Hauterkrankungen und Verletzungen sowie der Einfluß von Medikamenten und Strahleneinwirkungen sind Ursachen für das Entstehen des grauen Stars; meist jedoch bleibt die Ursache unbekannt. Aufgrund der fortgeschrittenen, komplikationsarmen Operationstechniken erblindet in Europa kaum noch jemand an dieser Erkrankung. Im Unterschied dazu erblinden auch heute noch wegen fehlender Operationskapazitäten jährlich mehrere Millionen Menschen in der Dritten Welt. In Deutschland werden im Jahr etwa 400 000 Operationen des grauen Stars mit Implantation einer künstlichen Linse vorgenommen, mehr als jede andere Operation am menschlichen Körper. Wegen verbesserter Operationstechnik entschließen sich immer mehr Betroffene zur Erhaltung ihrer Lebensqualität und Selbständigkeit zu dieser Operation.

Bei grauem Star hilft nur eines: die Operation.

Im Mittelalter wurde die getrübte Linse von sog. Starstechern mit einer Nadel, die durch die äußere Hornhaut ins Auge eingeführt wurde, von ihrem Aufhängerapparat gelöst und in den Glaskörperraum gedrückt. Die Komplikationsrate dabei war erheblich: wegen mangelnder Sterilität kann das zerfallene Linseneiweiß einen grünen Star auslösen und damit sekundär ebenfalls zur Erblindung führen. Noch vor etwa 20 Jahren entfernte man die Linse vollständig mit ihrer Kapsel (intrakapsuläre Linsenentfernung). Dabei wurde die getrübte Linse nach breiter Eröffnung des Auges mit einer Kältesonde angefroren, mit einer Pinzette gefaßt oder mit Vakuum angesaugt und aus dem Auge gezogen.

Moderne Operationsmethoden erlauben heutzutage die extrakapsuläre Linsenentfernung mit Einsetzen einer Hinterkammerlinse. Dieses Vorgehen ermöglicht ein Sehen, das dem natürlichen Sehen sehr nahe kommt. Es werden 98% der Kataraktpatienten mit Intraokularlinsen versorgt. Aufgrund des kleinen Schnitts, kombiniert mit Faltlinsen (kleiner Durchmesser) ist eine sehr rasche Mobilisation möglich. Bei Anwendung der Kleinschnittechnik ist oft schon 1 oder 2 Tage nach der Operation eine recht gute Sehschärfe, etwa 30–50% der Norm, vorhanden. Bei anderen Operationsverfahren dauert es mitunter etwas länger. Längerfristig sind aber alle Operationsmethoden gleich zu bewerten. Das Sehvermögen steigt nach der Operation kontinuierlich an und ist nach etwa 6 Wochen mit Brillenkorrektur optimal. Die Linsenimplantation wird heute auch bei einer starken Myopie (Kurzsichtigkeit) statt der refraktären Hornhautchirurgie eingesetzt (clear lens extraction).

Verbesserte operative Maßnahmen sind auch in der Behandlung intraokulärer Tumoren zu verzeichnen. Während früher zum Beispiel beim Befall des Auges durch ein Melanoblastom die Entfernung des Augapfels notwendig war, können heute die meisten Augen erfolgreich mit lokalen Strahlenträgern behandelt werden, bei Erhalt eines brauchbaren Sehvermögens; in der Entwicklung ist eine noch schonendere Methode, die Protonenbestrahlung.

Auch die optische Industrie hat für die Augenheilkunde durch verbesserte Korrektur von Linsenfehlern durch Brillen und Kontaktlinsen für Millionen Menschen vom Kleinkindesalter bis zum hohen Seniorenalter einen erheblichen Gewinn der Lebensfreude und Leistungsfähigkeit gebracht. Schwere Sehfehler können vielfach noch mit aufwendigeren optischen Konstruktionen verbessert werden.

Aus der Hals-Nasen-Ohren-Heilkunde soll hier lediglich auf die bedeutende Verbesserung der Hörfähigkeit mit Hörhilfen sowie Operationen an den Gehörknöchelchen und neuerdings sogar Ersatz des Innenohres hingewiesen werden. Für Hunderttausende von Mitbürgerinnen und Mitbürgern ist die Teilnahme am gesellschaftlichen Leben, die zwischenmenschliche Kommunikation, das Hören von Rundfunk und Fernsehen sowie das Erleben von Konzerten, Kino und Theater überhaupt nur mit diesen Verbesserungen des Hörvermögens möglich.

Ohne Zähne kann man nicht kauen und keine feste Nahrung zu sich nehmen. Ohne Zähne ist auch die Sprache erschwert, von der Kosmetik ganz zu schweigen. Die Zahnheilkunde hilft durch Prävention, Zahnerhalt und Zahnersatz, Kosmetik und Funktion der Zähne zu erhalten. Der Prävention durch Meidung von Süßigkeiten und zuckerhaltigen Limonaden sowie die regelmäßige Zahnpflege mit Zahnpasten und Pflegemitteln gebührt dabei der Vorrang. In Kindergärten wird die Zahnpflege geübt. Der Schulzahnarzt überwacht durch Vorsorgeuntersuchungen den Zustand der Zähne bei Schülern. Beim regelmäßigen Zahnarztbesuch sollen Zahnschäden frühzeitig erkannt und zum Zahnerhalt behoben werden. Durch kieferorthopädische Maßnahmen wird das Zahnwachstum der bleibenden Zähne reguliert. Urgeschichtliche Funde in Europa, dem Nahen Osten und Mittelamerika geben Hinweise darauf, daß die Menschen schon in Vorzeiten versucht haben, verlorengegangene Zähne durch fremdes Material wie Zähne von Tieren, geschnitzte Knochen, Elfenbein- und Perlmutzähne zu ersetzen, mit dem Ziel, aus ästhetischen Gründen den Zahnverlust durch Lückenschluß auszugleichen. Auch wurden – insbesondere in Frankreich und England im 18. Jahrhundert – Versuche unternommen, Zähne von Mensch zu Mensch zu verpflanzen. Zum Kauen waren die eingesetzten Zähne allerdings nicht brauchbar.

Der Zahnersatz ist dadurch gekennzeichnet, daß verlorengegangene Zähne durch das feste Einzementieren von Kronen, Brücken oder durch herausnehmbare Prothesen ersetzt werden. Insbesondere die an vorhandenen restlichen Zähnen verankerten, herausnehmbaren künstlichen Gebisse oder gar Vollprothesen bei zahnlosen Patienten werden dem Kaukomfort des Patienten auch bei bestem Bemühen des Zahnarztes oft nicht gerecht.

Problematisch ist im Alter die Atrophie der Kieferknochen durch Alterungsprozesse und gestörte Druckbelastung. Das Einsetzen von zahnärztlichen Implantaten bietet hier die Möglichkeit, verlorengegangene Zähne durch feste Verankerung im Knochen zu ersetzen und dem Patienten wieder zu einer besseren Kaufunktion zu verhelfen. Die meist verwendeten Titanschraubenimplantate werden in der Regel unter lokaler Betäubung in den knöchernen Kiefer eingedreht; dann wird der vorgesehene Zahnersatz nach sicherer Einheilung des Implantates aufgesetzt. Über diese Implantate lassen sich Kronen, Brücken oder Prothesen fest im Kiefer verankern. Über eine große Anzahl von Implantatsystemen, die erst in den letzten Jahren auf den Markt gekommen sind, liegen verständlicherweise noch keine Langzeitergebnisse vor; nur wenige sind seit 20 und mehr Jahren vielfach erprobt. Ein Implantatsystem, das seit mehr als 30 Jahren in den menschlichen Kiefer eingesetzt wird, kann im 5-Jahres-Zeitraum eine Erfolgsrate von mindestens 85%, nach 15 Jahren von mindestens 80% vorweisen (Krapf 1998). Insgesamt ist die Erfolgsrate im Unterkiefer höher als im Oberkiefer.

Zahnimplantate stellen heute schon eine ausgezeichnete Möglichkeit dar, verlorengegangene Zähne langfristig zu ersetzen.

In der Bundesrepublik entfallen bei noch langsam steigender durchschnittlicher Lebenserwartung mehr als 2/3 der Sterbefälle, die als vorzeitig oder vermeidbar gelten, auf die vier Todesursachen

- Herz-Kreislauf-Erkrankungen,
- Krebs,
- Krankheiten der Atmungsorgane und
- Unfälle im mittleren und jungen Alter.

Dabei nimmt die Sterblichkeit an den beiden häufigsten Todesursachen, Herz-Kreislauf-Erkrankungen und Krebs, weiter ab.

Herz-Kreislauf-Erkrankungen stehen – nach dem Rückgang der Infektionskrankheiten in der Dritten Welt – heute weltweit, auch in Deutschland, an der Spitze der Todesursachen. Diese Erkrankungen haben einen wesentlichen Anteil an der Frühsterblichkeit, der Frühinvalidität und Arbeitsunfähigkeit. Gegenwärtig entfallen etwa 46% aller Todesursachen bei Männern und 53% aller Todesursachen bei Frauen in Deutschland auf die Herz-Kreislauf-Erkrankungen. Bei Männern der Altersgruppe 45–65 sind es 37%. Dabei kommt den ischämischen Herzkrankheiten, d. h. dem Herzinfarkt, der Herzinsuffizienz und dem plötzlichen Herztod, mit 93% das größte Gewicht zu. Diese Krankheiten treten bei Männern häufiger auf als bei Frauen. So liegt die altersstandardisierte Herzinfarktmortalität bei 30 – bis 69jährigen Frauen in Deutschland zur Zeit bei 50 pro 100 000, bei Männern jedoch mit 200 pro 100 000 viermal so hoch. Auch liegt das mittlere Manifestationsalter des ersten Herzinfarktereignisses bei Frauen in Deutschland mit 64,5 Jahren etwa 10 Jahre später als bei Männern. Neben den ischämischen oder koronaren Herzkrankheiten spielen zerebrovaskuläre Erkrankungen, also die Durchblutungsstörungen des Gehirns, eine besondere Rolle. Weitere gefährliche und die Lebensqualität beeinträchtigende Erkrankungen des Gefäßsystems sind die periphere arterielle Verschlußkrankheit und das Nierenversagen. Etwa 1/3 aller Berufs- und Erwerbsunfähigkeitsrenten entfallen auf diese Diagnosegruppe. Der Anteil ist noch höher, wenn lediglich die Frühinvalidität vor dem 54. Lebensjahr betrachtet wird.

Bei der koronaren Herzkrankheit (KHK) sind die Arterien, die das Herz mit Blut versorgen, verstopft, so daß der Blutfluß zum Herzen gestört ist. Das führt zu Schmerzen in der Brust (Angina pectoris), Herzinfarkt, Herzrhythmusstörungen und schließlich Herzversagen. Diese Erkrankungen bedeuten vor allem auch eine drastische Verschlechterung der Lebensqualität. Ihre Behandlung treibt die Gesundheitskosten mehr als jede andere Krankheit in die Höhe. Absolut erkranken am Herzinfarkt in der Bundesrepublik jährlich 40 000 Personen im erwerbstätigen Alter, davon 3000 Männer unter 40. 50% der männlichen Herzinfarktpatienten versterben innerhalb von 28 Tagen, bei den Frauen liegt diese 28-Tage-Letalität noch etwas höher. Aus diesen Zahlen wird sehr deutlich, welch große Bedeutung allein die koronare Herzkrankheit für die Gesundheit unserer Bevölkerung hat. Durch die Einführung der intensivmedizinischen Behandlung und die verbesserten diagnostischen und therapeutischen Methoden ist die Klinikletalität des akuten Herzinfarkts in den letzten 30 Jahren von 25% auf etwa 5% gefallen.

Die Ursachen der Herzerkrankungen sind heute weitgehend bekannt. Neben einer erblichen Disposition sind ein erhöhtes Cholesterin im Blut, Bluthochdruck, Diabetes, Übergewicht, Tabakkonsum, Streß, Bewegungsmangel und fehlender sozialer Rückhalt herzinfarktfördernde Risiken.

Durch die Angiographie lassen sich die verstopften Arterien (Stenosen) erkennen. Während in der Diagnostik möglicherweise in Zukunft die Magnetresonanztomographie, die ohne Röntgenstrahlen auskommt und ebenfalls die Herzkranzgefäße darstellen kann, gegenüber der Angiographie eine größere Bedeutung bekommt, bleiben als entscheidende Vorteile der Angiographie die exaktere Darstellung und die Möglichkeit der gleichzeitigen therapeutischen Intervention. So können im Zuge der Katheteruntersuchung Engen der Kranzgefäße geweitet und die Weitungen durch die Implantation sog. Stents offengehalten werden. Die medikamentöse Therapie beruht im wesentlichen auf der Senkung des Blutdrucks, Verminderung der Herzbelastung, Normalisierung des Herzrhythmus und – mit Einschränkungen – der Stärkung des Herzmuskels. Lipidsenker vermindern die Gefahr einer weiteren Verschlechterung der Gefäßerkrankung, Acetysalicylsäure senkt das Risiko von Gerinnselbildungen. In fortgeschrittenen Fällen helfen nur Bypass-Operationen. Damit kann seit Ende der 60er Jahre die Lebensqualität und Arbeitsfähigkeit zurückgewonnen und das Leben verlängert werden. Wurden 1980 noch 1680 offene Herzoperationen in der Bundesrepublik Deutschland durchgeführt (Rodewald u. Polonius 1982), so waren es im Jahre 1995 93 595 Herzoperationen, davon 78 184 offene Eingriffe am Herzen (Kalmar 1996). Die koronare Bypass-Operation stellt mit 52% den größten Anteil aller herzchirurgischen Operationen.

Der Überlebensverlauf von männlichen Patienten im Alter von 50 bis 56 Jahren, bei denen eine Bypass-Operation erfolgte, wurde mit der Sterberate der 53jährigen männlichen sog. Normalbevölkerung der BRD verglichen. Es zeigte sich kein Unterschied in den Überlebenskurven über diesen Zeitraum. Das bedeutet, daß Patienten in dieser Altersgruppe durch die koronare Bypass-Operation voll rehabilitiert werden können. In den angloamerikanischen Ländern erreichen zwischen 60 und 85% der Patienten postoperativ wieder die Arbeitsfähigkeit. Auch bei Patienten mit Herzklappenerkrankungen bedeutet die Operation oft die einzige Hilfe.

Werden Patienten mit Herzklappenfehlern nur konservativ behandelt, so haben sie eine erheblich ungünstigere Prognose, z.B. sterben 80% der Patienten, die an einer hochgradigen Verengung

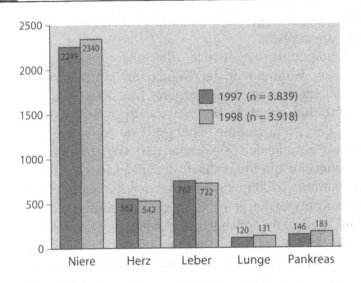

Abb. 4.3. Organtransplantationen in Deutschland.
(Quelle: Dtsch. Ärztebl. 16, 23. 4. 1999)

der Aortenklappe leiden, 5 Jahre nach Erstdiagnostik, während die nach Aortenklappenersatz ein perioperatives Letalitätsrisiko von nur 2–3% und zu 80% die Chance haben, nach 5 Jahren noch am Leben zu sein.

Die Ergebnisse nach Herztransplantationen sind seit 1967, als Barnard diese Operation in Kapstadt erstmals durchführte, erheblich verbessert worden. Bei Patienten mit schwersten Schädigungen des Herzmuskels beträgt die Sterblichkeit, auch unter optimaler medikamentöser Therapie, rund 35% pro Jahr. Nach einer Herztransplantation haben diese Patienten eine erheblich günstigere Prognose als unter der konservativen Therapie. Seit 1967 erfolgten weltweit über 30 000 Herztransplantationen in über 250 Zentren. Die 1-Jahres-Überlebensrate liegt derzeit bei etwa 80%, die 10-Jahres-Überlebensrate beträgt etwa 60%. Hinsichtlich der Lebensqualität gaben 80–90% der Patienten nach Herzverpflanzung an, eine gute Lebensqualität zu haben. Der Mangel an Spenderorganen limitiert bei zunehmenden Bedarf den Einsatz der Herztransplantationen (Abb. 4.3).

Der Schlaganfall als Gefäßerkrankung des Gehirns ist ebenfalls eine der häufigsten Todesursachen. In Deutschland erleiden etwa 200 000 Menschen jährlich einen Schlaganfall, den 1/3 davon nicht

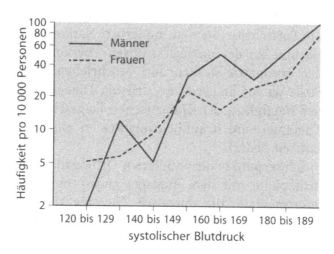

Abb. 4.4. Jährliche Schlaganfallinzidenz in Abhängigkeit vom Blutdruck bei Personen zwischen 45 und 74 Jahren.
(Quelle: Spektrum der Wissenschaft, Spezial 6. Pharmaforschung)

überlebt. Von den verbleibenden etwa 130 000 Patienten behält die Hälfte bleibende Schäden in Form von neurologischen Ausfällen und schweren Behinderungen. In zunehmendem Maße sind auch junge Menschen von Schlaganfällen (Apoplexen) betroffen. Der erhöhte Blutdruck ist dabei ein entscheidender Faktor (Abb. 4.4). Häufigkeit und Folgeschäden sind der Grund, warum diese Erkrankung vermehrte Aufmerksamkeit erfährt. Durch Schaffung auf die Therapie des Schlaganfalls spezialisierter Behandlungseinheiten kann die Erfolgsrate der Therapie verbessert, die Sterblichkeit vermindert und hoffentlich auch die absolute Zahl von Patienten mit schweren bleibenden Schäden verringert werden. Analog zur Therapie des Herzinfarkts wird nun auch beim frischen Hirninfarkt eine Rekanalisation durch möglichst frühzeitige Thrombolyse angestrebt, wenn – wie es in etwa 90% der Fall ist – ein Gefäßverschluß zugrunde liegt.

Große Fortschritte der inneren Medizin wurden durch die verbesserte Diagnostik und die verbesserte medikamentöse Therapie erreicht. Dies gilt für die Magen-Darm-Erkrankungen, die Atemwegserkrankungen, Stoffwechselerkrankungen, Infektionserkrankungen, den Diabetes mellitus und die schon erwähnten Herz-Gefäß-Erkrankungen. Auf die im Rahmen der medikamentösen Therapie erzielten Fortschritte wird in Kapitel 6 besonders eingegangen. Auch die Fortschritte bei den modernen Narkoseverfahren, der Anästhesie und bei der medikamentösen Therapie von Schizophrenien in der Psychiatrie werden dort beschrieben. Es sei bereits an dieser Stelle darauf hingewiesen, daß der Diabetes mellitus aufgrund seiner Häufigkeit, der dramatischen Folgeschäden und der immensen Therapie- und Krankheitsfolgekosten einer besonderen Aufmerksamkeit bedarf.

Schwerpunkte der modernen Orthopädie sind neben der Kinderorthopädie mit den eingangs angesprochenen Erkrankungen die Sportmedizin, die operative Therapie rheumatischer Erkrankungen, die nichtoperative und operative Therapie von Wirbelsäulenerkrankungen und Bandscheibenschäden und der künstliche Ersatz zerstörter Gelenke, hauptsächlich der Hüft- und Kniegelenke. In Deutschland werden jährlich ca. 120 000 Hüfttotalendoprothesen und 80 000 künstliche Kniegelenke eingesetzt. Der Hauptgrund für diese Operation ist die schwere Gehbehinderung aufgrund eines Gelenkverschleißes am Hüft- oder Kniegelenk. Dieser Verschleiß entsteht häufig auf dem Boden angeborener oder frühkindlicher Erkrankungen, rheumatischer Entzündungen, aufgrund erworbener Fehlstellungen, durch Altersabnutzung oder als Unfallfolgen. Der Gelenkverschleiß führt zu Schmerzen, Bewegungseinschränkungen, bis hin zur völligen Gehunfähigkeit. Bleiben konservative orthopädische Therapien wie physikalische Behandlungen und medikamentöse Therapie ohne Erfolg, hilft im Falle des Hüftgelenk- oder Kniegelenkverschleißes nur noch ein neues Gelenk. Früher war in diesen Fällen häufig nur noch die operative Versteifung möglich. Die neuen Gelenke haben aufgrund moderner, körperverträglicher und abriebfester Materialien sowie verbesserter operativer Techniken zur Schonung der Weichteile und festen Verankerung der Implantate im Knochen ein sehr hohes Qualitätsniveau erreicht. Ca. 95% beurteilen selbst das Operationsergebnis als befriedigend und besser. Schwerwiegende Komplikationen und Lockerungen der Implantate sind viel seltener geworden. Die Operationen zählen heute zu den erfolgreichsten Operationen überhaupt.

Die Osteoporose wird oft als ein natürliches Begleitphänomen des höheren Lebensalters angesehen. Krankenhausentlassungsstatistiken zeigen, daß z. Zt. etwa 4–6 Mio. Menschen in Deutschland an einer manifesten Osteoporose erkrankt sind, etwa 80% davon sind ältere

Frauen. Folgen einer Osteoporose sind Frakturen und/oder Wirbel-
körperverformungen. Im Jahre 1993 wurden in Deutschland etwa
186 000 osteoporosebedingte Frakturen bei Frauen und 46 000 bei
Männern stationär behandelt. Hüftgelenknahe Frakturen waren bei
einem Drittel aller Erkrankungen beiderlei Geschlechts die domi-
nante Einweisungsdiagnose. Für die Krankenhausbehandlung waren 2,6 Mrd. DM aufzubringen. Die Summe aller Behandlungskosten wegen einer Osteoporose wird auf 5 Mrd. DM jährlich beziffert. Den ca. 75 000 Patienten mit einer hüftgelenknahen Fraktur
hilft in den meisten Fällen nur eine operative Behandlung, vielfach
auch hier der künstliche Gelenkersatz, um wieder schnell auf die
Beine zu kommen. Vor 25 Jahren gehörte der Schenkelhalsbruch
des älteren Menschen mit 30% zu den häufigsten Todesursachen.
Die Patienten verstarben dabei nicht an der Verletzung selbst, sondern vor allem an den sich einstellenden sekundären Komplikationen bei einer über 12–14 Wochen dauernden Bettlägerigkeit wie
Lungenentzündung, Thrombose und Embolie etc. Durch die Entwicklung der modernen operativen Therapieverfahren wurde es
möglich, Patienten bereits nach wenigen Tagen wieder zu mobilisieren und die Gehfähigkeit wiederherzustellen. Moderne Biomateria-
lien aus Edelstahllegierungen, Titan, Keramiken und Kunststoff sowie resorbierbare Nahtmaterialien, die vom Körper schonend aufgelöst werden, haben die moderne Knochen- und Gelenkchirurgie
auch für die Unfallchirurgie erst möglich gemacht. Bei vielen dieser
Implantate und Werkstoffe gehören europäische Hersteller und besonders auch deutsche und schweizer Firmen mit den USA zur Spitze in der Weltproduktion. Dies gilt ebenso für die bei den Operationen benötigten Instrumente. Vielfach unter Zuhilfenahme dieser
Materialien mit verbesserten Operationsmethoden und unter Anwendung einer kombinierten kontrollierten Chemotherapie konnten in der orthopädischen Chirurgie auch bei der Behandlung bösartiger Knochentumoren bei Kindern in den letzten Jahren großartige Erfolge erzielt werden. Früher mußten die meisten Arme und
Beine mit bösartigen Knochentumoren amputiert werden, und dennoch hatten die Kinder eine hohe Sterblichkeit von 70–80% in den
ersten 5 Jahren. Heute können die meisten Arme und Beine erhalten
werden und 70–80% der Kinder überleben.
Unfallforschung mit verbesserter Sicherheitstechnik der Automobile, Unfallrettung und verbesserte unfallchirurgische Behand-

lungsmöglichkeiten haben dazu beigetragen, daß die Zahl der Verkehrstoten sowie der Schwer- und Leichtverletzten trotz drastischen Anstieges des Straßenverkehrs gesenkt werden konnte. Die Zahl der zulassungspflichtigen Kraftfahrzeuge hat von 6,8 Mio. im Jahre 1970 auf 46,3 Mio. im Jahre 1994 zugenommen. Entsprechend deutlich war auch der Anstieg der Fahrleistungen. So wurden auf den Bundesautobahnen im Jahre 1970 35 Mrd. km zurückgelegt und 1994 bereits 175,4 Mrd. km. An den Personenschäden sind am häufigsten Erwachsene zwischen dem 25. und 35. Lebensjahr beteiligt, etwa 2/3 aller Unfallverletzten sind jünger als 45 Jahre. Die deutlich verbesserte Unfallrettung und chirurgische Behandlung zeigt sich darin, daß vor 35 Jahren nahezu jeder 2. Schwerverletzte seinen Verletzungen erlag. Heute versterben nur noch 10–15% der Verunglückten mit einem vergleichbaren Verletzungsmuster an einem Schädel-Hirn-Trauma oder sekundären Unfallfolgen, wie dem Multiorganversagen. Sehr rasch nach dem Unfall einsetzende Behandlungsmaßnahmen, wie frühzeitige Beatmung, ausgedehnter Ersatz des Blutverlustes, Schmerzbekämpfung, Schienung von Knochenbrüchen, Entlastung eines sog. Pneumothorax, sind einige Maßnahmen, die die Prognose der Verletzten wesentlich verbessern konnten (Oestern 1997).

Die erfolgreiche Behandlung des vielfach verletzten Patienten (Polytrauma) ist zu einem großen Teil von einem suffizienten und organisierten, mit einem Arzt besetzten luft- und bodengebundenen Rettungssystem abhängig. Heute besitzt Deutschland ein organisiertes Luftrettungssystem, welches nahezu 90% der Landesfläche abdeckt. Medizintechnische Kooperation mit Maßnahmen zur Verbesserung und Entwicklung von Sicherheitssystemen und Sicherheitsvorkehrungen haben zusätzlich im Sinne der Prävention zu einem Rückgang der Verletztenzahlen beigetragen. Im Jahre 1995 verunglückten Kinder unter 15 Jahren am häufigsten als Fahrradbenutzer (34%). Allein durch die generelle Einführung der Helmpflicht für Fahrradfahrer könnte die Zahl der tödlichen Verkehrsunfälle bei diesen Kindern um 10–11% gesenkt werden (Oestern 1997).

Die Sterblichkeit an unfallbedingter Querschnittlähmung (Paraplegie) betrug 1990 47–65% in den ersten Wochen, 3 Jahre nach dem Trauma lag die Gesamtletalität bei noch 80%. Durch die heute übliche Behandlungsstrategie hat ein Querschnittgelähmter eine normale Lebenserwartung und kann bei voller beruflicher

Leistungsfähigkeit mit den modernen Hilfsmitteln guter Mobilität ein erfülltes Leben führen.

Völlig fassungslos stehen Tausende Menschen jährlich vor der Diagnose Krebs und jeder Krebskranke möchte nur eines: wieder gesund werden, nicht sterben müssen. Sein Weg durch die medizinische Behandlung beginnt oftmals qualvoll mit den Begleitsymptomen und durchaus nicht mit der Gewähr einer Heilung. Bedingt durch die steigende allgemeine Lebenserwartung und den zunehmenden Anteil älterer Menschen hat die Häufigkeit bösartiger Erkrankungen in den letzten Jahren kontinuierlich zugenommen. Ca. 400 000 Menschen pro Jahr erkranken in Deutschland an einem bösartigen Tumor. Fast jeder 4. Bürger wird an Krebs sterben, jeder 3. erkranken: 212 993 oder 24,1% Krebstote im Jahr, meist nach Phasen langen Leidens und enormer psychischer Belastung der Erkrankten und ihrer Umgebung. Diese Leiden rechtfertigen die enormen Anstrengungen, die weltweit unternommen werden, um Auftreten und Folgen dieser Krankheit zu verhindern oder die letzteren zumindest abzumildern.

Krebs ist zur Zeit nach den Herz-Kreislauf-Erkrankungen die zweithäufigste Todesursache in unserem Lande. Obwohl kein Durchbruch in der Krebstherapie erreicht werden konnte, wurden doch in den letzten Jahren erhebliche Fortschritte erzielt. Chirurgie, Strahlentherapie, intensive internistische Onkologie und pädiatrische Onkologie haben gemeinsam neue Behandlungskonzepte erarbeitet oder bisherige interdisziplinäre Konzepte verbessert. Neue Operations- und Bestrahlungstechniken wurden entwickelt und bewährte Verfahren verfeinert. Hochwirksame Medikamente konnten erprobt und teilweise auch bereits zugelassen werden (Wannenmacher u. Mitarb. 1995). Bei 45% aller Tumorpatienten kann durch diese moderne, naturwissenschaftlich orientierte Therapie gegenwärtig eine Heilung erzielt werden. Diese Zahl verteilt sich zu 22% auf chirurgische Maßnahmen, zu 12% auf die Radiotherapie, zu 6% auf die Kombination von Chemo- und Radiotherapie und zu 5% auf die Kombination der chemo- mit der radio- und/oder chirurgischen Therapie. Sorgfältig geplante und durchgeführte klinische Studien haben zum gegenwärtigen Kenntnisstand auf dem Gebiet der Krebstherapie entscheidend beigetragen. Inzwischen bieten neue Erkenntnisse der Grundlagenforschung die Chance, Fortschritte nicht mehr nur durch die therapeutische Empirie, sondern auch durch die Entwicklung spezifischer Behandlungsprinzipien, die sich an biologischen Eigenschaften der Tumorzelle orientieren, zu erzielen (Drings 1996).

Da sich Krebs heute im wesentlichen als eine Krankheit definiert, die auf Veränderungen des Erbmaterials unserer Körperzellen zurückzuführen ist, ist davon auszugehen, daß er in Zukunft durch gentherapeutische Maßnahmen bezwungen werden kann. Bösartige Geschwülste, die sich von ihrem Ursprungsort noch nicht oder nur unwesentlich ausgebreitet und keine Fernmetastasen entwickelt haben, können bei einem überwiegenden Teil der Fälle durch operative Maßnahmen komplett entfernt werden. In den vergangenen Jahren sind als Ergebnis sorgfältiger, speziell karzinomorientierter Operationsverfahren die Heilungsergebnisse erheblich verbessert worden. Die operationsbedingte Letalität konnte wesentlich gesenkt werden. Letalitätsraten von 10–20% noch vor 10 Jahren wurden auf unter 4% reduziert. Auch die Spätergebnisse der Krebsoperationen konnten deutlich verbessert werden; so ließ sich stadienorientiert die 5-Jahres-Überlebenszeit nach chirurgischer Resektion verdoppeln.

Diese Fortschritte wurden möglich durch eine Verbesserung der Qualitätssicherung, klar definierte Operationstechniken, radikale Präparationen und/oder Techniken der Mikrochirurgie (Wannenmacher u. Mitarb. 1995). Neue Techniken der verschiedenen bildgebenden Verfahren und der Endoskopie ermöglichen eine exakte Stadieneinteilung und damit eine bessere Operationsplanung.

Eindrucksvoll sind die Ergebnisse der Metastasenchirurgie. Für die Lebensqualität der Patienten von Vorteil ist die organ- und funktionserhaltende Chirurgie an den Extremitäten, der Brust, dem Magen-Darm-Trakt und der Lunge. So werden gegenwärtig z.B. 2/3 aller Frauen mit Mammakarzinom organerhaltend operiert. Bei Patienten, bei denen sich Metastasen an der Wirbelsäule oder an Armen und Beinen entwickelt haben, bestehen häufig sehr starke Schmerzen mit Knochenbrüchen, der Gefahr der Querschnittlähmung und der Immobilität. Hier ermöglichen die heutigen operativen Behandlungsmethoden zwar keine wesentliche Verlängerung des Lebens, aber durch Schmerzminderung oder gar Schmerzbefreiung und Erhalt der Beweglichkeit eine ganz erhebliche Verbesserung der Lebensqualität. Auch werden der Krankenhausaufenthalt und die Pflegebedürftigkeit hierdurch entscheidend vermindert.

In der Radioonkologie und Radiotherapie ermöglicht die dreidimensionale Planung unter Verwendung der Magnetresonanaz- und Computertomographie (MRT und CT) sowie der Sonographie eine bessere Strahlenplanung und damit eine weitgehende Schonung des umgebenden gesunden Gewebes bei maximaler Belastung des Tumorgewebes. Die Kombination der Radiotherapie mit der Chemotherapie führte zum Anstieg der Heilungsraten bei malignen Tumoren der Kopf-Hals-Region, der Lunge und des Gastrointestinaltrakts. Mit interdisziplinären Behandlungskonzepten wurde in den letzten Jahren die Induktionschemotherapie vor der Operation eingeführt.

Erste positive Ergebnisse, z. B. beim Ösophaguskarzinom und beim Magenkarzinom, wurden bestätigt, ebenso beim nichtkleinzelligen Bronchialkarzinom und beim Mammakarzinom. So konnten etwa beim nichtkleinzelligen Bronchialkarzinom Remissionsraten von 60–70% mit anschließend hoher Resektionsquote erzielt werden.

Die angewandte Chemotherapie entwickelte sich in den vergangenen 10 Jahren ebenfalls fort. Das Spektrum der Zytostatika wurde durch neue Substanzen erweitert. Die Entwicklung und der Einsatz neuer Zytostatika, einschließlich neuer Antiemetika (hierdurch kann das Zytostatikaerbrechen beim Patienten reduziert und zum Teil sogar definitiv verhindert werden) erlauben heute eine zytostatische Therapie unter ambulanten Bedingungen. Dies hat einen entscheidenden Einfluß auf die Lebensqualität der Patienten. Die moderne Krebstherapie berücksichtigt immer das Gesamtindividuum. Deshalb wird die tumorspezifische Therapie durch Maßnahmen ergänzt, die einerseits der Linderung tumorbedingter Symptome, andererseits der Beseitigung oder Verhinderung unerwünschter Begleitwirkungen der Behandlung dienen.

Bis zu 80% aller Krebspatienten kommen früher oder später mit Therapieverfahren außerhalb der schulmedizinischen Standardtherapie, sog. unkonventionellen Mitteln der Krebstherapie, in Berührung. Wenn auch Wirkungen und Sicherheit praktisch aller außerschulmedizinischen Verfahren der Krebsbehandlung nicht mit gängigen Methoden der modernen Arzneimittelentwicklung verifiziert worden sind, so erklärt sich der Einsatz aus naturkundlichen Vorstellungen des Tumorgeschehens. Die Naturheilkunde ist als Vorläuferin und Begleiterin der Schulmedizin in unserem Kulturraum seit Jahrhunderten tief verwurzelt. Nach Ansicht der Naturheilkunde (zunehmend auch in der wissenschaftlichen Medizin) kommen als Ursachen von Tumoren psychischer Streß, falsche Ernährung und Lebensweise, Umweltschäden, Veranlagung, Immundefekte oder Stoffwechselentgleisungen in Frage. Naturheilverfahren und sog. unkonventionelle Behandlungsmaßnahmen werden als ergänzende Therapie bei Krebserkrankungen eingesetzt.

Wenn der Patient den Abwehrkampf gegen den Krebs aktiv führen und selbst etwas zur Überwindung tun will, so möchte er hierzu gerne ein Mittel in die Hand bekommen. Diese Initiative zum aktiven Bewältigungsprozeß (coping) ist unbedingt anzuerkennen, zu fördern, anzuregen, da die aktiven „coper" eine bessere Lebensqualität, sogar bessere Prognose aufzuweisen scheinen, als die „bad-copers". Selbsthilfeprogramme von Patienten sind zusätzliche Hilfen und umfassen körperlich aktivierende Maßnahmen, Trainingsprogramme, Umstellung auf Vollwertkost, psychotherapeutische Strategien und immer wieder Mittel zur Abwehrstärkung. Nicht umsonst gibt es die großen Selbsthilfeorganisationen der Krebskranken, wie die Frauenselbsthilfe nach Krebs, die Deutsche ILCO und den Verband der Kehlkopflosen. Dabei betreut allein die Frauenselbsthilfe in ihren 360 Gruppen über 340 000 Krebskranke unter dem Motto „Krebskranke helfen Krebskranken".

Der hohe technische Standard der modernen, naturwissenschaftlich orientierten Krebsbehandlung kann leider nicht verhindern, daß jährlich in der Bundesrepublik Deutschland über 200 000 Menschen an Krebserkrankungen sterben. Dies erklärt die Unzufriedenheit weiter Kreise der Öffentlichkeit mit der Krebsbehandlung. Bei differenzierter Betrachtung wird man jedoch feststellen, daß über 2/3 aller krebskranken Kinder gegenwärtig geheilt werden. Die bösartigen Keimzelltumoren, die akuten Leukämien und hochmalignen Lymphome des Erwachsenen sind auch zu einem großen Teil bereits zu heilen oder doch zumindest über lange Zeit in Remission zu bringen. Hier sind auch noch einmal die Erfolge bei der Behandlung kindlicher Knochentumoren zu erwähnen.

Die Frage, inwieweit die Lebenserwartung über die heutigen Werte in den Industrieländern noch verlängert werden kann, wird in der Wissenschaft unterschiedlich beurteilt. Langzeitprognosen der Vereinten Nationen gehen für Nordamerika, Europa und Ozeanien von einer Obergrenze der durchschnittlichen Lebenserwartung von 87,5 Jahren für Männer und 92,5 Jahren für Frauen aus, allerdings nicht vor dem Jahr 2050. Manche Visionäre halten einen Anstieg der Lebenserwartung auf 150 Jahre für keine Utopie.

Die Lebensdauer von Mäusen konnte bis zu einem Drittel verlängert werden, indem man ihnen über eine ernährungsphysiologisch ausgewogene Nahrung lediglich 20% oder weniger ihrer normalen Kalorien zuführte. Die Wissenschaftler konzentrieren sich neuerdings auf bestimmte Aspekte der Nahrung und weniger auf die Menge. Sie haben dabei festgestellt, daß eine Kost mit einem niedrigen Gehalt an gesättigten tierischen Fetten und einem hohen Anteil an Gemüse, Obst und Getreide die Lebenserwartung bei guter Gesundheit erhöhen kann. Das Risiko, an hohem Blutdruck, Herzschlag oder bestimmten Krebserkrankungen zu sterben, wird durch eine geeignete Ernährung verringert.

Gewisse Medikamente sowie die Vitamine E und C reduzieren die Anzahl der freien Radikale im Blut. Diese Gruppen entstehen durch den normalen Metabolismus. Man nimmt an, daß ihre Zunahme ein wichtiger Faktor für Zellveränderungen ist, die mit dem Altern in Verbindung gebracht werden. Andere Optimisten verweisen auf Grundlagenforschungen zum Prozeß der Zellalterung. Diese lassen vermuten, daß die Folgen des Alterns aufgehalten werden können.

Neue Erkenntnisse in Bio- und Gentechnologie haben die medizinische Forschung und zum Teil auch schon die Praxis ebenfalls revolutioniert. In Deutschland werden jährlich mehr als 100 000 bedeutsame Knorpelschäden an Gelenken diagnostiziert. Die noch junge Technologie des „tissue engineering" (Gewebe- und Organzüchtung) ermöglicht beispielsweise bei Knorpelschäden im Kniegelenk, Knieknorpel aus eigenen Zellen des jeweiligen Patienten zu züchten, der dann als Ersatz für den beschädigten Knorpel implantiert werden kann. Ob die z. Zt. noch sehr kostspieligen Knorpelzellkulturen den heute gängigen und bewährten Knorpeltransplantationen gleichwertig oder gar überlegen sein werden, bleibt abzuwarten.

Die Zell- und Molekularmedizin erlebt im Zuge der Vorstellung, Krankheiten an ihrer Wurzel zu bekämpfen, einen Aufschwung. Neue Erkenntnisse der biologischen Grundlagenforschung ermöglichen einen Einblick in die Tumorzellen und damit in die Krebsentstehung. So wird beispielsweise in dem genetisch gesteuerten Zelltod eine Schlüsselfunktion in der Krebsentstehung vermutet.

Nach Orrenius (1996) scheint die Regulation dieses Zelltodes bei mehreren schweren Krankheiten gestört zu sein, u.a. bei AIDS und Krebs.

Das Human-Genom-Projekt (HUGO) kündigt die vollständige Entschlüsselung des menschlichen Erbguts für das Jahr 2005 an. Ziel ist, Lage und Reihenfolge der Gene auf den Chromosomen und die Funktion im Organismus zu analysieren. Das menschliche Erbgut umfaßt eine Sammlung von ca. 3 Mrd. Bausteinen. In der menschlichen Erbsubstanz, dem Genom, werden immer mehr Gene erkannt, deren Veränderung für genetisch bedingte Krankheiten verantwortlich ist. So sind mehr als 400 verschiedene Krankheitsbilder bekannt, die auf angeborenen Defekten einzelner Gene beruhen. Dazu gehören u.a. die Mukoviszidose, die Alzheimer-Krankheit, Fettstoffwechselstörungen (familiäre Hypercholesterinämie), der Dickdarmkrebs und der anlagebedingte Brustkrebs. Viele andere Leiden – wie z.B. AIDS, Herzerkrankungen, rheumatoide Arthritis oder Degenerationserscheinungen – resultieren zu einem gewissen Grade aus Beeinträchtigungen einzelner oder mehrerer Gene, durch die Proteine der Abwehr- und Selbsterhaltungssysteme betroffen sind.

Ein Beispiel ist die Regulation des Cholesterin-Spiegels im Blut: Leberzellen synthetisieren ein Protein, das Cholesterin aus dem Blut entfernen hilft. Wird im Falle der familiären Hypercholesterinämie infolge eines genetischen Fehlers nur eine unzureichende Menge oder eine weniger leistungsfähige Variante dieses Proteins produziert, dann können erhöhte Cholesterin-Werte, Arteriosklerose und Herzinfarkt die Folgen sein (W. F. Anderson 1997).

Hunderte von Patienten sind bereits gentherapeutisch behandelt, weitere klinische Versuche mit einer Gentherapie laufen bei einer großen Anzahl von Krankheiten. Die Gentherapie wird im nächsten Jahrhundert zum medizinischen Standardrepertoire gehören und bei vielen Krankheiten helfen, für die es heute noch keine Mittel gibt.

Vor über 150 Jahren, 1848, trat der Industriekapitalismus seinen globalen Siegeszug an. Der ungeheure Strukturwandel der Industrialisierung vernichtete alte Arbeitsplätze in der Landwirtschaft und in den Manufakturen schneller, als neue im Handel und in den Industrien entstanden. Wir merken es: Auch heute stehen wir wieder mitten in einem vergleichbaren, tiefgreifenden Strukturwandel und wir verstehen es noch nicht, damit fertigzuwerden.

Bürokratisierung und Gesetzesfluten blockieren, anstatt zu stimulieren. Wir vermissen ein politisches Konzept für die Zukunft. Die Politik wirkt taten- und erfolglos. Die Unternehmen werden „schlanker". Sie wollen und müssen im internationalen Wettbewerb effizienter und wettbewerbsfähiger werden. Alte Beschäftigungsverhältnisse verschwinden. Was betriebswirtschaftlich hilft, bereitet volkswirtschaftlich Kopfzerbrechen. Subventionen für Arbeitsplätze von gestern und vorgestern sind kontraproduktiv, wenn sie den Strukturwandel behindern, statt ihn nur zu begleiten.

In den Industrienationen gibt es mit ca. 3% der Beschäftigten in der Landwirtschaft reichlich Nahrungsmittel. Wir haben mit immer weniger Beschäftigten schon heute einen Überfluß an materiellen Gütern. Selbst ein „Supermegawachstum" wird an den Beschäftigungsproblemen nichts grundsätzlich ändern. Nicht mehr das Herstellen von Produkten, sondern gerade die Entwicklung von Problemlösungen trägt zur Wertschöpfung der Zukunft bei. Die Erfolgsgeschichten der Softwarefirmen Microsoft und SAP sind Vorboten der Zukunft. Wissen und Kapital schaffen den Wohlstand von morgen. Was Wohlstand bedeutet, ist neu zu definieren. Die materiellen Güter Häuser, Wohnungseinrichtungen, Haushaltsgeräte, Fernsehen und Stereoanlage, Autos, Schmuck und Kleidung, Nahrung im Überfluß genügen nicht zur Wohlstandsdefinition. Die Probleme der modernen Wohlstandsgesellschaft wie Gewalt und allgemeine Kriminalität, Rauschgift, Alkoholismus, Anstieg an seelischen Erkrankungen und Entfremdung der Menschen zeigt, daß wir uns in Zukunft mit einem anderen Wohlstandsbegriff vertraut machen müssen. Hierzu gehören vor allem menschliche Werte des Miteinanders, Bildung und Gesundheit, Wissenschaft und Forschung, Musik, Literatur und Kunst, Glaube und Hoffnung – allgemein alles, was die menschliche Kultur und Zivilisation, über die materiellen Güter hinaus, ausmacht.

Die Antwort auf die Frage nach Lebensqualität ist der Schlüssel zum Erfolg. Die Verhältnisse werden reif für die nächste Veränderung der Gesellschaft. Das löst Ängste und Widerstand aus. Wir haben noch Schwierigkeiten, es zu begreifen. Der Wert unseres Lebens wird in der Zukunft weniger durch die Arbeit in einem herkömmlichen Beschäftigungsverhältnis definiert werden.

„Wir wissen bereits, ohne es uns doch recht vorstellen zu können, daß die Fabriken sich in wenigen Jahren von Menschen geleert haben werden und daß die Menschheit der uralten Bande, die sie unmittelbar an die Natur ketten, ledig sein wird, der Last der Arbeit und des Jochs der Notwendigkeit. .... Auch ist ein von Arbeit befreites Leben ja nicht neu; es gehörte einst zu den selbstverständlichsten und bestgesicherten Vorrechten und Privilegien der wenigen, die über die vielen herrschten. So mag es scheinen, als würde hier durch den technischen Fortschritt nur das verwirklicht, wovon alle Generationen des Menschengeschlechts nur träumten, ohne es jedoch leisten zu können. Aber dieser Schein trügt. Die Neuzeit hat im 17. Jahrhundert damit begonnen, theoretisch die Arbeit zu verherrlichen, und sie hat zu Beginn unseres Jahrhunderts damit geendet, die Gesellschaft im ganzen in eine Arbeitsgesellschaft zu verwandeln. Die Erfüllung des uralten Traums trifft wie in der Erfüllung von Märchenwünschen auf eine Konstellation, in der der erträumte Segen sich als Fluch auswirkt. Denn es ist ja eine Arbeitsgesellschaft, die von den Fesseln der Arbeit befreit werden soll, und diese Gesellschaft kennt doch kaum noch vom Hörensagen die höheren und sinnvolleren Tätigkeiten, um deretwillen die Befreiung sich lohnen würde. ....Was uns bevorsteht, ist die Aussicht auf eine Arbeitsgesellschaft, der die Arbeit ausgegangen ist, also die einzige Tätigkeit, auf die sie sich noch versteht. Was könnte verhängnisvoller sein? Auf alle diese Fragen, Sorgen und Probleme weiß dieses Buch keine Antwort. Was es an Antworten gibt, wird jeden Tag und überall vom Menschen faktisch gegeben und sofern es sich um Lösungen von Problemen handeln sollte, sind diese eine Sache der praktischen Politik, die von der Übereinkunft vieler Menschen abhängen und abhängen müssen" (Arendt 1958).

Erziehung und Bildung, Ökologie und Umwelttechnik, Gemeinwesen und Begegnung der Bürger, Information und Wissen, Kultur und Metaphysik, Gestaltung der Freizeit, Gesundheit und Bewältigen von Behinderungen werden zukünftig mehr in den Vordergrund rücken. In diesem Zusammenhang wird deutlich, daß die Betrachtung der Gesundheit vorrangig unter Kostengesichtspunkten zur Steigerung der Wirtschaftlichkeit herkömmlicher Produktionsarbeit zu kurzsichtig ist. Der immer kleiner werdende Teil der Produktionsarbeit wird mit einem ständig wachsenden Kostenblock – den Sozialversicherungskosten – belastet. Dies gilt auch für die übrigen sozialversicherungspflichtigen Beschäftigungsverhältnisse. Der ohnehin stattfindende Anpassungsprozeß mit Reduktion der Arbeitsplätze in den herkömmlichen Berufen wird sich durch diesen politisch veranlaßten künstlichen Zusatzkostendruck noch beschleunigen.

Jetzt wird versucht, die steigende Nachfrage nach Gesundheitsleistungen politisch zu regeln, um den zuvor politisch verursachten Kostendruck (Einführung neuer lohnfinanzierter Sozialleistungen wie die Pflegeversicherung, Verteilen und Abwälzen gesamtgesellschaftlicher Sozialleistungen von der Steuerfinanzierung über die versicherungsfremden Leistungen auf den Lohn) wieder zu vermindern. Es scheint so, daß Politiker und Parteien in dem selbstgewobenen Geflecht durch personelle Verknüpfungen, Begünstigungen und Machtverhältnisse so gefangen sind, daß sie sich daraus nicht mehr befreien können. Notwendige Strukturreformen unterbleiben oder werden verzögert, wo es nur geht. Strukturfragen werden öffentlich gebrandmarkt, als Abbau von Sozialleistungen verleumdet und tabuisiert. Man muß sich einmal vorstellen, bei der industriellen Revolution im vergangenen Jahrhundert wäre man einen vergleichbaren Weg gegangen. Die Arbeitsplätze in der Landwirtschaft und in den Manufakturen wären während des Wandels mit zusätzlichen wachsenden Abgaben belastet worden, um die steigende Nachfrage nach industriellen Produkten besser finanzieren zu können. Dann hätte man gemerkt, daß diese Last den Abbau von Arbeitsplätzen beschleunigt. Um diesem entgegenzuwirken, hätte man sich, statt nach anderen Finanzierungswegen zu suchen, öffentlich dafür eingesetzt, die Nachfrage nach diesen industriellen Produkten politisch zu dämpfen, um die zuvor gesetzlich geregelte Abgabenlast wieder in den Griff zu bekommen. Eine in der Tat völlig absurde Vorstellung. Zurück zur heutigen Wirklichkeit!

Schon heute ist das Gesundheitswesen, machen wir uns dies bewußt, gleich nach dem Handwerk mit Abstand der größte „Arbeitgeber". Sie wird mit Sicherheit in Zukunft allen Kostendämpfungen zum Trotz weiter an Bedeutung gewinnen. Ein Land, in dem über 4 Mio. Arbeitsplätze fehlen, kann es sich auf Dauer nicht leisten, eine arbeitsintensive Dienstleistungsbranche künstlich klein zu halten. Sie muß vielmehr endlich daran gehen, das Finanzierungssystem – so schwierig das auch ist – weiterzuentwickeln.

4,2 Mio. Arbeitsplätze hängen nach Schätzungen von Experten von der Gesundheit ab. Das Gesundheitswesen war in früheren Jahren die Branche mit dem höchsten Stellenzuwachs. Die Voraussetzungen für eine weitere Aufwärtsentwicklung könnten ohne gesetzliche Bremsen kaum besser sein: Die Menschen werden älter und stellen mit besseren Behandlungsmöglichkeiten (z. B. künstliche Gelenke, implantierte Augenlinsen, Herz- und Gefäßoperationen, schonendere Narkoseverfahren) höhere gesundheitliche Ansprüche. Die genannten Therapieverfahren erhöhen die Lebensqualität und erhalten die Selbständigkeit. Wir hatten früher schon darauf hingewiesen, daß allein in den Krankenhäusern über 1 Mio. Menschen arbeiten. Der Abbau von Krankenhausbetten wird hieran nichts grundlegend ändern. Der Bedarf wird vielmehr weiter steigen. Bei den verbleibenden Betten wird die Leistung erhöht, was effizientere Abläufe verlangt. Die menschliche Zuwendung kann aber bei Untersuchung, Behandlung und Pflege nur unter Qualitätsverzicht vermindert werden. Langfristig werden daher bei wachsendem Bedarf eher mehr als weniger Arbeitskräfte benötigt. Auf dem Arbeitsmarkt werden gerade Arbeitsplätze auch mit geringerer beruflicher Qualifikation gesucht. Im Dienstleistungsbereich des Gesundheitswesens werden nicht nur hochqualifizierte Arbeitskräfte, sondern auch einfache Hilfskräfte benötigt, ihre Arbeit kann bei menschlicher Wärme und Nächstenliebe auch ohne hohe schulische und berufliche Qualifikation geleistet werden. Es bedarf nur der Anerkennung, Wertschätzung, aber auch der Bereitschaft zu solchen Tätigkeiten. Durch die Verherrlichung der Produktionsarbeit sind diese dem Menschen zugewandten Dienstleistungen völlig zu Unrecht ins Hintertreffen geraten.

Die Verschiebung der Leistung aus dem stationären Krankenhausbereich in den ambulanten Bereich führt nicht zur Abschaffung, sondern zur Verlagerung der Arbeitskräfte. Wie ist die Beschäftigungssituation in anderen Bereichen des Gesundheitswesens? Schwere Zeiten sind für die knapp 500 000 Helferinnen und Helfer in den Arzt- und Zahnarztpraxen angebrochen. Seit sich heute für viele Praxen die Existenzfrage stellt, schlägt sich der Kostendruck hier in abnehmenden Arbeitsplätzen und in der Beschäftigtenstruktur nieder. Die Zahl der Vollzeitbeschäftigungsverhältnisse ist innerhalb eines Jahres um 12% gesunken! 1997 wurden noch 249 000 Ganztagskräfte beschäftigt, 33 000 weniger als ein Jahr zuvor. Dieser Verlust wird auch nicht annähernd durch einen Anstieg der Teilzeitkräfte ausgeglichen. 138 300 Teilzeitkräften 1996 standen 1997 mit (145 100) nur knapp 8000 Teilzeitkräfte mehr gegenüber. Über 25 000 reguläre versicherungspflichtige Arbeitsplätze gingen allein in diesem Bereich in nur einem Jahr verloren. Die Zahl der sog. geringfügig Beschäftigten („630-DM-Kräfte") stieg dagegen von 63 100 auf 83 700 an. Es ist wahrscheinlich eine falsche Hoffnung, diese sog. geringfügigen Beschäftigungsverhältnisse durch drastische Zwangsmaßnahmen in reguläre Arbeitsverhältnisse umwandeln zu können. Eher werden weitere Arbeitsplätze verlorengehen.

Wenn man bedenkt, daß die Schattenwirtschaft mit illegal Beschäftigten in der Gesamtwirtschaft heute schon auf 15% geschätzt wird, nützt hartnäckiges Leugnen eines Abgabenproblems in der Zukunft nicht mehr. Eine Rückführung der illegalen und geringfügigen Arbeit in die reguläre sozialversicherungspflichtige Arbeit setzt eine grundlegende Reform, besonders der Lohnnebenkosten, voraus. Insgesamt waren bei niedergelassenen Ärzten im Jahre 1994 513 045 sozialversicherte Mitarbeiter, davon 331 168 in Vollzeitbeschäftigung, angestellt. Neben den oben aufgeführten Arzthelferinnen sind Sekretärinnen, medizinisch-technische Assistenten (MTA) bzw. Assistentinnen, nichtselbständige Physiotherapeuten und einzelne Ärzte angestellt. 112 500 niedergelassene Ärzte betreiben die ambulante Medizin außerhalb der Krankenhäuser. Wenn man überlegt, daß jede Arztpraxis einen durchschnittlichen Investitionsbedarf von 350 000 DM hat, so ist hier in privater Verantwortung und mit persönlichem Risiko ein Investitionsvolumen von 40 Mrd. DM finanziert und gebunden.

Über 61 000 Zahnärzte, 70 000 Zahntechniker und 160 000 Zahnarzthelferinnen kümmern sich um die zahnärztliche Versorgung der Bevölkerung. Von diesen Zahnärzten sind ca. 50 000 in freier Praxis tätig. Für eine Praxisneugründung wird heute ein Kapital von 1/2 Mio. DM benötigt, für die Übernahme einer bestehenden Praxis rund 450 000 DM. Die goldenen Zeiten mit Spitzeneinkünften sind auch in diesem Bereich längst vorbei. Ähnlich wie die Humanmediziner kommen die Zahnmediziner immer stärker in Abhängigkeit von der gesetzlichen Krankenversicherung. Die Niederlassung als Zahnarzt unterliegt einer Bedarfsplanung. Die wirtschaftlichen Aussichten sind ernüchternd, die Tätigkeit in der Praxis anstrengend und aufreibend. Der Gesetzgeber verbreitet Unsicherheit und erschwert hierdurch die Zukunftsplanung. Die Darstellung der Durchschnittseinkommen eines Zahnarztes von rund 180 000 DM, die viele Begehrlichkeiten weckt, verdeckt die Tatsache, daß die Einkommen, je nach Lage und persönlichem Erfolg, einer sehr starken Streuung unterliegen und heute so mancher Zahnarzt in Anbetracht des Praxisfinanzierungsvolumens und der Betriebs- und Personalkosten Existenzprobleme hat. Er muß seine Altersversorgung und Krankenversicherung vollständig selbst finanzieren, und das meist aus versteuertem Einkommen, wie dies bei allen niedergelassenen Ärzten und anderen Freiberuflern der Fall ist. Das wird bei der Diskussion aus gesicherten Arbeitsverhältnissen oft übersehen. Natürlich muß auch der Schutz gegen Arbeitslosigkeit und Berufsunfähigkeit im wesentlichen aus dem versteuerten Einkommen privat vollständig finanziert und abgesichert werden.

Jeder 7. niedergelassene Zahnarzt verfügte 1995 über weniger als 50 000 DM an Bruttoeinkünften. Dem stehen die erfolgreichen Spitzenverdiener gegenüber: Jeder 6. Praxisinhaber kommt auf Bruttoeinkünfte von 300 000 DM und mehr. Um die Einkünfte Selbständiger mit denen von Beamten und Angestellten vergleichen zu können, muß man bei Angestellten und Beamten die vom Arbeitgeber getragenen Sozialversicherungskosten bzw. Beihilfeleistungen und Pensionskosten zum Bruttoeinkommen addieren. Es würde der Kosten- und Einkommenstransparenz sowie Vergleichbarkeit dienen, wenn grundsätzlich diese Sozialversicherungskosten bei der Lohnabrechnung abhängig Beschäftigter beim Bruttolohn ausgewiesen würden.

Nachdem wir eingangs festgestellt haben, daß allein im Krankenhausbereich in Deutschland über 1 Mio. Menschen Brot und Arbeit finden, können wir jetzt festhalten, daß in dem überwiegend selbständig organisierten Bereich der niedergelassenen Ärzte und Zahnärzte sowie Zahntechniker und Physiotherapeuten ebenfalls über 1 Mio. Menschen unmittelbar beschäftigt sind. In den freien Arzt- und Zahnarztpraxen sowie zahntechnischen Labors arbeiten über 900 000 freiberufliche und sozialversicherte Berufstätige. Die 106 000 Physiotherapeuten, 43 629 Apotheker, 14 000 Heilpraktiker sowie 48 000 Diätassistenten und pharmazeutisch-technische Assistenten und 39 000 Angehörige sonstiger therapeutische Berufe sind ausschließlich oder überwiegend im Rahmen der ambulanten Medizin außerhalb des Krankenhauses beschäftigt. Schließlich gehören auch die handwerklichen Berufe der Optiker (7000, mit Angestellten rund 20 000), Hörgeräteakustiker und orthopädischen Schuhmacher sowie Bandagisten und Orthopädiemechaniker (26 000 Beschäftigte und 1300 Lehrlinge) mit ihren Angestellten in den Sanitätsfachgeschäften überwiegend in diesen Bereich und stellen zusammen an die 75 000 Beschäftigte.

Insgesamt waren 1996 279 335 Ärzte und Ärztinnen in Deutschland tätig. Das bedeutet, daß in Deutschland auf durchschnittlich 294 Einwohner ein Arzt bzw. eine Ärztin entfiel. In öffentlichen Apotheken arbeiteten 43 629 Apotheker/innen, in Krankenhausapotheken 1905, und 4838 Apotheker übten eine sonstige pharmazeutische Tätigkeit aus – insgesamt waren damit 50 372 Apotheker/innen in Deutschland berufstätig.

Nach den Angaben des Statistischen Bundesamtes in Wiesbaden arbeiteten 1996 zusätzlich zu Ärzten, Zahnärzten und Apothekern 1 728 000 Erwerbspersonen in sonstigen unmittelbaren Gesundheitsdienstberufen. Die größte Gruppe darunter stellen Pflegeberufe mit 920 000 Personen. Es ist interessant, daß unter diesen Berufsgruppen des Gesundheitswesens 1 497 000 Frauen und lediglich 231 000 Männer vertreten sind. Wenn wir die bisher aufgeführten Berufsangehörigen der Ärzte, Zahnärzte, Apotheker, Zahntechniker und Beschäftigten im Gesundheitshandwerk zu den 1 728 000 Beschäftigten, die vom Statistischen Bundesamt in Wiesbaden mit weiteren Gesundheitsberufen benannt werden, addieren, so kommen wir schon auf ca. 2,3 Mio. Beschäftige, die unmittelbar in Gesundheitsberufen ihren Arbeitsplatz hatten. Durch politische Eingriffe hat sich seit 1996 die Zahl der Arbeitsplätze im Gesundheitswesen trotz gestiegener Leistung erheblich reduziert.

Eine wichtige Berufsgruppe taucht in kaum einer offiziellen Statistik auf: Rettungssanitäter und Rettungsassistenten. Rund um die Uhr sind sie im Einsatz, das ganze Jahr über. Bei spektakulären Einsätzen sorgen sie oft für Schlagzeilen. Sie arbeiten bei der Feuerwehr, dem Deutschen Roten Kreuz (DRK) und bei den Johannitern sowie bei anderen Rettungsdiensten. Die genaue Zahl der Beschäftigten ist schwer zu ermitteln. Rund 10000–12000 Rettungsassistenten (Weiterentwicklung der Rettungssanitäter) sind bundesweit im Einsatz. Hinzu kommen die hauptberuflichen und zahllosen ehrenamtlichen Rettungssanitäter. Welche Rolle das Gesundheitswesen in den karitativen Organisationen neben den offiziellen Berufsstatistiken der Bundesämter und Ministerien spielt, soll am Beispiel des DRK deutlich gemacht werden.

6% der Bevölkerung (!) sind Mitglieder oder Mitarbeiter. 70000 Angestellte, 290000 freiwillige Helferinnen und Helfer, 90000 Kinder und Jugendliche im Jugendrotkreuz, 18130 Rotkreuzschwestern, 13860 Zivildienstleistende und 3327000 Fördermitglieder. Zum Jahresumsatz 1995 (7,2 Mrd. DM) steuerten die sozialen und Rettungsdienste je 1,2 Mrd. DM bei. 610 Mio. DM brachte der Blutspendedienst; bei 37100 Terminen wurden mehr als 2 Mio. Liter Blut gezapft, 80% des Bedarfs in Deutschland. Der Marktanteil der Rettungsdienste des DRK liegt nach eigenen Angaben bei 53%, der der Flüchtlingsbetreuung und der Behindertentransportdienste bei je 70%, der mobilen sozialen Dienste bei 40% und der Bergrettungsdienste bei 100%. Das Netz des DRK besteht aus 6000 Vereinen und 12600 Gruppen – verteilt im ganzen Bundesgebiet, bis in die kleinsten Ortschaften. Wie beim DRK arbeitet auch bei anderen karitativen Organisationen und Einrichtungen sowie Krankenhäusern ein Großteil der Zivildienstleistenden, die ebenfalls meist dem Gesundheitsdienst zugerechnet werden müssen. Der Krankentransportdienst im Straßenverkehr wird vielfach von privaten Taxiunternehmen betrieben; die hier anteilig auf den Gesundheitsdienst entfallenden Arbeitsplätze können kaum geschätzt werden. Zusätzlich arbeitet eine große Zahl von Beschäftigten unmittelbar im Gesundheitswesen, ohne persönlich medizinisch tätig zu sein. Allein in der Verwaltung der gesetzlichen Krankenversicherung arbeiteten 1994 je 150 000 Versicherter 195 Verwaltungsangestellte, das sind also umgerechnet auf ca. 70 Mio. Versicherter (einschließlich der Familienangehörigen) allein in den Krankenkassen knapp 135 000 Verwaltungsangestellte. Die Beschäftigten der privaten Krankenversicherung im Innen- und Außendienst sind hierbei noch nicht berücksichtigt. Es sind insgesamt rund 150 000 Beschäftigte in den gesetzlichen und privaten Krankenkassen anzunehmen. In den 35 gewerblichen Berufsgenossenschaften der gesetzlichen Unfallversicherung, in den Gesundheitsämtern, den Versorgungsämtern, Sanitätsstellen der Bundeswehr einschließlich Musterungsstellen, werksärztlichen und arbeitsärztlichen Diensten, Gesundheitsministerien, kassenärztlichen Vereinigungen, privatärztlichen Abrechnungsstellen, Ärztekammern und Verbänden, Hygieneinstituten und medizinischen Labors, Veterinär- und Lebensmittelaufsichtsämtern arbeiten bundesweit einige 10 000 nichtmedizinische Angestellte und Beamte im Gesundheitsdienst, ohne bei den bisherigen Aufzählungen erfaßt zu sein. Medizinisch-wissenschaftliche Buch- und Zeitschriftenverlage mit ihren Druckereien und professionelle medizinische Kongreßorganisationen im Weiterbildungswesen müssen mit ihren Angestellten auch dem Gesundheitsdienst zugerechnet werden. Auch die medizinischen und zahnmedizinischen Fachbereiche der Universitäten, Krankenpflege- und Physiotherapieschulen sowie andere medizinische Berufsbildungseinrichtungen dürfen ebenfalls bei der Aufzählung nicht vergessen werden. Insgesamt dürften die Beschäftigtenzahlen all dieser Bereiche mit rund 100 000 nicht zu hoch geschätzt sein.

Für den Krankenhausbereich liegen uns exakte Zahlen nichtmedizinisch Beschäftigter aus dem Jahr 1995 vor. Es handelte sich im einzelnen um folgende Berufsgruppen: klinisches Hauspersonal (42 477), Wirtschafts- und Versorgungsdienst (100 674), technischer Dienst (23 338), Verwaltungsdienst (70 454), Sonderdienste und sonstiges Personal (35 880). Diese nichtmedizinischen Berufsgruppen stellen damit allein 172 826 Beschäftigte im Krankenhausbereich. Man muß bei diesen Zahlen bedenken, daß in den vergangenen Jahren für diese Dienste in den Krankenhäusern bereits ein erhebliches „outsourcing" stattgefunden hat. Wäschereien, Hausreinigung und Verpflegung wurden in vielen Krankenhäusern von privaten Betreibern übernommen, d.h., deren Beschäftigte müssen anteilig ebenfalls noch dem Krankenhausbereich zugerechnet werden.

Einen großen Gesundheitsbereich umfassen die Vorsorge- (Kur) und Rehabilitätseinrichtungen. Hier hat es in den letzten Jahren schwere Einbrüche und Arbeitsplatzverluste mit weitreichenden Folgen in der häufig regional schwach strukturierten Wirtschaft gegeben. 1995 gab es insgesamt 1373 Einrichtungen dieser Art in Deutschland. In diesen Kur- und Rehakliniken waren 8659 Ärzte und 105 653 nichtärztliche Personen beschäftigt. Rund die Hälfte der Beschäftigten (50 000) gehören nicht einer medizinischen Berufsgruppe an und sind deshalb bei den obigen Aufzählungen noch nicht erfaßt.

Allein im Jahre 1997 mußten 200 dieser Einrichtungen schließen. Für 1998 wird noch einmal mit 200 Schließungen gerechnet. Viele der geschlossenen und schließenden Einrichtungen sind in privater Trägerschaft. Sie sind vielfach von Kreditinstituten fremdfinanziert und verursachen bei dem politikbedingten Konkurs hohe Verluste und Abschreibungen mit folgenden Steuermindereinnahmen der öffentlichen Hand. Ca. 30 000 neue Arbeitslose allein in diesem Bereich finanzieren ihre Sozialabgaben nicht mehr selbst, sondern müssen von der Arbeitslosenversicherung getragen werden. Diese Folgen müssen bedacht werden, wenn radikale Sparmaßnahmen umgesetzt werden. Betroffen sind zudem strukturschwache Regionen, wie z. B. Ostwestfalen und bayrische Kurorte.

Die Schließung von Kureinrichtungen führt zusätzlich zu finanziellen Einbußen bei der jeweiligen lokalen Wirtschaft. Falsche öffentliche Signale und mangelhafte Aufklärung führen dazu, daß Antragssteller heute unbegründet auf Kuranträge verzichten; so ist nach Angaben des Müttergenesungswerkes eine Halbierung der Antragzahlen bei Mütterkuren zu verzeichnen, obwohl der Gesetzgeber diese ausdrücklich von Sparmaßnahmen ausgenommen hat.

In einer Wickert-Umfrage im Auftrag des Deutschen Bäderverbandes bezeichneten 67,5% der Befragten Kuren als sehr wichtig oder wichtig. Die Bundesversicherungsanstalt befürchtet eine Zunahme von Frühberentungen, wenn die Rehabilitationsleistungen weiter zurückgehen. Die Anträge auf Rehaleistungen sind von 1995 bis 1997 von 640 000 auf 460 000 zurückgegangen. Die Zahl der Bewilligungen sank von 485 000 im Jahr 1995 auf 343 000 im Jahr

1997. Auch bei der Landesversicherungsanstalt (LVA) hat die Zahl der Kuranträge ein historisches Tief erreicht. Im Januar 1997 waren von der LVA 20 825 medizinische Rehabilitationsmaßnahmen bewilligt worden. 1996 waren es noch 42 927 und 1995 rund 60 000. Im Januar 1998 war die Zahl der Kuranträge überraschenderweise noch weiter zurückgegangen. Eine Versichertenbefragung habe ergeben, daß die meisten nicht bereit seien, hohe Zuzahlungen auf sich zu nehmen. Dabei habe nur jeder 4. zuzahlen müssen, wie eine Auswertung von Berechnungen aus dem Jahr 1997 ergab. Rund 75% hätten aus verschiedenen Befreiungsgründen nicht zuzahlen müssen. Von den wenigen Zuzahlungspflichtigen mußte nur die Hälfte den vollen Betrag von 25 DM täglich leisten.

Jetzt sind viele der Vorsorgeeinrichtungen nur zur Hälfte belegt. In den bayrischen Kurorten z. B. stehen immer mehr Betten leer. In den 51 bayrischen Kurorten gingen Arbeitsplätze verloren; 10 000 von 80 000 in Bayern allein im Jahr 1997. Daß Kuren – entgegen aller öffentlichen und zum Teil berechtigten Kritik – grundsätzlich eine vernünftige Sache sind, wurde wissenschaftlich erwiesen. J. Kleinschmidt von der Universität München hat in dem Institut für Balneologie mit zahlenreichen Untersuchungen und Befragungen untermauert, daß es Patienten mit chronischen Erkrankungen nach einer Kur in 75% der Fälle wesentlich besser gehe. Kur geht vor Rente! Gegenüber dem ebenfalls erholsamen Urlaub erzieht die Kur die Patienten häufig zu einem gesünderen Leben. Natürlich sind viele der Kurgäste in den bayrischen Kurorten Selbstzahler (85%), Urlauber und Tagesgäste. Die Sozialversicherung ist bei weitem nicht die einzige Existenzgrundlage dieser Urlaubsorte, und die Kurgemeinden und Leistungsanbieter sind gut beraten, sich aktiv neue Nachfragepotentiale durch attraktive Angebote zu erschließen. Gegenüber der internationalen Tourismusbranche kommen zu den häufig klimatischen Einschränkungen aber gerade wieder Löhne und vor allem Lohnnebenkosten als finanzieller Wettbewerbsnachteil zum Tragen.

Insgesamt summieren sich die jetzt beschriebenen Beschäftigungszahlen in den einzelnen Bereichen des Gesundheitswesens auf gut und gerne rund 2,8 Mio. Beschäftigte. Das ist aber immer noch nicht alles. Abschließend soll der industrielle Bereich des Gesundheitswesens besprochen werden. Augenoptik, Hörgeräteakustik, Medizintechnik, Reha- und Gerontotechnik, Verbandmittel und Medizinprodukte sowie schließlich die Pharmaindustrie und Biotechnologie stellen wichtige zukunftsträchtige Bereiche unserer Industrie.

In diesen Industrien gibt es ein immenses internationales Nachfragepotential, und bislang war die deutsche Forschung, Entwicklung und Produktion in diesen Feldern an führender Position mit vertreten. „Hauptsache Gesundheit" bedeutet auch, diese industriellen Kapazitäten zu verteidigen oder besser systematisch als Zukunftsbranchen erster Priorität zu fördern. Universitäten wird in Deutschland häufig eine zu geringe Kooperation mit der Industrie nachgesagt. Es ist wahrscheinlich gar nicht absehbar und meßbar, welchen Flurschaden öffentliche Kampagnen, wie etwa der vielzitierte, aber bis heute in den anfangs behaupteten Ausmaßen bei weitem nicht gerichtlich zur Anklage reichende, geschweige denn nachgewiesene „Herzklappenskandal" bei dieser Kooperation zwischen Universität und Industrie angerichtet haben. Natürlich ist Korruption und persönliche Bereicherung zu Lasten öffentlicher Sozialkassen mit allen rechtlichen Mitteln zu bekämpfen. Aber die öffentliche Verunglimpfung und Verurteilung von höchsten Stellen und von seiten der vierten Gewalt, welche die Medien heute innehaben, ohne Rechtsgrundlage wird weitreichende Folgen haben. Spektakulärer politischer Effekte wegen wurden hier eigentlich öffentlich ausdrücklich zu fördernde Synergien zwischen Universität und Industrie geopfert.

Ein Positives hat diese öffentliche Diskussion aber zustande gebracht. Es wurde von Kostenträgern, Industrie und Leistungsanbietern ein Verhaltenskodex entwickelt, auf dessen Grundlage eine seriöse Zusammenarbeit wieder möglich wird. „Hauptsache Gesundheit" muß höchste Priorität bekommen. Dabei können und müssen die medizinischen Hochschulen, Fachbereiche und Krankenhäuser der medizinisch relevanten Industrie wichtige Impulse geben. Sie sind sozusagen die erweiterten Forschungs- und Entwicklungsabteilungen der Industrie. Diese Kooperation muß öffentlich begrüßt und gefördert werden, wenn unsere medizinische Industrie in der Zukunft noch eine Rolle spielen soll. Man muß doch mit Blindheit geschlagen sein, wenn man nicht sieht, was international auf dem rasant wachsenden Markt der Pharmaindustrie, medizinischen Biotechnologie und Medizintechnik sowie der medizinischen Produkteindustrie los ist. Man darf doch diese Zukunftsbranche in

Deutschland nicht deswegen blockieren, weil die Politik nicht in der Lage ist, die überfälligen Reformen oder wenigstens Teilreformen der Lohnkopplung der Sozialversicherungen zu bewerkstelligen. Es ist einfach nicht mehr akzeptabel, daß allein das Nachdenken über neue Wege als Sozialabbau verteufelt wird. An weiteren Reformen der Sozialversicherungssysteme geht kein Weg vorbei! Das Gesundheitswesen wird eine Wachstumsbranche bleiben, und das nicht nur in der ganzen Welt, sondern auch in Deutschland. Wenn die richtigen Impulse und Signale gesetzt werden, können in der Gesundheitsbranche auch in Zukunft neue Arbeitsplätze entstehen.

Welchen Anteil hat die Medizin in der industriellen Produktion? Die Arzneimittelproduktion in Deutschland belief sich im Jahre 1997 auf 34,4 Mrd. DM. Mit einem Exportwert von ca. 14 Mrd. DM lag Deutschland 1997 vor der Schweiz, Großbritannien, den USA und Frankreich mit Abstand an erster Stelle.

Als Hightechindustrie hat die forschende Arzneimittelbranche für den Standort Deutschland eine große Bedeutung. Die forschenden Pharmaunternehmen erzielen mit hochwertigen Erzeugnissen eine überdurchschnittliche Produktivität. Auch der Anteil ihrer hochqualifizierten Arbeitsplätze liegt an der Spitze aller Wirtschaftszweige. Allein 19% der Beschäftigten sind in Forschung und Entwicklung tätig. Insgesamt arbeiteten 1995 in Deutschland 122 870 Beschäftigte in der pharmazeutischen Industrie, 1997 waren es nur noch 115 500 Mitarbeiter.

Der Verband der deutschen feinmechanischen und optischen Industrie berichtet über eine Jahresproduktion 1994 in der Augenoptik von rund 2,2 Mrd. DM und in der Medizintechnik ohne elektromedizinische Geräte von 7,0 Mrd. DM. In diesen beiden Bereichen waren zusammen 63 000 Beschäftigte tätig.

In den Mitgliedsunternehmen der Bundesvereinigung Verbandmittel und Medizinprodukte waren 1994 bei einem Jahresumsatz von 4,5 Mrd. DM rund 23 000 Personen beschäftigt. Zusammen mit der elektromedizinischen Industrie und verschiedenen anderen Produktionsbereichen (z.B. Praxisausstattungen und -einrichtungen, Krankentransport- und Rettungsfahrzeuge, Hörgeräteakustik, Reha- und Gerontotechnik etc.) werden in Deutschland mindestens 250 000 Personen in Produktionsindustrien des medizinischen Bedarfs und medizinischer Investitionsgüter beschäftigt. Erfreulicherweise sind die meisten Unternehmen nicht nur auf dem Binnenmarkt, sondern vor allem auch im Export erfolgreich und nachhaltige Steuerzahler.

Die ausführliche Darstellung der wichtigsten Berufe im Gesundheitswesen soll die Vielfalt und den Umfang dieser Branche deutlich machen. Die aufgeführten Berufsgruppen und Einzelbranchen addieren sich auf über 3 Mio. Erwerbstätige direkt im Gesundheitswesen. Diese hier errechnete Zahl stimmt ziemlich genau überein mit der Zahl von geschätzten 3,1 Mio., welche der Sachverständigenrat in seinem Sondergutachten für das Gesundheitswesen 1996 angegeben hat. Die Gesamtzahl der Arbeitsplätze, die von der Gesundheitsbranche abhängig ist, wird dabei mit 4,2 Mio. beziffert.

Die Zukunftsbranche Nr. 1 wird eine wichtige Rolle bei der Lösung des Arbeitsplatzproblems in Deutschland übernehmen müssen. Dabei soll nicht einem kritiklosen Wachstum das Wort geredet werden. Es gilt natürlich, sorgfältig mit den Mitteln zu wirtschaften, Verschwendung und Ausnutzung des Systems Einhalt zu gebieten und die Verwendung der Mittel zu kontrollieren. Dies geschieht aber sicher am besten unter Einschaltung der Versicherten, die heute viel zu wenig über die Behandlungskosten informiert und an einer sparsamen Mittelverwendung interessiert sind. Nach Ansicht des Sachverständigenrates lassen sich Wirtschaftlichkeitsreserven nicht durch administrative Eingriffe, sondern nur durch eine wettbewerbliche Neuorientierung mobilisieren. Die Bevormundung der Versicherten durch Politik und Apparate der Krankenversicherung muß abgebaut werden.

Neue Aufgabengebiete warten auf die Entwicklung in der Zukunft. Die Prävention von Krankheiten muß mindestens so hoch eingeschätzt werden wie deren Behandlung. Während die gewerblichen Berufsgenossenschaften auf ihren Aufgabenfeldern im Berufsleben seit ihrer Gründung großartige Erfolge aufzuweisen haben, steht im privaten Bereich nichts Vergleichbares zur Verfügung. Unfälle in Haushalt und Freizeitsport spielen heute schon eine weit größere Rolle als Berufsunfälle, haben aber längst nicht die gleiche Beachtung in den Unfallverhütungsmaßnahmen.

Die Erziehung zu einer gesunden Lebensführung muß schon in der Schule und im Kindergarten mehr Beachtung finden. Wenn der Gesundheitsaufklärung und Gesundheitserziehung in Kinder-

garten und Schule auch nur annähernd die Aufmerksamkeit gewidmet würde, wie heute schon in Deutschland der Müllsortierung,
wäre viel gewonnen. Wenn wir Nahrung, Getränken, Pflege und In-
spektion unseres Körpers auch nur annähernd die Sorgfalt zukommen ließen, die wir unseren Autos widmen, wieviel wäre dann erreicht!

Im Gesundheitswesen könnten zusätzliche Arbeitsplätze entstehen. Der Gesundheitssektor mit seinem riesigen Arbeitspotential
wird bis heute stranguliert (Nefiodow 1997). In völliger Verkennung der großen Chancen – was sich schon in dem Wort „Kostenexplosion" ausdrückt – wird mit allen Mitteln versucht, das Wachstum dieses Gebiets zu unterdrücken. Offensichtlich hat man vergessen, daß es sich hier um einen Markt handelt, und sieht nur noch die
Kosten. Dabei ist dieser Bereich nach Nefiodow wie kaum ein anderer in der Lage, unsinnigen Konsum auf sinnvolle und arbeitsintensive Nachfrage umzulenken. Das läßt sich auch an der Entwicklung
der Beschäftigung deutlich ablesen. Unter allen Segmenten des Arbeitsmarktes hat das freiberufliche Gesundheitswesen im Zeitraum
1976 bis 1996 in Deutschland die meisten sozialversicherungspflichtigen neuen Arbeitplätze geschaffen, nämlich 272 600. Eine sozialver-
trägliche und marktkonforme Freigabe des Gesundheitssektors würde in kürzester Zeit Hunderttausende weitere Arbeitsplätze schaffen.
Insbesondere im internationalen Vergleich bestehen in Deutschland
ungenutzte Beschäftigungschancen in den personenbezogenen
Dienstleistungen wie Bildungs- und Gesundheitswesen sowie in
den sozialen Pflege- und Betreuungsdiensten.

Die Sicherung positiver Beschäftigungswirkungen setzt aber
weitreichende Reformen voraus; hierzu gehört für den Sachverständigenrat für das Gesundheitswesen vor allem eine Ablösung
der Finanzierung von den Arbeitskosten. Man kann sich allein auf
die Mobilisierung von Wirtschaftlichkeitsreserven durch administrative Eingriffe konzentrieren. Durch Budgetierung, Rationierung
und Reglementierung ist eine Einschränkung der Gesundheitskosten in gewissen Grenzen möglich. Letztlich wird aber die Leistung
Schaden nehmen, zum Nachteil der Patienten und der Beschäftigung. Es scheint heute noch undenkbar, im Gesundheitswesen
durch wettbewerbliche Elemente Wirtschaftlichkeitsreserven zu
mobilisieren. Dem Patienten müssen Preise und Leistungen bekannt sein. Mit dem Sachleistungsprinzip wird der Patient heute

immer noch fast vollständig aus der Preisgestaltung und Preiskontrolle ausgeschlossen.

Wo sollen denn zusätzliche Arbeitsplätze im Gesundheitswesen entstehen, und wer soll sie finanzieren? Die Öffentlichkeit wird gut daran tun, die präventive Medizin zu entwickeln. Das Gesundheitsbewußtsein der Bevölkerung soll auch durch Werbemaßnahmen gefördert werden. Für Tabak, Alkohol, Konsumgüter, Reisen und Automobile wird überall geworben – Wachstum in diesen Branchen wird allerorts begrüßt. Im Bewußtsein der Politik gilt Wachstum in der arbeitsintensiven Gesundheitsbranche dagegen heute noch weitgehend als schlecht. Private Gesundheitsfürsorge gewinnt zunehmend an Bedeutung, gesunde Nahrungsmittel und Getränke, Fitneß- und Wellnessbewegung und die Bedeutung der Umwelt für unsere Gesundheit finden zunehmend Beachtung. Unseren Kindern wurde schon im Kindergarten die Müllsortierung beigebracht. Das hat auch auf uns Eltern gewirkt. Hier kann in Zukunft ebenso die Gesundheitserziehung und -beratung beginnen. Wir Ärzte müssen uns gemeinsam mit Erzieherinnen, Lehrerinnen und Lehrern und anderen Gesundheitsberufen in der Zukunft schon in Kindergarten und Schule um eine Gesundheitsaufklärung bemühen. Gesundheitsaspekte sollen auch in der privaten Freizeit- und Feriengestaltung eine Rolle spielen. Eine Woche der Ferien soll bewußt der Gesundheit gewidmet werden. Dabei können Ernährung, Bewegung, Unfallverhütung, Körperpflege, Muskeltraining, Kreislauf, Verdauung, Seele, Lebensqualität, Sexualität und Schlaf sowie die Auseinandersetzung mit dem Thema Tod zur Verbesserung unserer Lebensqualität und zur Steigerung der Leistungsfähigkeit in Beruf und Freizeit sowie zur Vorbeugung von Krankheiten wesentlich beitragen. Unsere Kurorte können bundesweit aus der Not eine Tugend machen und eine Gesundheitsbewegung in Gang setzen. Es kann dann in diesem Bereich der geforderte Ruck durch unsere Gesellschaft gehen. Wir müssen erkennen, daß wir für unsere Gesundheit etwas persönlich tun müssen und können. Wir dürfen uns nicht allein auf die solidarische Finanzierung der Krankheitskosten verlassen. Wenn 80 Mrd. DM für Auslandsreisen ausgegeben werden können, dann wird es auch möglich sein, den Gesundheitsaspekten des kurzfristigen Klima-, Nahrungs- und Tag-Nacht-Rhythmuswechsels, den besonderen Gesundheitsrisiken ferner Länder und dem Verhalten bei langen Auto-, Zug- und

Flugreisen Aufmerksamkeit zu widmen. Wir müssen die beratende Reise- und Freizeitmedizin entwickeln. Die besonderen Aspekte bei Krankheiten und Behinderungen gilt es zu berücksichtigen. Viele Möglichkeiten bestehen heute schon. Sie müssen in der Zukunft aber, vielleicht auch mit mehr Werbung, systematisch weiterentwickelt werden.

Der Qualitätssicherung in Krankenhaus und Praxis muß in Zukunft noch mehr Aufmerksamkeit geschenkt werden. Hiermit können die Leistungen der Medizin weiter verbessert und wahrscheinlich zusätzlich noch Kosten gespart werden. Das Qualitätssiegel unserer Gesundheitsleistungen muß so ausdrucksstark und transparent sein, daß es auch für die internationale Gesundheitsfrage eine hohe Anziehungskraft bekommt. Ebenso muß Kosteneffektivität bei Gesundheitsleistungen ein wichtiges Werbeargument werden.

In Deutschland werden viele einfache Arbeitsplätze benötigt. In Krankenhäusern und bei häuslicher Pflege besteht ein enormer Bedarf an Hilfskräften. Heute sind diese Hilfskräfte kaum finanzierbar. Es wird eher Arbeitslosigkeit finanziert oder Sozialhilfe gewährt. Unsere verkrusteten Strukturen verhindern, daß das brachliegende Arbeitskräftepotential für diese Aufgaben der sozialen Assistenz eingesetzt wird. Wir müssen uns vor allem in Deutschland von dem Gedanken verabschieden, daß Dienstleistung schlecht und Industriearbeit gut ist. Dienstleistung ist wertvoller Dienst an unseren Mitmenschen. Die menschliche Zuwendung muß mehr gewürdigt und geachtet werden. Pflege und Erziehung von Kindern, Pflege und Betreuung von Kranken, Behinderten und Alten und die gegenseitige menschliche Zuwendung kann gar nicht hoch genug geschätzt werden. Wir müssen Mängel in diesen Bereichen abstellen. Es besteht hier ein großer Arbeitsbedarf. Es ist geradezu absurd, daß mit dem Argument des angeblichen Sozialabbaus Reformen an veralteten und verkrusteten Strukturen verhindert werden, viele Menschen unglücklich und ohne Arbeit und andere unglücklich und ohne Hilfe sind. Wir müssen alles daran setzen, Ansehen und Stellenwert der menschlichen Dienstleistung in unserer Gesellschaft zu verbessern und die hier brachliegende Arbeit zu entwickeln. Wir müssen der Dienstleistung die Möglichkeit geben, mit den Mitteln der Werbung auch Leistungsbereitschaft bei Angebot und Nachfrage zu wecken.

Wir schätzen alle Gesundheit als das Wichtigste ein. Die Medizin muß durch Leistungsbilanz nachweisen, daß sie den hohen finanziellen Einsatz wert ist. Sie muß dies auch öffentlich wirksam darstellen. Künstliche Gelenke schaffen Freude am Gehen und sind billiger zu bekommen als die Freude am Fahren. Eine gut funkionierende künstliche Herzklappe oder ein neues Herzkranzgefäß ermöglicht Freude am Leben. Sie ist für den Betroffenen in jedem Fall ihren Preis wert. Es wäre uns in der Vergangenheit nicht im Traum eingefallen, diese Leistungen in Form der Werbung öffentlich darzustellen. Wenn wir aber bedenken, welche Wirkungen die öffentliche Werbung bei Konsumartikeln hervorruft und in unserer modernen Konsumgesellschaft zur Lenkung des Mitteleinsatzes beiträgt, so muß man sich ernsthaft fragen, warum ausgerechnet die Medizin hiervon ausgeschlossen wird.

Die Verarbeitung von Wissen wird in der Zukunft auch auf dem Arbeitsmarkt eine immer größere Rolle spielen. Das vorhandene Wissen in der Medizin allgemein und für den Einzelfall im besonderen verfügbar zu machen, ist zur Zeit eine Aufgabe, die noch überwiegend mit konventionellen Mitteln von Ärzten bewältigt wird. Auf diesem Gebiete die modernen Kommunikationsmittel in der Vernetzung untereinander und in der Vernetzung mit dem Patienten optimaler zu nutzen, bedeutet eine gewaltige Herausforderung. Das Netzwerk des Wissens wirtschaftlich in der Medizin für Ärzte und Patienten, aber auch Anwälte und Gerichte, Versicherungen und Behörden sowie nicht zuletzt für die Industrie nutzbar zu machen, wird für die Softwarebranche und Computerindustrie gemeinsam mit medizinischen Fachleuten aller Art eine große Aufgabe der Zukunft sein.

Auch in unserer Gesellschaft sind viele Menschen ohne medizinische Versorgung. Insbesondere Obdachlose sind häufig bei hohem Krankenstand ohne die notwendige medizinische Hilfe. In der Vergangenheit hat es in Deutschland einen Mangel an Ärzten gegeben. Dies ändert sich. Es können damit heute neue medizinische Aufgaben übernommen werden, die schon bestehenden Obdachloseninitiativen der betreuenden Medizin zeigen hier exemplarisch neue Wege.

Wenn wir „Hauptsache Gesundheit" zur öffentlichen Aufgabe erklären, können auch der einschlägigen Industrie – Medizintechnik, Gentechnologie und Pharmaindustrie sowie Reha- und Geronto-

technik – neue Chancen in Zukunftsindustrien eröffnet werden.
Der Strukturwandel findet so oder so statt. Er kann aktiv gestaltet
werden, indem Zukunftsbereiche gefördert werden, oder diese
Chance kann in den Finanzressorts als Subventionen in der künstlichen Lebensverlängerung überholter Produktion verschleudert
werden. Wir möchten uns für die öffentliche Förderung der Zukunftsbranchen aussprechen. Daß die Medizin mit allen angesprochenen Bereichen hier eine herausragende Rolle spielen wird,
sollte uns möglichst nicht zu spät bewußt werden.

Die Finanzierung der großen Aufgabe „Hauptsache Gesundheit"
kann aus mehreren Quellen erfolgen. Eine Quelle kann private Finanzierung sein. Gerade die angesprochenen älteren Menschen verfügen vielfach über erhebliche Mittel. Diese Mittel können in Luxuskonsum und Fernreisen investiert werden, sie können vererbt werden, und sie können der eigenen Gesundheitspflege zugute kommen. Die Finanzierung von Arbeitslosigkeit und Sozialhilfe kann
zur Finanzierung zusätzlicher Dienstleistungen sozial nutzbar gemacht werden. Die Mittel fließen an die Betroffenen zur Zeit ohne
Erbringung von Gegenleistungen. Es wird wahrscheinlich Argumente geben, die einen Einsatz Arbeitsloser im Gesundheitsdienst
mit dem Schlagwort „Sozialabbau" verhindern wollen und jede
strukturelle Weiterentwicklung blockieren. Diese Argumente verhindern aber gerade den sozialen menschlichen Einsatz ungenutzter Ar-
beitskraft! Es werden heute Ersatzdienstleistende häufig im Gesundheitsdienst beschäftigt. Genauso könnten hier auch Arbeitsplätze für
Arbeitslose geschaffen und mit dem Arbeitslosengeld finanziert werden. Geeignete Arbeitslose könnten für zusätzliche Aufgaben der Gesundheitsbildung und Prävention gewonnen werden.

Die Umwidmung rückwärtsgerichteter Subventionen in zu-
kunftsorientierte Finanzierung kann schließlich als dritte Finanzie-
rungsquelle eingesetzt werden. Durch eine breitere, gerechtere
Steuerbemessung bei niedrigeren Steuersätzen kann – wie in den
USA vorexerziert – schnell ein höheres Steueraufkommen entstehen. Die Verwendung zur Senkung der Lohnnebenkosten wird die
Arbeitslosigkeit vermindern und so als „Selbstläufer" das Mittelaufkommen der öffentlichen Kassen verbessern. Der Rückzug der
öffentlichen Körperschaften aus der Wirtschaft durch Privatisie-
rung stellt zusätzlich Mittel für die Steuerfinanzierung und weitere
Senkung der Lohnnebenkosten frei.

Als John. F. Kennedy in den 60er Jahren das Raumfahrtprogramm in den USA verkündigte, um innerhalb von 10 Jahren die erste bemannte Mondlandung zu ermöglichen, löste er eine große Wirtschaftsinnovation aus, die weit über die Raumfahrt hinaus wirkte und der amerikanischen Industrie eine gute Ausgangsposition für die Hightechbranchen verschaffte. Heute profitieren die USA davon. Wir brauchen eine Vision, die gesellschaftliche Kräfte und Innovation in Zukunftsbranchen mobilisiert. Wir brauchen diese gesellschaftliche Bewegung, um uns aus unserer gesellschaftlichen Verkrustung zu lösen. „Hauptsache Gesundheit" kann eine solche Zukunftsvision werden:

- Sie kann in der Datenverarbeitung neue Softwarelösungen für die problembezogene Wissensverarbeitung in der Medizin schaffen.
- Sie kann damit auch zur wirtschaftlichen Arbeitsweise in der Medizin beitragen, wenn individuelle Therapien standardisiert erfolgen können.
- Sie kann in Forschung und Entwicklung für die Biotechnik neue industrielle Produktionen eröffnen.

Die Umwelttechnik kann als Gesundheitsdienst am Menschen durch Verbesserung von Luft und Wasser ebenfalls ihren Beitrag leisten. Durch die Einordnung der Umwelttechnik in das Programm „Hauptsache Gesundheit" können ideologisch begründete Irrwege vermieden werden. „Hauptsache Gesundheit" kann darüber hinaus in unserer Gesellschaft die menschlichen Aspekte unserer Existenz betonen, das Miteinander auf eine reifere Stufe stellen, der seelischen Verarmung entgegenwirken und durch eine höhere Wertschätzung der menschlichen Dienstleistung als Katalysator der dringenden Reform wirken und die lähmenden öffentlichen Fesseln sprengen. Wir können zu einer neuen Dienstleistungskultur kommen und strukturbedingte Probleme der Arbeitslosigkeit überwinden!

6 Pharmaindustrie, Biotechnologie, Gentechnologie – Hightechbranchen mit Zukunft

Unter den zuvor genannten medizinischen Produktionsindustrien stellt die Pharmaindustrie die größte und bedeutendste Industrie dar. Sie soll exemplarisch für die übrigen medizinischen Industriebereiche als Hightechbranche der Zukunft dargestellt werden.

Wer kennt heute noch den deutschen Biochemiker Adolf Butenandt? Er lebte in diesem Jahrhundert (1903–1995) und erhielt 1939 den Chemienobelpreis. Er ermöglichte mit der Isolierung und Konstitutionserforschung des weiblichen Geschlechtshormons Östrogen (1929) und des Schwangerschaftshormons Progesteron (1934) die Entwicklung der Antibabypille. Ohne die Arbeiten und Leistungen von Butenandt gehörte die Pharmafirma Schering heute nicht zu den führenden Firmen ihres Gebietes auf der Welt.

Besuchen Sie einmal auf der Durchreise in Gießen in der Nähe des Bahnhofs das unscheinbare Justus-Liebig-Museum. Sie werden dann besser verstehen, warum in Deutschland frühzeitig die Grundlagen der chemischen Industrie und auch der Pharmaindustrie, von denen wir heute alle profitieren, gelegt werden konnten. Justus Liebig (1803–1873), Professor der Chemie in Gießen und München, förderte die organische Chemie durch neue Erkenntnisse über Radikale und entdeckte zahlreiche neue Stoffe wie Chloroform und Chloral und Verbindungsklassen (u.a. Aldehyde). Er untersuchte auch den Zellstoffwechsel von Pflanzen und Tieren und begründete mit der Einführung der Mineraldüngung die Agrakulturchemie.

Wenn Sie nach der Besichtigung dieses Museums noch etwas Zeit haben, besuchen Sie vielleicht noch das Grab von Wilhelm Conrad Röntgen (1845–1923) auf dem Gießener Friedhof und machen sich Gedanken über die medizintechnische Industrie mit der Produktion von Röntgenröhren und ihren Weiterentwicklungen.

Das Herz der Gentechnologie schlägt heute in Silicon Valley – die Top-Universitäten Stanford, Berkeley und San Francisco in der

Nähe bilden reichlich Forscher aus. Ein zweiter Spitzenstandort für die Biotechnologie (in der Zukunftsbedeutung als Automobilindustrie des 21. Jahrhunderts gewertet) liegt an der Ostküste der USA. Im Großraum Boston forschen etwa 100 Biotechfirmen, in ganz Massachusetts sind es 180. Damit liegt dieser US-amerikanische Bundesstaat als Standort für die Gentechnik an zweiter Stelle hinter Kalifornien. Die Eliteuniversitäten Harvard und Massachusetts Institute of Technology (MIT) sind in unmittelbarer Nähe. Ihre Forscher gründen Firmen, schaffen Arbeitsplätze und die Grundlage für den Wohlstand der Bevölkerung von morgen. Aber auch in Deutschland gibt es außergewöhnliche Forscher in dieser Zukunftsbranche. Patrick Baeuerle z.B. verblüffte die Fachwelt mit nobelpreisverdächtigen Forschungen an der Universität Freiburg. Mit 34 Jahren war er Professor und Institutsdirektor. Er gilt als Genie auf dem Gebiet der „Genschalter" (falsche, krankmachende Geninformationen können wie mit einem Elektroschalter ausgeknipst werden). Nach einigen Jahren Tätigkeit in den USA ist Baeuerle jetzt nach Deutschland zurückgekehrt und leitet ein Forschungszentrum bei München. Dies ist ein ermutigendes Zeichen für den Forschungsstandort Deutschland.

Deutsche Firmen haben gleich ganze Forschungsabteilungen in die USA verlagert; hier finden die Zukunftsindustrien von morgen fruchtbaren Boden. Auch in Deutschland gibt es noch Spitzenforscher und Spitzenforschung. Sie wird aber häufig mies gemacht, behindert; in Deutschland ist es anscheinend leichter, Milliarden DM als Subventionen für Industrien von gestern als Millionen für Industrien von morgen zu bekommen. Es soll hier keiner kritiklosen Verherrlichung der Gentechnologie das Wort geredet werden. Die weitere Entwicklung muß vor allem im Bereich der Landwirtschaft sorgfältig beobachtet und kontrolliert werden. In der Pharmaproduktion spielt die Gentechnologie aber schon heute eine breit akzeptierte und weitgehend unproblematische, bedeutende Rolle. Schon heute wird das menschliche Hormon Insulin gentechnologisch hergestellt, und für die Therapien der Zukunft ist die gentechnologische Produktion unerläßlich. Allein 200 000 Dialysepatienten weltweit – um ein zweites Beispiel zu nennen – können mit Hilfe eines gentechnisch hergestellten Medikaments, dem Erythropoietin, wieder ein freudvolles, nahezu normales Leben führen. Es hat glücklicherweise den Anschein, als würden die Zu-

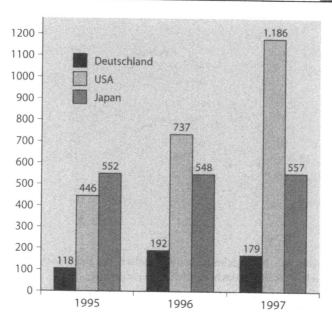

Abb. 6.1. Patentanmeldung in der Gentechnik.
(Quelle: Pharma Daten '98. Bundesverband der Pharmazeutischen Industrie)

kunftschancen der Biotechnologie als Hightechbranche zunehmend auch in Deutschland verstanden. Vor allem Bayern und Baden-Württemberg, aber auch Nordrhein-Westfalen und Berlin/Branden-burg haben sich als Regionen etabliert, in denen die Grundlagen-forschung in der Gentechnologie einen ausgezeichneten Ruf ge-nießt und zunehmend kleine Gentechnikunternehmen gegründet werden. Dabei gibt sich die Branche keinen Illusionen hin: Der erstklassige Stand der US-amerikanischen gentechnologischen In-dustrie wird von Deutschland nicht mehr angefochten werden können. Es geht nur noch um die Platzverteilung innerhalb Euro-pas und gegenüber Japan (Abb. 6.1). Dabei hatte Mitte der 80er Jahre die deutsche Pharmafirma Hoechst mit der Errichtung einer Produktionsanlage für gentechnisch hergestelltes Insulin eine her-vorragende Ausgangslage. Endlose, politisch bedingte Verzögerun-gen haben diesen Vorsprung wahrscheinlich unwiderruflich zu-nichte gemacht.

Nach wie vor genießt zwar die deutsche Pharmaindustrie inter-national einen ausgezeichneten Ruf – Innovationen werden aller-dings heute häufig in Labors ausländischer Tochterunternehmen

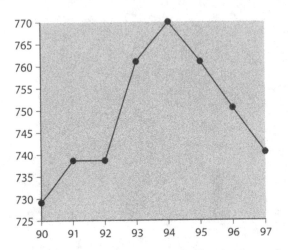

**Abb. 6.2. Entwicklung der Planstellen im Deutschen Krebsforschungszentrum –
seit 1994 eine kontinuierliche Verringerung.**
(Quelle: Krebsforschung heute. Berichte aus dem Deutschen Krebsforschungszentrum 1998. Steinkopff, Darmstadt 1998)

entwickelt. Mit einem nationalen Programm „Hauptsache Gesundheit" könnte auch auf dem wichtigen Zukunftsgebiet der Bio- und Gentechnologie ein entscheidender Entwicklungsimpuls für die Aufholjagd gesetzt werden. Mit einer gleichzeitigen Reformierung der wirtschaftlichen Rahmenbedingungen könnte eine Entwicklungslawine losgetreten werden.

Das Gegenteil passiert. Die vom Bundesministerium für Bildung, Wissenschaft, Forschung und Technologie vorgegebene und strikt einzuhaltende 1,5%ige Kürzung des Stellenplans pro Jahr bei allen Forschungseinrichtungen der Hermann-von-Helmholtz-Gemeinschaft deutscher Forschungszentren bedeutet z.B., daß das Deutsche Krebsforschungszentrum zwischen 1995 und 1999 etwa 60 Planstellen verloren hat. Rechnet man die deutliche Kürzung der personellen Mittel aus dem Hochschulsonderprogramm für das Krebsforschungszentrum noch hinzu, können darüber hinaus zukünftig etwa 50 Positionen für Nachwuchswissenschaftler nicht mehr besetzt werden, schreibt J. Puchta vom Stiftungsvorstand des Deutschen Krebsforschungszentrums (Abb. 6.2). Die Chancen für den wissenschaftlichen Nachwuchs sind damit deutlich verschlechtert. Dies steht auch im klaren Widerspruch zur Vorstellung, daß die Biowissenschaft eine Leitwissenschaft für das nächste Jahrhundert darstellt. Der hervorragende Nachwuchs wandert schon heute vielfach in das außereuropäische Ausland, insbesondere die USA, ab. Jährlich müssen wir von 330 000 Krebsneuerkrankungen und über 210 000 Krebstodesfällen ausgehen. Zweifellos zeigt die Krebsforschung in Deutschland meßbare Erfolge. So wurde eines der bedeutendsten Chemotherapeutika in Deutschland entwickelt, das Endoxan. Tumorviren, die heute mit über 10% der weltweit aufgetretenen Krebserkrankungen in Verbindung gebracht werden, wurden in Deutschland entdeckt, der Mechanismus ihrer tumorindizierten Eigenschaften zumindest partiell aufgeklärt und die Basis dafür gelegt, daß Impfprogramme im großen Umfang anlaufen oder in Vorbereitung sind (zur Hausen 1998). Die meßbaren Erfolge im Vergleich zum internationalen Umfeld nehmen sich allerdings gering aus.

Große Anstrengungen sind notwendig, um Fortschritte in der Krebstherapie zu ermöglichen. Insbesondere in der Krebsvorbeugung – Krebsimpfung – besteht großer Handlungsbedarf. Die Kosten für Herstellung und klinische Tests sind enorm, sie liegen regelmäßig im 8–9stelligen Zahlenbereich, müssen gegenüber den zu erwartenden Gewinnen sorgfältig vorkalkuliert werden. Hier kann der Transfer in die Klinik nur über die pharmazeutische Industrie erfolgen. Ein Impfstoff gegen bestimmte Papillomvirustypen, der gute Chancen hat, z. B. das Auftreten eines hohen Anteils von Veränderungen am Gebärmutterhals und von Gebärmutterhalskrebs zu verhindern – jährlich sind ca. 15 000 Frauen davon betroffen – wird voraussichtlich erst zu Beginn des kommenden Jahrtausends eingesetzt werden können, obwohl die hierfür notwendigen Grundlagen etwa 20 Jahre früher entdeckt wurden (zur Hausen 1998). Für junge Mediziner fehlt in Deutschland ein breit gefächertes Ausbildungsprogramm mit einer soliden molekularbiologischen Ausbildung, wie z. B. in den Vereinigten Staaten, in England oder Kanada.

Die Krebsgrundlagenforschung hat zweifellos in den letzten Jahren in Deutschland Erfolge verbuchen können, auch in der Umsetzung zur klinischen Anwendung. Dies darf aber nicht davon ablenken, daß insbesondere im Bereich der Krebsbekämpfung durch andere politische Maßnahmen bereits jetzt und heute Zigtausende von frühen Erkrankungs- und Krebstodesfällen verhindert werden könnten, stellt Harald zur Hausen (1998) fest und fährt fort: „Unser größtes und zugleich tragischstes Versagen ist hier zu konstatieren: Bei den Bemühungen, den Tabakverbrauch in unserem Land einzudämmen. Etwa 70 000 Menschen sterben pro Jahr in Deutschland an durch Tabakrauch bedingten Krebserkrankungen. Die World-Health Organization (WHO) schätzt die gesamten Todeszahlen für Deutschland durch das Tabakrauchen unter Einschluß von Atemwegs- und Herzerkrankungen auf 112 000. Das sind 0,14% der Gesamtbevölkerung von Deutschland! Man muß sich diese Zahlen vor Augen halten, um das Ausmaß dieser Tragödie zu begreifen. Jeder dieser Menschen verliert im Durchschnitt mehr als 8 Lebensjahre, wie vom britischen Epidemiologen Richard Peto berechnet wurde. Daß ausgerechnet Deutschland sich unter den wenigen europäischen Ländern befindet, die sich gegen ein europaweites Werbeverbot für die Tabakerzeugnisse wehren, ist wohl nur vor dem Hintergrund zu verstehen, daß die Steuereinnahmen aus der Tabakindustrie die Summe von 20 Mrd. DM pro Jahr übersteigen. Auf jeden Tabaktoten kommen also pro Jahr etwa 180 000 DM Steuereinnahmen – eine Rechnung, die wir unseren politisch Verantwortlichen vorhalten müssen. Diese Summe muß den Belastungen gegenübergestellt werden, die Krankenkassen, andere soziale Einrichtungen, die Familien und die Betroffenen selbst durch tabakbedingte Erkrankungen tragen müssen."

Wenn auch Ängste vorhanden sind, so wird die Anwendung gentechnischer Verfahren in der Medizin inzwischen von der Mehrheit der Bevölkerung akzeptiert. Der derzeitige Präsident der Deutschen Forschungsgemeinschaft, Ernst-Ludwig Winnacker, führte kürzlich aus: „Die Wissenschaft begegnet diesen Ängsten, indem sie ihre Ziele und ihre Methoden in aller Offenheit und aller Öffentlichkeit darlegt. Die kontroversen Fragestellungen in der Gentechnologie sind heute anders als vor 25 Jahren. Heute geht es um das Klonen von Menschen, um die Auswirkungen der Genomanalyse, um Fragen unserer Ernährung und die Freiheit unserer Bürgerinnen und Bürger, über den individuellen Umgang mit dieser Technik und deren Produkte selbst zu entscheiden. Es ist zweifelhaft und vielleicht auch gar nicht wünschenswert, in allen diesbezüglichen Fragen Konsens zu erreichen. Entscheidend ist vielmehr, im öffentlichen Diskurs die Pros und Kontras abzuwägen" (Winnacker 1999). Um in dem von Winnacker geforderten öffentlichen Diskurs über biomedizinische, die Allgemeinheit betreffende Fragen mitentscheiden zu können, bedarf es einer entsprechenden Aufklärung. Die Veröffentlichung biomedizinischer, wissenschaftlich fundierter Erkenntnisse in populärwissenschaftlichen Zeitschriften und den Telemedien ist in Deutschland unterentwickelt. In den USA wird die in hoher Auflage erscheinende Zeitschrift „Scientific American" vom gebildeten Amerikaner regelmäßig gelesen. Die deutsche Übersetzung „Spektrum der Wissenschaft" und die Parallelzeitschrift „Bild der Wissenschaft" haben bisher keine vergleichbare Resonanz gefunden (Gerok 1997). Dies ist bedauerlich, weil die Vermittlung biomedizinischer Kenntnisse in den Gymnasien häufig unzureichend ist und der „deutsche Durchschnittsbürger" in der Beurteilung biomedizinscher Fakten zwischen Extrembefürchtungen und ebenso Extremerwartungen hin und her schwankt. Dies zeigt sich in einer Umfrage, wo 75% der Befragten in der Bundesrepublik die Entwicklung der Gentechnologie für gefährlich und schädlich halten, aber ebenfalls 75% die Gentechnologie befürworteten. Eine wichtige und verläßliche Quelle für die Information des Laien auf biomedizinischem Gebiet könnten die Wissenschaftsbeilagen der großen überregionalen Tageszeitungen, z. B. der Frankfurter Allgemeinen Zeitung, der Süddeutschen Zeitung, aber auch großer regionaler Zeitungen, wie die Westdeutsche Allgemeine, sein. Auch das Fernsehen sollte sich für diese Informationsausbreitung engagieren. Für Gerok (1997) haben jeweils Forscher und Ärzte eine „Bringschuld" hinsichtlich der Information der Laien; dieser Bringschuld muß freilich eine „Holschuld" bei den Adressaten entgegenstehen, wenn die Information wirksam werden soll.

„Auch wenn kontrovers debattiert wird, in einem Punkt sollte doch in Zukunft Konsens erzielt werden: Eine Technik, eine biologisch-biochemische Methode, die großartige therapeutische Entwicklung ermöglicht hat und weiterhin ermöglichen wird, die sich mit sehr großer Wahrscheinlichkeit auch in anderen Lebensbereichen positiv auswirken wird, darf nicht a priori verdammt und verboten werden, auch wenn sie potentiell Risiken in sich bergen mag. Für jeden einzelnen Anwendungsfall müssen wir mögliche Vorteile und mögliche Risiken diskutieren und abwägen, bevor wir entscheiden; die Möglichkeit, Experimente durchzuführen, muß aber gewahrt bleiben" (Tanner 1998).

Die Pharmaindustrie insgesamt sah sich in der Vergangenheit einer großen industriefeindlichen Diskussion ausgesetzt. An dieser

Stelle soll die Pharmaindustrie keinesfalls kritiklos bejubelt werden. Ihre volkswirtschaftliche Bedeutung steht allerdings außer Zweifel. Für 21,25 Mrd. DM hat die Pharmaindustrie in Deutschland 1997 Medikamente exportiert. Gegenüber dem Vorjahr war das eine Steigerung von 24,9%. Zwar sind die Importe ebenfalls um 16,1% auf 13,15 Mrd. DM gestiegen, doch verbleibt ein Rekordüberschuß von 8,1 Mrd. DM.

Der wirkliche medizinisch-therapeutische Nutzen eines Großteils der über 10 000 Fertigarzneimittel ist wissenschaftlich nicht erwiesen oder zumindest umstritten. Im Grunde sind es etwa 700 Wirkstoffe, ca. 30% der insgesamt am deutschen Markt verfügbaren Wirkstoffe, die von der unabhängigen Arzneimittelkommission der deutschen Ärzteschaft im Rahmen eines rationalen Therapiekonzeptes empfohlen werden. Diese Wirkstoffe sind in vielerlei Darreichungsformen verfügbar und dann als Fertigarzneimittel in den Apotheken erhältlich. Von diesen 700 Wirkstoffen sind die wenigsten heute noch patentgeschützt – bei den meisten Präparaten ist der Patentschutz abgelaufen. Die forschende Pharmaindustrie ist bei dem immensen finanziellen Entwicklungsaufwand, der von der Forschung bis zur Marktreife eines neuen Präparates benötigt wird, auf Gewinne zwingend angewiesen, um das Risiko der Forschung und Entwicklung erfolgreich tragen zu können. Die Vorstellung, daß Pharmaforschung nur auf dem Boden von Gewinnen gedeihen kann, ist weltfremden Ideologen natürlich ein Greuel. Im Rahmen der „Profitdiskussion" wird der wirkliche Wert von Arzneimitteln für die Gesundheit häufig völlig übersehen. Manche sehnen sich gar in ignoranter Verkennung der Segnungen der modernen Arzneimitteltherapie nach mittelalterlicher Klostermedizin zurück, ohne sich bewußt zu machen, daß viele von ihnen unter den ersehnten Bedingungen das Erwachsenenalter wahrscheinlich gar nicht erreicht hätten, weil sie an einer der früher oft tödlich verlaufenden, heute medikamentös heilbaren Erkrankungen bereits als Kind gestorben wären. In einem Buch zum Thema „Hauptsache Gesundheit" müssen Arzneimittel ausführlich besprochen werden; andernfalls würde ein Hauptpfeiler des medizinischen Fortschritts verkannt.

Die Verbesserung der medizinischen Versorgung der gesamten Bevölkerung ist eine der großen sozialen Fortschritte des 20. Jahrhunderts. An diesem Fortschritt haben neue Arzneimittel einen ganz erheblichen Anteil. Sie beugen Krankheiten vor, heilen, verbessern die Gesundheit, verlängern Leben und/oder verbessern die Lebensqualität. In der Diagnostik tragen sie zur Krankheitserkennung und zur Therapieüberwachung bei.

Die krankheitsbedingte Sterblichkeit ist seit den 60er Jahren in Deutschland um fast 1/3 gesunken. Von 1966 bis 1991 ist ein Rückgang von 1400 Todesfällen auf ca. 1000 Todesfälle je 100 000 Einwohner pro Jahr zu verzeichnen. Natürlich belastet dieser Fortschritt auch die Rentenkassen. Aber wer wollte diese Belastung nicht für sich in Anspruch nehmen? Wir müssen uns nun wohl besinnen und bewußt machen, daß wir nicht in einem Schlaraffenland leben und alles bezahlen können. Die Präferenzen müssen politisch gesetzt werden: „Hauptsache Gesundheit" ist dabei eine Grundüberzeugung der Bevölkerung.

Für den Rückgang der Sterblichkeit sind neben besserer Ernährung und besseren Wohn- und Arbeitsbedingungen auf medizinischem Gebiet eine verbesserte Operationstechnik, neue minimalinvasive Eingriffe und besonders die Therapie mit immer wirksameren Medikamenten verantwortlich.

Bei der Krankheitsvorbeugung sind Impfstoffe gegen Kinderlähmung, Diphtherie, Masern und Keuchhusten sowie Pocken und Tuberkulose zu erwähnen. Diese Impfstoffe haben seit den 60er bzw. 70er Jahren zu einer starken Verminderung bei den genannten (Kinder-)Krankheiten geführt. Neue Impfstoffe gegen die gefährliche Hepatitis A und B sind hinzugekommen.

Viele gefährliche bakterielle Infektionskrankheiten können durch Antibiotika geheilt werden. Bei aller Diskussion um die Gefahren einer unkritischen und fehlerhaften Antibiotikaanwendung (Resistenzentwicklung, d.h. Züchtung von Bakterienstämmen, bei denen die Antibiotika nicht mehr wirken) darf der enorme medizinische Fortschritt durch ihren Einsatz nicht übersehen werden. Zu leicht wird heute vergessen, welche Geißel der Menschheit z.B. Lungenentzündungen, Tuberkulose und Geschlechtskrankheiten wie Syphilis und Gonorrhö waren. Zystostatika haben die Heilung bestimmter Krebsarten ermöglicht. Als Beispiel soll hier die akute lymphoblastische Leukämie erwähnt werden, eine der häufigsten Krebsarten im Kindes- und Jugendalter. Durch eine Kombination verschiedener Chemotherapeutika ist die Sterblichkeit dieses Kinderkrebses von 80–90% in den 60er Jahren auf heute 20–25% gesunken. Leider sind die meisten Krebsarten bei verspäteter Erkennung auch heute noch nicht heilbar (z. B. Lungen-, Darm- und Brustkrebs). Aber auch auf diesem Gebiet sind in Diagnostik und Therapie weitere Erfolge durch neue biotechnologische Methoden zu erwarten.

Ein weiteres Beispiel für die medikamentöse Heilung von Erkrankungen sind Magen- und Zwölffingerdarmgeschwüre. War noch in den 70er und 80er Jahren häufig eine belastende, gefährliche und nur teilweise erfolgreiche Operation erforderlich, sind heute sensationelle Heilungen dieser Erkrankung mittels neuer Medikamente möglich. Diese Medikamente wurden erst 1977 (H2-Blocker) und 1989 (Protonenpumpenhemmer) in die Therapie eingeführt. Die zusätzliche Möglichkeit der Antibiotikatherapie bei bakterieller Mitursache (Helicobacter) wird erst seit den 90er Jahren systematisch genutzt. Etwa 10% der Bevölkerung erkranken mindestens einmal im Leben an einem Magen- oder Zwölffingerdarmgeschwür. Diese Zahlen unterstreichen die Bedeutung und den breiten Nutzen der Arzneimitteltherapie am Beispiel dieser belastenden, schweren Erkrankung. Wie überall in der Medizin fußt eine erfolgreiche Therapie auf einer richtigen Diagnose. Die Erfolge der Arzneimitteltherapie wurden bei der Ulkuskrankheit durch die gleichzeitigen Fortschritte bei der Diagnostik (Endoskopie, Magen- und Darmspiegelung) erst ermöglicht. Daher ist die Ulkuskrankheit auch ein schönes Beispiel, wie Fortschritte in Diagnostik und Therapie Hand in Hand gehen können, was leider vielfach nicht gegeben ist.

Viele Krankheiten sind trotz der erzielten Behandlungserfolge auch heute noch nicht heilbar. Ziel der Behandlung allgemein und der Arzneimitteltherapie im besonderen ist es, hier eine Verbesserung der Gesundheit und Erhöhung der Lebensqualität zu erzielen sowie die Sterblichkeitsrate zu senken. Ein Paradebeispiel für diese Therapieprinzipien der Arzneimitteltherapie sind die Herz-Kreislauf-Erkrankungen. Als wichtigste Gruppen sind dabei Herzinsuffizienz (Herzleistungsschwäche), die koronare Herzkrankheit (Verschluß der Herzkranzgefäße) mit dem Extrem des Herzinfarktes, die Herzrhythmusstörungen und schließlich die chronische Hypertonie (Bluthochdruck) zu erwähnen. Die genaue Analyse dieser Herz-Kreislauf-Erkrankungen wird heute durch moderne diagnostische Verfahren, wie Herzkatheter (Druckmessung und Gefäßdarstellung), Elektrokardiographie, Herzultraschalluntersuchung und neuerdings auch Magnetresonanztomographie ermöglicht.

Die verbesserte, schonendere Diagnostik geht auch hier mit einer verbesserten Arzneimitteltherapie und standardisierten herzchirurgischen Eingriffen (Koronar-Bypass, Herzklappenoperation bis hin zur Herztransplantation) einher. Zur Vorbeugung dieser Erkrankungen spielen Lebensgewohnheiten und Verhaltensweisen (Ernährung, Gewicht, Bewegung, Rauchen) eine wichtige Rolle.

Die Hauptarzneimittelgruppen, welche bei Herz-Kreislauf-Erkrankungen eingesetzt werden, sind z. B. blutdrucksenkende Mittel (z. B. Entwässerungstabletten oder Diuretika), herznachlastsenkende Mittel (ACE-Hemmer, die durch Erweiterung der Arterien den Gefäßwiderstand bei der Herzpumpaktion senken), Betarezeptorenblocker (Herabsetzung von Herzschlagfrequenz und Blutdruck, aber auch der Kontraktilität – Herzmuskelkontraktionsfähigkeit) und Calciumantagonisten (wirksam gegen Angina pectoris – schmerzhafte Herzanfälle), Antiarrhythmika (gegen Herzrhythmusstörungen) und Herzglykoside (gegen Herzleistungsschwäche).

Blutdrucksenkende Mittel vermindern die Häufigkeit von Schlaganfällen. Auch die Sterblichkeit und das Ausmaß der Folgeschäden sind bei Herz-Kreislauf-Erkrankungen durch die verbesserte medikamentöse Therapie gesunken. Gerinnungshemmung und Auflösung von Blutgerinnseln haben die Sterblichkeit nach einem Herzinfarkt gesenkt, und die entsprechenden Präparate können auch bei schnellem Einsatz (Notarztwagen, Intensivstation, spezielle Schlaganfallstationen) den bleibenden Herzmuskelschaden nach einem Herzinfarkt und den Hirnschaden nach einem Schlaganfall vermindern. Schlaganfall und Herzinfarkt muß man heute nicht mehr schicksalhaft hinnehmen. Die medikamentösen Therapiemöglichkeiten müssen aber durch möglichst reibungslosen Ablauf mit schneller Einlieferung, zügiger Ursachenabklärung und dann gezielter Therapie nutzbar gemacht werden. Auch auf diesem Gebiet wäre es lohnend, neben der reinen Betrachtung der individuellen Gesundheitsvorteile durch diese moderne Therapie eine Kosten-Nutzen-Analyse vorzunehmen. Aufwand und Kosten der Therapie würden den vermiedenen Folgeschäden mit Invalidität und Pflegebedürftigkeit gegenübergestellt.

Herz-Kreislauf-Krankheiten betreffen nicht nur, aber vorwiegend ältere Menschen. Diese Krankheiten kommen heute u.a. deshalb häufiger vor, weil weniger junge Menschen an Kinderkrankheiten und Infektionskrankheiten sterben, nachdem diese Krankheiten entweder über Impfungen vermieden oder durch Antibiotika geheilt werden.

Bei der zahlenmäßigen und volkswirtschaftlichen Bedeutung der Herz-Kreislauf-Krankheiten müssen in Zukunft neben der rationalen Arzneimitteltherapie Vorbeugung mit Förderung risikovermindernder Lebensgewohnheiten und Verhaltensweisen (Ernährung, Bewegung, Rauchen) sowie Bluthochdruckfrüherkennung und -behandlung Hauptaufgabe der nationalen Gesundheitspolitik sein.

Neben der Arzneimitteltherapie der Herz-Kreislauf-Krankheiten sind das Asthma bronchiale und die öffentlich viel beachtete und diskutierte Immunschwächekrankheit AIDS Beispiele für Krankheiten, die heute mit der Arzneimitteltherapie zwar nicht oder noch nicht geheilt werden können, bei denen aber eine Verbesserung der Gesundheit, Erhöhung der Lebensqualität und Verlängerung der Lebenserwartung möglich geworden sind.

Ein weiteres Beispiel ist die Schizophrenie, von der etwa 1% der Bevölkerung in Deutschland betroffen ist. Früher waren schizophrene Patienten praktisch lebenslang im Krankenhaus untergebracht – mit der heutigen Arzneimitteltherapie findet eine dauerhafte Heimunterbringung kaum mehr statt. Der durchschnittliche Krankenhausaufenthalt Schizophrener liegt heute bei unter 2 Monaten.

Eine weitere Gruppe von Arzneimitteln dient der Therapieunterstützung. Paradebeispiel für diese Arzneimittelgruppe sind z.B. Narkosemittel. Jährlich werden in Deutschland ca. 8 Mio. Operationen durchgeführt. Arzneimittel ermöglichen diese Operationen durch Schmerzbefreiung, Muskelentspannung und Befreiung von negativen Bewußtseinserlebnissen. Weiterhin kann die Operation durch gezielte Senkung des Blutdrucks vereinfacht und der Blutverlust vermindert werden. Durch modernste Apparaturen können Narkosegase gezielt zugeführt und abgeatmet werden, verlorenes Blut kann aufgefangen, gewaschen und wieder zugeführt werden. Der Blutkreislauf kann mit modernen Infusionslösungen unterstützt werden. Schließlich können Nebenwirkungen und Komplikationsmöglichkeiten wie Übelkeit, Erbrechen, Thrombosen und andere durch Arzneimittel vermieden oder vermindert werden. Arzneimittel unterstützen und ermöglichen so die Durchführung anderer medizinischer Maßnahmen.

Schließlich müssen auch Diagnostika als unentbehrlicher Bestandteil der modernen Medizin erwähnt werden. Diese chemischen Substanzen werden von der pharmazeutischen Industrie hergestellt, um die Diagnosestellung durch den Arzt und zum Teil heute auch durch den Patienten selber zu ermöglichen. Schwangerschaftstests und Zuckerbestimmung im Urin mittels Teststreifen sind hier als Beispiele aufzuführen. Blutgerinnung, Cholesterin und Blutzucker können mit Hilfe pharmazeutischer Diagnostika kontrolliert werden.

Bisher werden nur etwa 30% aller Krankheiten kausal, d.h. von Grund auf durch Bekämpfung der Krankheitsursachen, behandelt und geheilt. Bei der Mehrzahl (ca. 70%) ist nur eine symptomatische Therapie möglich, weil Krankheitsursache und -entstehung noch unzureichend bekannt sind. Die Fortschritte der Arzneimitteltherapie gehen weiter, und in den nächsten Jahren gibt es ein erhebliches Innovationspotential bei der Bekämpfung häufiger Erkrankungen wie Krebs, Rheuma, Virusinfektionen, Asthma, Alzheimerkrankheit, Herz-Kreislauf-Erkrankungen u.a. Die verstärkte Forschung durch den Technologiesprung der genetischen Grundlagenforschung bietet Aussichten für eine Zunahme der kausalen Krankheitstherapie und -heilung.

Die Gentechnologie wird in naher Zukunft bei der Arzneimittelerforschung und -herstellung unglaubliche Fortschritte ermöglichen. Die Züchtung von patienteneigenen Gewebekulturen der Haut für die Verbrennungsbehandlung, von Knochen für die Knochenheilung und Knorpel in der Arthrosebehandlung als „tissue engineering" (Gewebezüchtung) ist für spezielle Krankheitsfälle schon heute möglich. Für W. F. Anderson werden gentherapeutische Verfahren aller Voraussicht nach die Medizin des kommenden Jahrhunderts grundlegend wandeln und den 4. großen Durchbruch bei der Verhütung und Behandlung von Krankheiten bringen.

Der erste war die öffentliche Hygiene: Maßnahmen wie der Aufbau sanitärer Einrichtungen haben unzählige Menschen vor verheerenden Infektionen bewahrt. Die große nächste Errungenschaft war die Anästhesie; das schmerzfreie Operieren am betäubten Patienten erlaubte zum ersten Mal, eine Krankheit definitiv zu heilen und seit dem dritten großen Durchbruch – der Einführung von Impfstoffen und Antibiotika – lassen sich viele infektionsbedingte Erkrankungen erheblich wirksamer verhüten und behandeln. Die Gentherapie, also das Einbringen ausgewählter Gene in Körperzellen des Patienten, wird die Medizin ein viertes Mal revolutionieren, weil sich damit theoretisch die Mehrzahl aller Störungen heilen oder lindern läßt, darunter viele, die bislang noch nicht wirksam zu behandeln sind (Anderson 1997). Es ist naheliegend, daß mit dieser Hochtechnologie nicht nur gesundheitliche Vorteile für die Bevölkerung, sondern auch eine hohe Wertschöpfung der Industrie erwachsen werden. Neben der Bewältigung und optimierten Anwendung des vorhandenen Wissens sowie der elektronischen Kommunikation wird diese Biotechnologie die Industrie des kommenden Jahrhunderts prägen.

Es ist die Gemeinschaftsaufgabe der Politiker, der Ärzte und Apotheker und der Industrie, hier zur öffentlichen Aufklärung beizutragen, die Chancen und die Risiken darzustellen und letztere nach Möglichkeit zu begrenzen. Die Entwicklung schreitet so schnell fort, daß selbst die Fachleute und besonders die Politiker und der einzelne Bürger kaum noch folgen können. Dies führt zum Gefühl der Ohnmacht, welches verunsichert und nostalgische Sehnsüchte nach Stillstand oder Rückschritt weckt. Man darf dieses Phänomen nicht unterschätzen und muß dem berechtigten Wunsch der Bürger nach Information und Beteiligung, wo immer dies möglich ist, Rechnung tragen. Mißbräuche der Gentechnologie müssen durch klare, möglichst internationale Richtlinien und öffentliche Kontrollen vermieden werden.

Viele Menschen kennen die wahren Segnungen der modernen Medizin nicht und werden durch diese verunsichert und zum Teil abgestoßen. Zur öffentlichen Aufgabe gehört es auch, trotz aller Fortschritte, die Grenzen der Medizin deutlich zu machen und aufzuzeigen, daß Heilung oder Gesundheitsverbesserung nicht immer möglich ist. Enttäuschte Erwartungen müssen möglichst vermieden werden, und hierfür ist es erforderlich, unrealistische Erwartungen durch Aufklärung von Anfang an zu verhindern. Wir Ärzte müssen uns mehr noch mit den Wünschen und wirklichen Bedürfnissen der Patienten beschäftigen und dabei Fragen der Lebensqualität aus der Sicht des kranken Individuums im jedem Einzelfall nach Möglichkeit berücksichtigen.

Im Zusammenhang der Arzneimitteltherapie gilt es, die Verordnung und Anwendung möglichst sorgfältig vorzunehmen. Unnötige Medizin ist in jedem Fall zu teuer, im besten Fall überflüssig, gelegentlich auch schädlich. 5–10% aller Krankenhauseinweisungen gehen zu Lasten unerwünschter Arzneimittelwirkungen. Bei den über 65jährigen Patienten steigt die Inzidenz sogar auf 18% (Frölich u. Mitarb. 1998). Darüber hinaus schätzt man, daß 18–30% der hospitalisierten Patienten an unerwünschten Arzneimittelwirkungen zu leiden haben und 14% der Krankenhausverweildauer auf unerwünschte Arzneimittelwirkungen zurückzuführen sind. Über 50% der unerwünschten Arzneimittelwirkungen sind potentiell vermeidbar und auf nicht angepaßte oder fehlerhafte Dosierung zurückzuführen (Classen 1991).

Die Wechselbeziehung zwischen Arzt und Patient hinsichtlich der Erwartungshaltung zur Medikamentenverordnung wurde in England und Australien kürzlich untersucht. Nach der Selbsteinschätzung der Ärzte lag bei rund 1/5 der Verordnungen keine ausreichende medizinische Begründung vor. Fast immer gaben die Ärzte in diesen Fällen an, dem Verlangen ihrer Patienten nachzugeben. Die Studie ergab aber, daß sie dabei nicht selten ihre Patienten falsch einschätzten. 13% der Patienten, denen die Ärzte eine Erwartungshaltung unterstellten, wollten gar kein Medikament. Die Vorgänge, die Ärzte veranlassen, ein Medikament zu verordnen, sind offenbar komplizierter, als angenommen. Es handelt sich keinesfalls ausschließlich um rationale Entscheidungen. Vielmehr spielen die Erwartungen der Patienten oder mehr noch Urteile über diese Erwartungen seitens der Ärzte eine große Rolle. Die Akzeptanz oder Umsetzung der Verordnung durch die Patienten ist hier natürlich ebenfalls von großem Interesse. Die englischen Wissenschaftler haben den Ärzten geraten, offen mit ihren Patienten über deren Wünsche zu sprechen. Dann könne so manche überflüssige – und vielleicht auch schädliche – Verschreibung unterbleiben.

Bei der medizinischen Behandlung und Arzneimitteltherapie muß die Wechselbeziehung zwischen Qualität der Behandlung und Behandlungskosten im Auge behalten werden. Ein Sparen am falschen Fleck kann teuer werden; wie teuer, soll an einem typischen Krankheitsbeispiel erläutert werden: In Deutschland gibt es rund 4 Mio. Diabetiker. Die Komplikationen der Zuckerkrankheit (Diabetes) an Blutgefäßen und Nerven führen dazu, daß jährlich 28 000 Amputationen vorgenommen werden, bei 9000 Patienten die Nieren versagen und 7000 Patienten erblinden. Diese Folgen sind schrecklich für die Betroffenen und teuer für das Gesundheitswesen. Die Folgeschäden belasten die Krankenkassen mit Kosten von geschätzt ca. 13 Mrd. DM.

Für einen gut behandelten insulinpflichtigen Diabetiker müssen jährlich 2400–4000 DM aufgewendet werden; ein schlecht eingestellter Diabetiker benötigt dagegen 13000–17000 DM pro Jahr. Da bei den meisten Diabetikern die Führung des Stoffwechsels nicht den Anforderungen entspricht, verbrauchen die Diabetiker 15% (!) der Aufwendungen für das Gesundheitswesen, obwohl ihr Anteil an der Bevölkerung nur 5% entspricht.

Die Behandlung des Diabetes ist heute weitgehend standardisiert. Die notwendigen wirksamen Arzneimittel stehen zur Verfügung. Zur Therapie gehört eine regelmäßige Kontrolle des Blutzuckers durch die Patienten, was dank der Produkte der pharmazeutischen Industrie und der Medizingerätetechnik heute einfach zu Hause möglich ist. Wird die Behandlung konsequent betrieben, lassen sich Komplikationen vermeiden oder läßt sich ihr Auftreten zumindest zeitlich hinausschieben.

200000 Diabetiker erkranken in frühen Jahren und benötigen bereits beim Ausbruch der Erkrankung Insulin. 3,8 Mio. Diabetiker erkranken erst im höheren Alter. Sie könnten meist durch eine Normalisierung des Körpergewichts und mehr Bewegung geheilt werden. Die Bauchspeicheldrüse kann durch Tabletten (orale Antidiabetika) stimuliert und zu erhöhter Insulinproduktion angeregt werden, wenn dies sonst nicht mehr gelingt. Falls diese Tabletten nicht mehr ausreichen und die Bauchspeicheldrüse ganz versagt, sind auch die Altersdiabetiker auf Insulin angewiesen, was rund 800000 dieser Diabetikergruppe betrifft. Der Diabetes ist ein Paradebeispiel dafür, wie sehr der Erfolg der Therapie von der Kooperation zwischen Arzt und Patient abhängt und wo Wissen, Motivation und die Disziplin der Kranken über den Therapieerfolg bestimmen. Bei der Häufung der Erkrankung und der volkswirtschaftlichen Bedeutung würde sich eine breite Anleitung der Bevölkerung in Kindergarten, Schule und in der Erwachsenenbildung zur Vorbeugung und zur besseren Therapie schnell lohnen und auch die Anleitung der Betroffenen und ihrer Familien erleichtern.

Es zeigt sich an diesem Beispiel aber auch besonders deutlich, daß eine qualitativ hochwertige Medizin, selbst wenn sie gut entgolten wird, deutlich billiger sein kann als eine qualitativ schlechte oder unzureichende Medizin, die schwere Folgen mit hohen Kosten bedingt.

Nachdem in einzelnen Beispielen die Fortschritte durch Arzneimittel und ihre medizinischen Ansätze Vorbeugung, Heilung, Gesundheitsverbesserung, Erhöhung der Lebensqualität, Therapieunterstützung und Diagnostik besprochen wurden, soll zum Schluß dieses Kapitels auf Fakten und Daten der Pharmabranche eingegangen werden.

Der Arzneimittelmarkt belief sich in Deutschland nach Herstellerabgabepreisen auf 29,7 Mrd. DM, wobei 4,8 Mrd. DM auf Krankenhausapotheken und 24,9 Mrd. DM auf öffentliche Apotheken entfielen.

Der GKV-Markt (gesetzliche Krankenversicherung) umfaßt alle zu Lasten der gesetzlichen Krankenversicherung verordneten Arzneimittel. Der Umsatz betrug 1996 zu Herstellerabgabepreisen 18,9 Mrd. DM und zu Apothekenabgabepreisen 30,6 Mrd. DM. Die Zuzahlungen der Versicherten sind bei dieser Zahl bereits berücksichtigt, so daß die Zahlen trotz Änderung der Zuzahlungsverordnung 1997 unter Berücksichtigung des Umsatzanstiegs vergleichbar bleiben. Ohne ärztliche Verordnung kauften die Patienten 1996 zusätzlich Medikamente im Wert von 8,6 Mrd. DM. In diesem Zusammenhang muß hervorgehoben werden, daß sich in Deutschland der Staat im Unterschied zu den meisten westlichen Staaten bei den Medikamenten mit einer Mehrwertsteuer in voller Höhe (seit 1. 4. 98 16%, davor 15%) bedient! Bei Gesamtausgaben für Fertigarzneimittel von ca. 45 Mrd. DM im Jahr beläuft sich die staatliche Steuerentnahme von den Kranken aus den Arzneimittelausgaben auf ca. 5,9 Mrd. DM. Diese Steuer sollte besser Krankensteuer genannt werden, um die Absurdität unseres Steuersystems beim Namen zu nennen. Durch eine Abschaffung der Mehrwertsteuer auf Medikamente für Kranke könnte die gesetzliche Krankenversicherung sofort um 4 Mrd. DM entlastet werden. Wenn die Tabaksteuer von über 20 Mrd. DM und die Branntwein- und Schaumwein- sowie Biersteuer von 7,7 Mrd. DM zur Entlastung der gesetzlichen Krankenversicherung herangezogen würden und gleichzeitig die Mehrwertsteuer auf Medikamente für Kranke entfiele, könnten sich die Ausgaben der gesetzlichen Krankenversicherung umgehend um ca. 30 Mrd. DM pro Jahr verringern. Der Krankenversicherungsbeitrag der Lohnnebenkosten könnte sofort um ca. 2% gesenkt werden. Die Arbeitnehmer hätten 1% mehr verfügbares Einkommen, die Arbeitgeber 1% niedrigere Lohnkosten. Die Binnenwirtschaft würde belebt, Arbeitsplätze könnten geschaffen werden, und in der Folge käme es zu einer weiteren automatischen Senkung der Lohnnebenkosten im Arbeitslosenversicherungsbereich. Natürlich werden sofort von allen möglichen Seiten Einwände gebracht, warum dies nicht möglich sei, und damit alle Reformvorschläge untergraben.

Die biomedizinische Technik hat ebenfalls seit den 50er Jahren große Fortschritte gemacht.

Durch neue Anwendungen auf dem Gebiet der interventionalen Diagnostik, der minimalinvasiven Chirurgie und der bildgeführten Chirurgie lassen sich erhebliche Kosten einsparen, z. B. durch verkürzte Aufenthaltsdauer bei der kostenaufwendigen Intensivpflege.

Ein schon jetzt stark wachsendes Gebiet der Medizintechnik, das in besonderer Weise von der Telekommunikation profitiert, ist die Telemedizin. Die Teleradiologie ermöglicht die elektronische Übertragung radiologischer Bilder von einem Ort zu einem anderen zum Zweck der Beurteilung oder gemeinsamen Konsultation. Daraus ergibt sich die Hoffnung, die Kommunikation zwischen verschiedenen behandelnden Ärzten, u.a. den Radiologen, zu beschleunigen und sie zu verbessern. Dies ist gerade bei der Behandlung von Tumorerkrankungen von besonderer Bedeutung. Das Deutsche Krebsforschungszentrum hat zusammen mit dem Steinbeis-Transferzentrum Medizinische Informatik das Teleradiologiesystem MEDICUS entwickelt und in einem Testverbund erprobt, nachdem zuvor die notwendigen Komponenten mit Radiologen und klinisch tätigen Ärzten definiert worden waren. Das beschriebene System ist seit Dezember 1995 im klinischen Einsatz. Eine Vernetzung besteht zum einen mit zwei Kliniken Heidelbergs, die regelmäßig ihre Patienten zur computertomographischen Diagnostik in das Krebsforschungszentrum schicken. Darüber hinaus existiert eine Verbindung zur Abteilung gynäkologische Radiologie der Universitätsklinik Heidelberg. Mit diesen Kliniken werden regelmäßig teleradiologische Konferenzen durchgeführt.

Für U. Engelmann und M. L. Bahner vom Deutschen Krebsforschungszentrum Heidelberg eröffnet die Teleradiologie darüber hinaus Möglichkeiten zur Kostenreduktion im Gesundheitswesen. Da die behandelnden Kliniker oft die Bilder der durchgeführten radiologischen Untersuchungen benötigen, werden kostenträchtige

Duplikate der angefertigten Filme zur Verfügung gestellt. Mit Hilfe der Teleradiologie können die Bilder, wenn nötig sogar mehrfach, kostengünstig zur Verfügung gestellt werden, da nur die Telefongebühren zu bezahlen sind. Für eine übliche Computertomographie ergeben sich Einsparungen von etwa 20 DM. Auch können Doppeluntersuchungen mit Hilfe der Teleradiologie verhindert oder zumindest deutlich reduziert werden. Hierdurch werden Kosten eingespart und unnötige Wartezeiten für die Patienten vermieden. Diese Konferenzen sind für die Optimierung der Befunderhebung und damit der Therapie wichtig und im Sinne der Qualitätssicherung zu sehen (Engelmann u. Bahner 1998).

Weitere Teilgebiete der Telemedizin reichen bis zur Telechirurgie, klinischen Telekonferenz und Teleheimpflege. Ein weiteres Gebiet, das ebenfalls vom Übergang zur Digitaltechnik profitieren wird, ist die Robotik. Schon heute haben leistungsfähige Robotersysteme in der Medizin vielfältige Anwendung gefunden, z. B. die Laborautomaten. Inzwischen sind Operationsroboter in der Entwicklung, die hinsichtlich der Präzision etwa bei stereotaktischen Eingriffen, Hornhautoperationen und mikrochirurgischen Eingriffen dem menschlichen Operateur überlegen sind. Auch Pflegeroboter, die einfache Handreichungen und Pflegemaßnahmen vornehmen können, befinden sich in der Entwicklung.

Die minimalinvasive Chirurgie („Schlüssellochchirurgie") hat sich schon jetzt neben der klassischen Chirurgie etabliert. Mit dem Weiterführen der vorhandenen Medizintechnik und praktisch in Wechselwirkung mit der Telechirurgie werden Elemente der Multimediatechnik, der Robotik und der virtuellen Realität Eingang in die Medizin finden.

Gegenwärtig tragen zwei berufstätige Personen die Last der Versorgung einer nichtberufstätigen Person, etwa eines Kindes oder eines alten Menschen (Hutten 1999). Bereits in der ersten Hälfte des nächsten Jahrhunderts wird dieses Verhältnis 1:1 sein. Dieses Problem, daß die prognostizierte demographische Entwicklung uns bereiten wird, sorgt für Diskussionen um die Rentenregelung. Dabei wird jedoch oft übersehen, daß viele der alten Menschen im eigentlichen Sinn versorgungsbedürftig sind. Es handelt sich also nicht nur um die finanzielle Absicherung, sondern auch um eine Unterstützung bei vielen Routineaktivitäten im alltäglichen Leben. Familienangehörige können diese gewähren oder Pflegepersonal in einem entsprechend ausgestatteten Heim, aber sie wird zukünftig für immer weniger alte Menschen erreichbar sein. Hutten gibt zu bedenken, daß jeder länger im eigenen Hause verbrachte Tag im allgemeinen nicht nur ein Beitrag zur Lebensqualität, sondern auch zur Kostensenkung ist. Geräte, die helfen, die Mehrfachbehinderung zu kompensieren, und dem Hochbetagten ermöglichen, ein weitgehend selbständiges Leben zu führen, werden als technische Lebenshilfen bezeichnet und sollen im weiteren Sinn ebenfalls als medizintechnische Geräte betrachtet werden. Ähnliche Überlegungen betreffen Menschen, die mit einer nicht altersbedingten Behinderung leben müssen. Auch die Zahl dieser Menschen nimmt noch zu, und damit wächst auch das Problem der Versorgung und Integration. Die Vielfalt der benötigten Lebenshilfen ist groß, der Absatzmarkt derzeit in vielen Fällen der geringen Stückzahl wegen nicht attraktiv. Hier sind einerseits Kreativität und technische Innovation gefragt, andererseits müssen die Kostenträger im Gesundheitswesen das bisherige System der Kosten ersetzen und überdenken und an die geänderten Erfordernisse anpassen. Kosten für Geräte, die der unterstützenden Pflege von bettlägerigen Patienten in ihrem eigenen Heim dienen, müssen in Beziehung gesetzt werden zu jenen Einsparungen, die durch den Verzicht auf stationäre Unterbringung zu erreichen sind. Damit könnten jene Anreize für medizintechnische Entwicklungen und deren Vermarktung geschaffen werden, die derzeit in vielen Fällen noch fehlen. Es wird unumgänglich sein, Rationalisierungspotentiale auszuschöpfen, die Telekommunikation einzubeziehen, neue medizinische Anwendungsgebiete zu etablieren oder – angesichts der demographischen Entwicklung, derzufolge unsere Bevölkerung immer älter wird – die bisher eher vernachlässigten technischen Lebenshilfen stärker zu fördern (Hutten 1999).

Grundzüge
des deutschen Gesundheitssystems

Das heutige medizinische Versorgungssystem hat sich in einem langen historischen Prozeß entwickelt. Die christliche Einstellung der Caritas hat wohl die Menschen zuerst dazu gebracht, das gesundheitliche Elend anderer zu bedenken. Dieser rein karitative Zug als Ergebnis der sozialen Reaktionen auf die Erfahrung von Krankheit und Tod veranlaßte Menschen, Kranken zu helfen, die Gesunden zu schützen und die Sterbenden zu begleiten. Ein Behandlungsanspruch des Betroffenen bestand natürlich zur damaligen Zeit nicht.

Schon früh entwickelte sich die Theorie der übertragbaren Natur von Krankheiten. Daraus ergab sich späterhin die Forderung zur Durchsetzung allgemeiner medizinischer Anordnungen, eine Exekutive zu etablieren, welche dem Gemeinwesen (Politeia) zu ihrem Schutze verhilft. Für den Medizinprofessor Johann Peter Frank sollte die Exekutive wie eine „medizinische Polizei" eingesetzt werden. Im ersten Teil seines sechsbändigen Werkes „System einer vollständigen medicinischen Polizey" beschrieb er „die vorzüglichen Regeln zur Verbesserung des Gesundheitswesens" und erwartete, daß diese „von wohldenkenden Vorstehern in Erfüllung gebracht werden mögen" (Frank 1788). Die Funktionen einer derartigen Polizei wurden später folgendermaßen zusammengefaßt: „...die Schaffung eines gehörig unterrichteten ärztlichen Personals, die Haltung des allgemeinen Gesundheitszustandes durch Wegräumung der Ursachen von Krankheiten nebst der Wiederherstellung der Gesundheit durch ärztliche Versorgung und Heilanstalten" (v. Rönne u. Simon 1844–1852).

Auch die Herrschenden erkannten schnell, daß Krankheit die Fähigkeit mindert, z.B. als Soldat zu dienen, und daß die mangelnde Sorge für werdende Mütter den Staat überdies in Gefahr brachte, aufgrund der hohen Säuglings- und Kindersterblichkeit, an jungen Menschen zu verarmen. Die Mächtigen erkannten schnell, daß sowohl die außenpolitische, in erster Linie durch das Militär gesicherte Bedeutung des Staates als auch seine innere Machtentfaltung hauptsächlich von der Zahl seiner (gesunden) Untertanen abhing: je größer die Bevölkerung, desto stärker, reicher und mächtiger der Staat.

Der preußische König erließ 1803 ein Reglement, in dem er „die Beförderung der Blatternschutzimpfung nunmehr zu einem besonderen Augenmerk unserer Staatsverwaltung" erhob, damit „das menschliche Pockenübel, welches im Durchschnitt jährlich mehr als 40 000 Menschen in Unseren Landen wegraffte, sobald als möglich vertilgt und ausgerottet werde". Zu diesem Zweck wurden alle Lokalbehörden angewiesen, in ihrem Wirkungsbereich auf eine starke Verbreitung der Vakzination hinzuarbeiten und „besonders das noch immer dagegen obwaltende Vorurtheil, soviel an ihnen ist, zu zerstreuen und aus dem Wege zu räumen". Nur noch in Ausnahmefällen und auf ausdrücklichen Wunsch der Eltern war es den Medizinalpersonen erlaubt, die Variolationsmethode anzuwenden; ansonsten galt die Impfung mit Kuhpocken als verbindliche Norm, deren Übertretung mit Geldstrafen geahndet wurde (Frevert 1984).

Die dem industriellen Wachstum vorausgehende langsam einsetzende Bevölkerungsexplosion zu Beginn des 18. Jahrhunderts, die mit der Industrialisierung verbundene Landflucht und Verstädterung führten zur Verarmung eines Großteils der Bevölkerung mit dem Auftreten von Hunger, Elend und Krankheiten. Das Ergebnis war eine zunehmende Politisierung und Solidarisierung der Arbeiterschaft; man kümmerte sich um das Los der Arbeiter, sann auf Abhilfe, machte politische Propaganda und entwickelte die Vorstellung einer durchgehenden Sozialreform.

Der Erfolg dieser Bewegung ließ nicht lange auf sich warten. Am 17. November 1881 verlas Bismarck die als „legendäre kaiserliche Botschaft" bekannt gewordene Thronrede: „Geben Sie dem Arbeiter das Recht auf Arbeit solange er gesund ist, sichern Sie ihm Pflege, wenn er krank ist, sichern Sie ihm Versorgung, wenn er alt ist." Starke Worte mit großer Wirkung: der Geburtstag der Sozialversicherung! Am 15. Juni 1883 wurde eine Krankenversicherung per Gesetz eingeführt. Das Besondere dieses Gesetzes war der Versicherungszwang – ein Schutz für alle Menschen, die gegen Lohn oder Gehalt Beschäftigte waren. Dabei waren die wirksamen Motive nicht explizit ethischer, sondern praktisch-politischer Natur. Sie zielten in erster Linie darauf ab, auf gesetzlicher Grundlage eine Einrichtung der Sozialsicherung zu schaffen, Ansprüche an sie zu erfassen und auf diese Weise politische Spannung abzubauen und zum inneren Frieden des Landes beizutragen. Vor allem aber konnte sie helfen, die neugebildete Schicht der Industriearbeiter in die Gesellschaft einzubauen (Arnold 1995).

Dieser ersten modernen Sozialgesetzgebung war 1839 bereits ein Regulativ über die Beschäftigung jugendlicher Arbeiter und 1855 ein Kinderschutzgesetz vorausgegangen; beides wohl vorwiegend unter dem Eindruck der Tatsache, daß die Schwerarbeit von Kindern und Jugendlichen zu Schäden an ihrer Gesundheit führt, welche der Gesellschaft teuer zu stehen kommt. 1884 wurde das Unfallversicherungsgesetz und 1889 das Gesetz über die Rentenversicherung der Arbeiter verabschiedet. 1911 wurden diese Gesetzeswerke in der Reichsversicherungsordnung (RVO) zusammengefaßt und zugleich das Angestelltenversicherungsgesetz erlassen. 1923 komplettierte die Knappschaftsversicherung diese Folge von Gesetzen. Das wesentlich Neue an den Gesetzen war, daß sie nicht mehr den Bedürftigen ein, wenn auch gesetzlich geregeltes Almosen in Form einer Fürsorge garantierten, sondern Rechtsansprüche ohne Rücksicht auf die persönliche Bedürftigkeit etablierten und somit das karitative Element vollständig aus dem Bereich sozialmedizinischer Belange ausschlossen (Schaefer u. Blohmke 1978).

Der medizinische Fortschritt und die Verbesserung der sozioökonomischen Verhältnisse führten zu einer drastischen Verringerung der Säuglings- und Kindersterblichkeit und daraus folgend zu einer Erhöhung der durchschnittlichen Lebenserwartung. Damit war zwangsläufig eine Veränderung im Morbiditäts- und Mortalitätsspektrum verbunden. An die Spitze traten nun chronische, vornehmlich Alterserkrankungen, für die die gesetzliche Krankenversicherung zunächst keinen Schutz bot. Diese Patienten waren nach wie vor auf Hilfe der Familie und von Wohlfahrts- und Fürsorgeverbänden angewiesen (Arnold 1995). Die gesetzliche Krankenversicherung erfaßte rasch große Teile der Bevölkerung. 1929 wurde die Familienversicherung als Pflichtleistung eingeführt, 1941 mit Aufhebung der sog. Aussteuerungspflicht der Krankenhilfeleistung, die Kostenübernahme für chronisch Kranke als weitere Leistungspflicht etabliert. Zuvor wurde 1927 die Arbeitslosenversicherung gegründet. 1994 wurde das Pflegegesetz verabschiedet und in zwei Phasen 1995/96 in Kraft gesetzt.

Die Kranken-, Unfall- und Rentenversicherung und deren gesetzliche Grundlagen wurden 1911 zur Reichsversicherungsordnung zusammengefaßt, später daraus das Sozialgesetzbuch erarbeitet. Kranken-, Unfall- und Rentenversicherung unterscheiden sich vor allem durch die Besonderheiten des sog. Versicherungsfalls. In allen Bereichen wird der Versicherungsfall dadurch herbeigeführt, daß der Mensch die Mittel für seinen Lebensunterhalt nicht mehr durch eigene Arbeit im normalen Umfang erwerben kann. In der Krankenversicherung liegt der Grund hierfür in der Krankheit, bei der Unfallversicherung in den Folgen seines Unfalls, die nicht notwendigerweise auch als Krankheit bezeichnet werden müssen, bei der Rentenversicherung normalerweise im Alter, doch möglicherweise auch in einer dauernden Beeinträchtigung der Arbeitsfähigkeit, gleich wie sie entstanden ist.

Deutschland ist nach Artikel 20 Abs. 1 ein sozialer Rechtsstaat. Das Sozialstaatsprinzip verpflichtet den Staat, die materiellen Grundlagen zur Inanspruchnahme der menschlichen Grundrechte zu schaffen. Nach dem Subsidiaritätsprinzip hat dabei Selbsthilfe Vorrang vor Fremdhilfe.

Der Bund hat auf der Grundlage Art. 70–78 des GGB im Rahmen der konkurrierenden Gesetzgebung wesentliche Gestaltungsaufgaben für die Krankenversicherung. Er soll die Finanzierungs- und Leistungserbringung im Gesundheitswesen gestalten. Da rund 90% der Bevölkerung in der gesetzlichen Krankenversicherung versichert sind, hat der Bund mit dieser Gesetzeskompetenz einen erheblichen Einfluß auf das Gesundheitswesen.

Durch den Bundesrat wirken die Länder bei der Gesetzgebung des Bundes mit.

Die zentrale gesundheitspolitische Einrichtung auf Bundesebene ist das Bundesministerium für Gesundheit (BMG). Ihm obliegen folgende Aufgaben:

„Das Bundesministerium für Gesundheitswesen ist zuständig für alle Fragen des Gesundheitswesens einschließlich der Reinhaltung der Luft, der Lärmbekämpfung, der Wassergüte, der Hygiene des Wassers und Abwassers, des Gesundheitsschutzes gegen die Gefahren ionisierender Strahlen sowie des Verbraucherschutzes vor Täuschung bei Arzneimitteln und Lebensmitteln." Mit den Abteilungen „Sozialversicherung, Sozialgesetzbuch" mit der Unterabteilung „Grundsatzfragen der Sozialversicherung, Unfallversicherung" und

„Pflegeversicherung, Prävention und Rehabilitation" fallen allerdings bestimmte Bereiche, die ebenfalls zum Gesundheitswesen gezählt werden können, in den Kompetenzbereich des Bundesministeriums für Arbeit und Sozialordnung. Dem Bundesministerium unterstehen eine Reihe von nachgeordneten, selbständigen, für das ganze Bundesgebiet zuständigen Behörden.

Einige Bundesbehörden gingen aus dem 1993 aufgelösten Bundesgesundheitsamt in Berlin hervor. Folgende Bundesbehörden gehören zum Bereich des BMG:

- Robert-Koch-Institut – Bundesinstitut für Infektionskrankheiten und nicht übertragbare Krankheiten.
- Paul-Ehrlich-Institut – Bundesamt für Sera und Impfstoffe.
- Bundesinstitut für Arzneimittel, Medizinprodukte. – Aufgaben sind die Verbesserung der Sicherheit von Arzneimitteln und der Risikoüberwachung von Medizinprodukten sowie die Überwachung des Betäubungsmittel- und Grundstoffverkehrs. Das Paul-Ehrlich-Institut und das Bundesinstitut für Arzneimittel und Medizinprodukte lassen nach Prüfung auf Qualität, Wirksamkeit und Unbedenklichkeit Arzneimittel für den deutschen Markt zu.
- Bundesinstitut für gesundheitlichen Verbraucherschutz und Veterinärmedizin mit den Hauptaufgaben der Sicherung des Gesundheitsschutzes im Hinblick auf Lebensmittel, Tabakerzeugnisse und kosmetische Mittel.
- Deutsches Institut für medizinische Dokumentation und Information (DIMDI). Arbeitsgebiete des DIMDI sind u.a. die Herausgabe amtlicher Klassifikationen mit der internationalen Klassifikation der Krankheiten (ICD) und der internationalen Klassifikation der Prozeduren in der Medizin (ICPM).
- Bundeszentrale für gesundheitliche Aufklärung – Aufgaben sind die Gesundheitserziehung und die Gesundheitsförderung.

Mit Inkrafttreten des Kostendämpfungsgesetzes im Jahre 1977 wurde die konzertierte Aktion im Gesundheitswesen eingerichtet. Die an der gesundheitlichen Versorgung der Bevölkerung Beteiligten wie Ärzte, Vertreter der Krankenkassen, Apotheker, Arzneimittelhersteller, Gewerkschaften, Arbeitgeberverbände, kommunale Verbände u.a.m., sollen Vorschläge zur Erhöhung der Wirtschaftlichkeit, Leistungsfähigkeit und Wirksamkeit entwickeln und medizinische und ökonomische Orientierungsdaten im Gesundheitswesen erarbeiten. Zur fachlichen Unterstützung der konzentierten Aktion hat das BMG einen Sachverständigenrat berufen. Dem Sachverständigenrat für die konzertierte Aktion im Gesundheitswesen gehören 7 Fachleute aus den Gebieten Medizin und Volkswirtschaftslehre an. Der Sachverständigenrat erarbeitet umfangreiche Jahres- und Sondergutachten.

Weitere Aufsichtsaufgaben im Gesundheitswesen sind dem Bundesversicherungsamt und dem Bundesaufsichtsamt für das Versicherungswesen übertragen. Das Bundesversicherungsamt übt die Rechtsaufsicht über die sog. bundesunmittelbaren gesetzlichen Krankenkassen aus, die sich über mehr als 3 Länder erstrecken, und prüft deren Geschäfts-, Rechnungs- und Betriebsführung. Daneben führt es den Risikostrukturausgleich zwischen den gesetzlichen Krankenkassen durch. Die Unternehmen der privaten Kranken- und Unfallversicherung unterliegen der Aufsicht durch das Bundesaufsichtsamt für das Versicherungswesen; es ist dem Bundesminister für Finanzen unterstellt. Die Aufsicht erstreckt sich auf den gesamten Geschäftsbetrieb der Versicherungsunternehmen in rechtlicher, wirtschaftlicher und finanzieller Hinsicht (Gesundheitsbericht für Deutschland 1998).

Auf Landesebene sind die Minister/Senatoren, denen das Gesundheits- bzw. Sozialressort zugeordnet ist, für die Durchführung der Bundesgesetze verantwortlich. Die zentrale Gesetzgebungskompetenzen der Länder betreffen zum einen die Krankenhausplanung und -finanzierung, zum anderen Aufgaben und Organisation des öffentlichen Gesundheitsdienstes und des Rettungswesens. Außerdem üben sie die Aufsicht über die Vergütungsvereinbarung zwischen Leistungserbringern und Krankenkassen aus, die auf Landesebene getroffen werden.

Auf kommunaler Ebene haben Kreise und kreisfreie Städte als Träger kommunaler Gesundheitsämter und Krankenhäuser Einfluß auf die regionale Gesundheitsversorgung. Die Aufgaben der Gesundheitsämter reichen von der Aufsicht und Überwachung der in den Gesundheitsberufen tätigen Personen und Einrichtungen des Gesundheitswesens über die Verhütung und Bekämpfung übertragbarer Krankheiten, die Überwachung des Gebrauchs von Arznei- und Betäubungsmitteln, Medizinprodukten, Lebensmitteln und Giften bis zur Gesundheitsfürsorge und -förderung und zur amts-, gerichts- und vertrauensärztlichen Gutachtertätigkeit.

Das soziale Sicherungsgebäude wird durch 5 Säulen gestützt:
- Gesetzliche Krankenversicherung,
- Unfallversicherung,
- Rentenversicherung,
- Arbeitslosenversicherung,
- Pflegeversicherung.

Ca. 90% der Bevölkerung sind durch das Sozialversicherungssystem bei Krankheit, Mutterschaft, Arbeitsunfall, Berufs- und Erwerbsunfähigkeit, Arbeitslosigkeit, Pflegebedürftigkeit und im Alter umfassend geschützt. Sozialleistungen wie Wohngeld und Sozialhilfe werden unabhängig von der Zugehörigkeit zu einem dieser Versicherungszweige vom Staat gewährt (Beske u. Hallauer 1999). Sozialleistungen werden vornehmlich aus Sozialbeiträgen und Steuern finanziert. 1998 betrug das Sozialbudget der Bundesrepublik Deutschland 1256,1 Mrd. DM. Dies entspricht 34,7% des Bruttosozialprodukts (BSP).

Gesetzliche und private Krankenversicherung

Als zentrales Element der sozialen Sicherung kann die gesetzliche Krankenversicherung betrachtet werden. Unter dem Begriff Krankenversicherung verbergen sich allerdings zwei Leistungssysteme, die Schutz vor dem unvorhersehbaren Unglück der Krankheit auf grundsätzlich unterschiedliche Art erreichen.

Auf der einen Seite gibt es die private Krankenversicherung (PKV). Bei ihr herrscht der Grundsatz des Gleichgewichts von Leistung und Gegenleistung (Äquivalenzprinzip). Die Leistung der PKV richtet sich nach der Ausgestaltung des Versicherungsvertrages.

Im Gegensatz dazu ist gesetzliche Krankenversicherung nach sozialen Gesichtspunkten eingerichtet. Jeder Versicherte erhält so viel Leistung, wie er oder seine Mitversicherten benötigen. Der von ihm verlangte Beitrag entspricht seiner relativen finanziellen Leistungskraft in der Gemeinschaft aller Versicherten (Solidaritätsprinzip). So werden die Beiträge jüngerer, im Durchschnitt daher weniger krankheitsanfälliger Mitglieder dazu verwandt, die überdurchschnittlich hohen Krankheitskosten älterer Mitglieder der Solidargemeinschaft zu tragen: vertikale Umverteilung. Die Beiträge von Mitgliedern ohne mitversicherte Familienangehörige finanzieren auch die Leistungen für Familienangehörige anderer Mitglieder mit: horizontale Umverteilung (Fritze u. Mehrhoff 1996).

Der Versicherte hat Anspruch auf ausreichende, bedarfsgerechte, dem allgemeinen Stand der medizinischen Erkenntnisse entsprechende sowie wirksame und humane Leistungen, die das Notwendige nicht überschreiten, ohne Rücksicht auf Einkommen und Status.

88,5% der deutschen Bevölkerung sind in der GKV versichert; in den neuen Bundesländern sind es fast 97% (dabei sind 40,7% Pflichtmitglieder, 20% Rentner, 18,5% freiwillige Mitglieder und 30,8% mitversicherte Familienangehörige). 9,1% der Bevölkerung sind privat versichert. Der Schutz der GKV umfaßt den Teilersatz für krankheitsbedingten Lohnausfall (nach Beendigung der Lohnfortzahlung durch den Arbeitgeber) und Behandlungsaufwand bei Krankheit. Hierzu kommen Leistungen zur Früherkennung und medizinischen Prävention (Vorsorge), Empfängnisverhütung (für Versicherte bis zur Vollendung des 20. Lebensjahres), Mutterschaftshilfe bei Schwangerschaft und Entbindung, zur ambulanten Pflege und Rehabilitation und Sterbegeld.

GESETZLICHE KRANKENVERSICHERUNG (GKV)

Als die Leistungsausgaben in der gesetzlichen Krankenversicherung erheblich stiegen, wurde in den Jahren 1977 bis 1983 mit einer Reihe von Kostendämpfungsgesetzen, wie dem Krankenversicherungs-Kostendämpfungsgesetz und zwei hierzu ergangenen Ergänzungsgesetzen, der Versuch unternommen, Kostenersparungen zu erzielen. Dabei wurden wiederholt Leistungen ausgegrenzt, Zuzahlungen der Patienten eingeführt oder erhöht sowie die Beitragsbemessungsgrundlagen ausgeweitet. Trotz zahlreicher Kostendämpfungsmaßnahmen waren die Erfolge nur von begrenzter Dauer. Eine grundlegende Strukturreform im Gesundheitswesen erschien unvermeidlich. Nach einer vorübergehenden Stabilisierung durch das Gesundheitsreformgesetz vom 1.1.89 stiegen ab Mitte 1990 die Ausgaben der GKV wieder stärker als die Einnahmen. 1992 ergab sich ein Defizit von rund 10 Mrd. DM. Der durchschnittliche Beitragssatz, der nach Inkrafttreten des Gesundheitsreformgesetzes 12,2% im Jahre 1991 betrug, stieg 1992 auf 13,3%. Mit dem Gesundheitsstrukturgesetz (GSG) von 1993 wurde erneut ein ernsthafter Versuch unternommen, strukturelle Reformen im Gesundheitswesen durchzuführen. Zur kurzfristigen Kostendämpfung, die als Grundvoraussetzung für strukturelle Änderungen gesehen wurde, schrieb das GSG vor, Ausgaben für ambulante ärztliche und zahnärztliche Versorgung, Krankenhausbehandlung und stationäre Kuren, Arzneimittel und die Verwaltungsausgaben der Krankenkassen zu budgetieren. Über einen Zeitraum von 3 Jahren war der Zuwachs der Ausgaben in den verschiedenen Versorgungsbereichen an die Steigerung der Grundlohnsummen und damit an die Einnahmen der Krankenkassen gebunden (vgl. Kap. 2).

Weitere Kernelemente des GSG sind vor allem:

- Übergang zur leistungsorientierten Vergütungsregelung im Krankenhaus: Aufhebung des Selbstkostendeckungsprinzips und Ablösung des tagesgleichen Pflegesatzes durch Sonderentgelte, Fallpauschalen und differenzierte Abteilungspflegesätze;
- bessere Verzahnung von ambulanter und stationärer Versorgung durch die Möglichkeit der Krankenhäuser vor- und nachstationärer Behandlungen und ambulanter Operationen;
- langfristige Begrenzung der Zahl zugelassener Ärzte und Zahnärzte.

Die entscheidende Komponente der GKV-Strukturform ist jedoch, daß seit 1996/97 die große Mehrzahl der GKV-Mitglieder nahezu uneingeschränkt die Krankenkasse wählen kann.

Als Antwort auf die Mitte der 90er Jahre abermals zu verzeichnende Beitragssteigerung wurde zum 1. 1. 97 das Beitragsentlastungsgesetz in Kraft gesetzt; es enthielt eine Reihe von Änderungen im Leistungsbereich. So stiegen die Zuzahlungen der Patienten für Arzneimittel und Kuren, es entfielen Zuschüsse für Brillengestelle, zudem enthielt das Gesetz das Verbot der Beitragsanhebung in 1996, was rückwirkend in Kraft trat. Eine verpflichtende Beitragssenkung um 0,4 Prozentpunkte wurde zum 1. Januar 1997 gültig. Die Krankengeldleistung wurde um 10 Prozentpunkte auf 70% des regelmäßigen Bruttoentgeltes gesenkt. Die Regeldauer für Kuren wurde auf 3 Wochen vermindert, die Wiederholung einer Kur frühestens nach 4 Jahren möglich. Als dritte Stufe der Gesundheitsreform traten am 1. Juli 1997 das 1. und 2. GKV-Neuordnungsgesetz (1. und 2. NOG) in Kraft.

Die Höhe der Patientenzuzahlungen wurde an Beitragssatzveränderungen der einzelnen Krankenkassen gekoppelt und diese mit einem außerordentlichen Kündigungsrecht der Mitglieder verbunden. Unabhängig hiervon wurden die Zuzahlungen generell erhöht. Mit dem 2. GKV-Neuordnungsgesetz wurde die im GSG eingeleitete Strukturvorreform fortgesetzt, die Gestaltungsmöglichkeiten der Kassen wurden erweitert: In zeitlich befristeten Modellvorhaben können neue Versorgungs-, Organisations-, Finanzierungs- und Vergütungsformen erprobt werden. Daneben besteht die Möglichkeit, neue Versorgungs- und Vergütungsstrukturen auf Dauer zu vereinbaren, z.B. für den Bereich der vertragsärztlichen Versorgung, Hausarztmodell oder Modelle vernetzter Praxen, denen auch eine sektorübergreifende Budgetverantwortung übertragen werden kann (Schönbach 1997). Bei den Bemühungen zur Reform der GKV gewinnt das aus der katholischen Soziallehre stammende Subsidiaritätsprinzip an Bedeutung: Die Eigenverantwortung des Versicherten wird stärker in den Vordergrund gerückt, im SGB V hat sie den gleichen Rang wie die Solidarität. In Verfolgung des Subsidiaritätsprinzips wird das Sachleistungsprinzip durch immer höhere Selbstbeteiligung zunehmend eingeschränkt (Gesundheitsberichterstattung des Bundes 1998).

■ AUFGABEN DER GKV. Die Rechtsgrundlagen der gesetzlichen Krankenversicherungen sind im wesentlichen im SGB V enthalten. Nach § 1 SGB V ist es Aufgabe der Krankenversicherung als Solidargemeinschaft, „die Gesundheit der Versicherten zu erhalten, wiederherzustellen oder ihren Gesundheitszustand zu verbessern. Die Versicherten sind für ihre Gesundheit mitverantwortlich; sie sollen durch eine gesundheitsbewußte Lebensführung, durch frühzeitige Beteiligung an gesundheitlichen Vorsorgemaßnahmen sowie durch aktive Mitwirkung an Krankenbehandlung und Rehabilitation dazu beitragen, den Eintritt von Krankheit und Behinderung zu vermeiden oder ihre Folgen zu überwinden. Die Krankenkassen haben den Versicherten dabei durch Aufklärung, Beratung und Leistungen zu helfen und auf gesunde Lebensverhältnisse hinzuwirken."

Zwei Strukturelemente bilden den wesentlichen Kern der gesetzlichen Krankenversicherung:

- das Solidarprinzip, wo im Prinzip alle die gleichen Leistungen in Anspruch nehmen können und alle im Rahmen ihrer finanziellen Möglichkeiten zur Finanzierung beitragen;
- das Sachleistungsprinzip, wo die Versicherten gegen Vorlage ihres Krankenkassenausweises (Krankenversicherungskarte – Chipkarte) grundsätzlich alle Leistungen als Naturleistung erhalten, ohne dafür bezahlen oder in Vorlage treten zu müssen. (Die jeweiligen Leistungserbringer, z.B. Arzt oder Apotheker, rechnen in der Regel über Verrechnungsstellen wie die kassenärztliche Vereinigung oder das Apothekenrechenzentrum ab.)

In der GKV tragen der Versicherte und dessen Arbeitgeber den Krankenversicherungsbeitrag jeweils zur Hälfte. Der Arbeitgeber führt den entsprechenden Beitrag im Rahmen des Gesamtsozialversicherungsbeitrages, der auch die Beiträge zu den anderen Zweigen der Sozialversicherung umfaßt, an die Krankenkasse ab. Für versicherungspflichtige Rentner trägt der Rentenversicherungsträger die Hälfte des Krankenversicherungsbeitrages, die andere Hälfte entfällt auf den Versicherten selbst.

Die GKV unterscheidet zwischen Regel- und Mehrleistung. Regelleistungen sind in Ausmaß und Dauer gesetzlich festgelegt und werden von allen Krankenkassen im gleichen Umfang gewährt. Darüber hinausgehende Mehrleistungen einer Krankenkasse müssen in der Satzung verankert sein und sich mit ihrer finanziellen Lage vereinbaren lassen. Mehrleistungen können variieren und eröffnen damit Spielräume für den Wettbewerb zwischen den Kassen. Durch die Vorschriften des SGB V sind ihnen allerdings recht enge Grenzen gesetzt.

Versicherte der GKV haben Anspruch auf Leistungen zur Förderung der Gesundheit, Verhütung und Früherkennung von Krankheiten, bei Krankheit, Schwangerschaft und Mutterschaft, ferner werden u.a. Sterbegeld und Fahrkosten gewährt. Sämtliche Leistungen unterliegen dem Wirtschaftlichkeitsgebot; sie müssen ausreichend, zweckmäßig und wirtschaftlich sein und dürfen das Maß des Notwendigen nicht überschreiten.

■ ORGANISATION DER GKV. Die 1883 gegründete gesetzliche Krankenversicherung (GKV) verteilt sich auf eine Vielzahl von Krankenkassen, die sich zum Teil auch bereits im vorherigen Jahrhundert konstituiert haben. Die meisten der ca. 72 Mio. Versicherten der gesetzlichen Krankenversicherung sind bei den Orts- und Ersatzkassen versichert. „Im Verlaufe seiner Geschichte hat sich durch die fortlaufende Gesetzgebung zur Krankenversicherung die GKV als ein dynamisches, dem Wandel und den sozialen Bedürfnissen Rechnung tragendes, also flexibles System erwiesen. Der enge Kontakt der Krankenkassen zu den Versicherten während des Arbeitslebens und zu den Arbeitgebern wird dadurch gestärkt, daß sie auch die Beiträge zur Rentenversicherung und zur Arbeitslosenversicherung einziehen und für andere Sozialleistungszweige Auftragsangelegenheiten durchführen. Sie werden damit zu einer Drehscheibe im System der sozialen Sicherung" (Fritze u. Mehrhof 1996).

Die Krankenkassen sind nach ihrer gesetzlichen Definition „rechtsfähige Körperschaften des öffentlichen Rechts mit Selbstverwaltung". Die Krankenkassen finanzieren sich vorwiegend durch Beiträge ihrer Mitglieder. Seit Ende der 70er Jahre befindet sich die über 100 Jahre alte GKV in einer ständigen Finanzkrise. Mit inzwischen 48 Gesetzen und mehr als 7000 Einzelvorschriften wurde versucht, diese Krise zu bewältigen. Mit dem Gesundheitsstrukturgesetz von 1. 1. 1993 und dem 2. GKV-Neuordnungsgesetz wurde vielleicht eine neue Ära der GKV eingeleitet (Ehlers 1998). Durch entsprechende gesetzliche Rahmenbedingungen sollen vermehrte Liberalisierung und durch die Einführung des Wettbewerbs unter den Versicherern wirtschaftliche und qualitätsorientierte Verbesserungen in der Gesundheitsversorgung erreicht werden.

Der erste Schritt hin zu einer wettbewerblichen Ausrichtung der GKV in Deutschland wurde mit Einführung der Kassenwahlfreiheit getan, die zum 1. 1. 1996 in Kraft trat. Nahezu alle Versicherten (Ausnahme: in der landwirtschaftlichen Krankenkasse und bei der Bundesknappschaft Versicherte) können zwischen der Ortskrankenkasse ihres Beschäftigungs- oder Wohnortes, jeder Ersatzkrankenkasse oder – wenn sie in einem Betrieb beschäftigt sind, für die eine Betriebs- oder Innungskrankenkasse besteht – einer Betriebs- oder Innungskrankenkasse wählen.

Damit sich der Wettbewerb der GKV aber nicht auf die Selektion der versicherten Risiken beschränkt, wurden – orientiert an entsprechenden Vorbildern anderer europäischer Länder – Mechanismen des Risikostrukturausgleichs eingeführt. Finanzstarke

Krankenkassen leisten Ausgleichszahlungen an finanzschwache Krankenkassen. Kriterien für die Ausgleichszahlungen sind die Höhe der beitragspflichtigen Einnahmen der Mitglieder, die Anzahl der Familienversicherten sowie Alter und Geschlecht der Versicherten. Der Risikostrukturausgleich ist kein Selbstzweck; er dient als begleitendes Instrument dem generellen (Reform-) Ziel, mit mehr Effizienz die erreichte hohe Qualität in der Gesundheitsversorgung aller Versicherten zu erhalten. Gleichzeitig sollen mit diesem Instrument die wesentlichen Solidarfunktionen der GKV gesichert werden. Es ist ein wichtiger Baustein von mehreren für einen Um- oder Ausbau des Systems hin zu einer solidarischen Wettbewerbsordnung (Rebscher 1998).

Der Risikostrukturausgleich erreichte 1995 (unter erstmaliger Berücksichtigung der Rentner) ein Finanzvolumen von ca. 15 Mrd. DM zwischen den Kassenarten. Transferempfänger waren die Ortskrankenkassen mit Zuweisungen von insgesamt 13,4 Mrd. DM und mit ca. 2 Mrd. DM die Bundesknappschaft. Andererseits führten die unterschiedlichen Versicherungsstrukturen dazu, daß z.B. die Betriebskrankenkassen (BKK) insgesamt ca. 0,56 Mrd. DM, die Innungskrankenkassen (IKK) ca. 1,3 Mrd. DM und die Angestellten-Ersatzkassen knapp 12,5 Mrd. DM in den Risikostrukturausgleich einzahlen mußten. Die durch den Risikostrukturausgleich verursachten Finanzschübe haben zu einer Angleichung der Beitragssätze geführt (Pfaff u. Wassener 1998).

■ FAMILIENVERSICHERUNG IN DER GKV. Die gesetzlichen Krankenkassen bieten nicht nur den beitragzahlenden Mitgliedern, sondern im Rahmen der Familienversicherung ohne zusätzlichen Beitrag auch deren Ehegatten und Kindern Schutz. Die Familienversicherung ist zwar an das Mitgliedschaftsverhältnis des Mitgliedes gebunden, stellt aber eine eigenständige Versicherung dar. Die Familienversicherung besteht für Kinder in der Regel bis zur Vollendung des 18. Lebensjahres. Kinder, die arbeitslos sind, sind bis zur Vollendung des 23. Lebensjahres und Kinder, die sich in Schul- oder Berufsausbildung befinden oder ein freiwilliges soziales Jahr ableisten, bis zur Vollendung des 25. Lebensjahres familienversichert. Bei darüber hinausgehender Schul- oder Berufsausbildung wird die Familienversicherung ggf. um den Zeitraum, um den die Schul- oder Berufsausbildung durch gesetzlichen Wehr- oder Zivildienst unterbrochen war, verlängert. Für körperlich, geistig oder seelisch behinderte Kinder, die sich wegen ihrer Behinderung nicht selbst unterhalten können, gelten die Altersgrenzen nicht.

■ AUSBLICK. Eine neue Gesundheitsstrukturreform 2000 steht ins Haus. Zur weiteren Vermeidung von Kostensteigerungen wurde mit dem Vorschaltgesetz die Rückkehr zu strikten Budgetregelungen für die einzelnen Felder des Gesundheitswesens vollzogen. Durch mehr Zusammenarbeit, eine bessere Abstimmung zwischen Hausärzten, Fachärzten und Krankenhäusern sollen Qualität und Kosten optimiert werden. Regionale, integrierte Versorgungszentren sollen ausprobiert werden. Durch die Einführung einer Positivliste werden Einsparungen im Arzneimittelverbrauch erwartet. Lenkungseffekte werden zusätzlich erwartet durch den Vorschlag, die Zuzahlung der Versicherten nach dem Schweregrad der Krankheit und der therapeutischen Bedeutung des Medikaments zu staffeln. Der von der Regierung geplante Übergang zur Finanzierung der Kliniken allein durch die Kassen (Monistik) ist nur bei rigoroser Beschränkung der Länderkompetenz in der Krankenhausplanung und bei einem Wegfall des Kontrahierungszwangs für die Krankenversicherung realisierbar. Ohne entsprechende Ausgleichszahlungen werden dadurch die Krankenkassen mit zusätzlichen Kosten belastet. Dies führt entweder zu höheren Beitragssätzen oder zu Leistungseinschränkung. Wieweit diese und weitere angedachte Strukturmaßnahmen, wie z. B. das Hausarztmodell („der Hausarzt als Lotse im Gesundheitswesen"), zur weiteren Stabilisierung der GKV-Ausgaben beitragen, ist abzuwarten.

PRIVATE KRANKENVERSICHERUNG (PKV)

Ende des 19. Jahrhunderts gab es erstmals Angebote von Unternehmen, nicht gesetzlich Versicherten eine Absicherung im Krankheitsfall durch private Verträge zu ermöglichen. 1903 führt das neu errichtete kaiserliche Aufsichtsamt für die Privatversicherung den Begriff „private Krankenversicherung" ein, um Privatversicherung und gesetzliche Versicherung eindeutig voneinander abzugrenzen (Beske u. Hallauer 1999).

In Deutschland sind etwa 7 Mio. Menschen ausschließlich privat versichert; weitere 8 Mio. Versicherte der gesetzlichen Krankenversicherung haben darüber hinaus eine private Zusatzversicherung.

Eine private Krankenversicherung kommt für alle Personen in Betracht, die nicht in der GKV pflichtversichert sind. Zu ihnen gehören Selbständige, Beamte, Freiberufler (u. a. Ärzte) und Arbeitnehmer mit einem Einkommen oberhalb der Krankenversicherungspflichtgrenze. Während bei der gesetzlichen Krankenversicherung (GKV) die Beiträge nicht entsprechend dem individuellen Risiko kalkuliert werden können, sondern anhand des Einkommens des Versicherten festgelegt werden, erfolgt die Beitragsberechnung bei der privaten Krankenversicherung nach dem individuellen Krankheitsrisiko der versicherten Person. Diese Berechnung erfolgt auf versicherungsmathematischer Grundlage und berücksichtigt Risikomerkmale wie Alter, Geschlecht und Krankheitsanfälligkeit sowie Vorerkrankungen.

Im Gegensatz zur GKV gibt es keine kostenlose Familienversicherung. Jedes Mitglied muß mit einem individuellen Beitrag versichert werden.

Ferner ist eine Altersrückstellung zu bilden; der Versicherer muß eine finanzielle Rücklage schaffen, die den altersbedingt steigenden Leistungsbedarf abdecken soll, der aus der höheren Krankheitsanfälligkeit älterer Personen zwangsläufig erwächst. Der Sicherheitszuschlag für die Altersrückstellung beträgt durchschnittlich 10% der Beitragskalkulation.

Nach den gesetzlichen Vorgaben gibt es in der PKV folgende Versicherungsarten:

- Die Krankheitskostenversicherung (Vollversicherung) übernimmt die Kosten für ambulante und stationäre Behandlung, für Arznei-/Heilmittel sowie für Zahnbehandlung und -ersatz.
- Die Krankentagegeldversicherung zahlt bei Verdienstausfall eine vereinbarte Summe täglich.
- Die eigenständige Krankenhaustagegeldversicherung zahlt bei stationärem Aufenthalt je Krankenhaustag eine vereinbarte Summe.
- Sonstige selbständige Teilversicherungen decken zusätzliche Wahlleistungen, wie Chefarztbehandlung oder Einbettzimmer, ab.
- Die Pflegeversicherung übernimmt, gestaffelt nach 3 Pflegestufen, Aufwendungen für häusliche, teilstationäre und vollstatio-

näre Pflege sowie für Kurzzeitpflege, darüber hinaus für Pflegehilfsmittel, für Pflegekurse und für die soziale Sicherung von Pflegepersonen.

Die Leistungen in der PKV sind durch die entsprechenden Versicherungsarten festgelegt, die sich dann in entsprechenden Tarifen und Tarifbedingungen niederschlagen, mit Übernahme der Krankheitskosten für ambulante, stationäre und zahnärztliche Behandlung. Hierzu kommen Leistungen zu Früherkennung und medizinischer Prävention, ambulanter Pflege und Rehabilitation.

■ Gesetzliche Unfallversicherung

Die gesetzliche Unfallversicherung ist wie die anderen Versicherungszweige in Deutschland im wesentlichen vom Staat unabhängig, wird paritätisch von Arbeitgeber- und Arbeitnehmervertretern selbst verwaltet und vornehmlich aus Beiträgen der Unternehmer finanziert. Der Beitragssatz ist unterschiedlich. Er richtet sich in erster Linie nach dem Arbeitsverdienst der Versicherten im jeweiligen Unternehmen und nach dem Grad der Unfallgefahr.

Zu den Aufgaben der Unfallversicherungsträger gehört seit über 100 Jahren die Prävention, Rehabilitation und Kompensation in der Verantwortung jeweils eines Trägers. Dieser Gedanke „alles in einer Hand" unterstützt Strukturverantwortung und gesetzlichen Auftrag mit „allen geeigneten Mitteln",
■ Arbeitsunfälle und Berufskrankheiten zu verhüten,
■ nach deren Eintritt für Heilung und Wiederherstellung der Erwerbstätigkeit und Erleichterung der Verletzungsfolgen zu sorgen,
■ durch Arbeits- und Berufsförderung (Berufshilfe) dem Verletzten oder Erkrankten zu helfen und
■ bei letztlich bleibenden Gesundheitsschäden den Versicherten, seine Angehörigen und Hinterbliebenen zu entschädigen.

Träger der gesetzlichen Unfallversicherung sind gewerbliche Berufsgenossenschaften, landwirtschaftliche Berufsgenossenschaften, See-Berufsgenossenschaft, Bund, Länder und Gemeinden, Gemeindeunfallversicherungsverband, Bundesanstalt für Arbeit, Feuerwehr-Unfallversicherungskassen.

In der Unfallversicherung sind fast alle Personen versichert, die in einem Arbeitsverhältnis stehen, einschließlich der Auszubildenden und Heimarbeiter. Landwirtschaftliche Unternehmer und deren mitarbeitende Ehegatten und im öffentlichen Interesse tätige Personen (im Gesundheitsveterinärwesen, in der Wohlfahrtspflege ehrenamtlich oder selbständig) sind ebenso versichert wie Blutspender und Spender körpereigener Gewebe. Zusätzlich sind Kinder während des Besuchs von Kindergärten versichert, im weiteren Schüler und Studenten im Rahmen ihrer Ausbildung sowie Personen, die bei Unglücksfällen Hilfe leisten.

Die Unfallversicherung ersetzt den Schaden, der durch einen Arbeitsunfall oder durch eine Berufserkrankung entstanden ist. Als Arbeitsunfall zählt auch der sog. Wegeunfall. Ein Wegeunfall liegt dann vor, wenn er auf dem verkehrsüblichen, kürzesten Weg zur oder von der Arbeit stattfindet.

Berufskrankheiten sind Krankheiten, bei denen ein ursächlicher Zusammenhang zwischen Krankheit und einer gefährdenden Arbeit besteht. Die anerkannten Berufskrankheiten sind in einer Berufskrankheitenliste niedergelegt. In den letzten Jahren wurden mehrfach neue Berufskrankheiten in die Entschädigungspflicht einbezogen, so z.B. Bandscheibenerkrankungen durch berufsbedingte Überbeanspruchung der Wirbelsäule. 1996 wurden 93861 Anzeigen auf Verdacht einer Berufskrankheit gestellt, davon wurden 33% als Berufskrankheit anerkannt.

Gesetzliche Rentenversicherung

Die Aufgaben der Rentenversicherung sind
- Erhaltung, Besserung und Wiederherstellung der Erwerbsfähigkeit der Versicherten;
- Förderung von Maßnahmen zur Besserung der gesundheitlichen Verhältnisse in der versicherten Bevölkerung;
- Gewährung von Renten an Hinterbliebene verstorbener Versicherter;
- Gewährung von Renten wegen Berufs- oder Erwerbsunfähigkeit sowie von Altersruhegeld.

Berufsunfähig sind Versicherte, deren Erwerbsfähigkeit wegen Krankheit oder Behinderung auf weniger als die Hälfte derjenigen von gesunden Versicherten mit ähnlicher Ausbildung und gleichwertigen Kenntnissen und Fähigkeiten gemindert sind. Erwerbsunfähig sind Versicherte, die wegen Krankheit oder Behinderung auf unabsehbare Zeit eine Erwerbstätigkeit in gewisser Regelmäßigkeit nicht ausüben können.

Die Rentenversicherung ist in 3 Zweige gegliedert:
- Rentenversicherung der Arbeiter,
- Rentenversicherung der Angestellten,
- knappschaftliche Rentenversicherung.

Träger der Rentenversicherungen sind:
- für die Arbeiter-Rentenversicherung Landesversicherungsanstalten und als Sonderanstalten die Bundesbahnversicherungsanstalt und die Seekasse;
- für die Angestellten-Rentenversicherung die Bundesversicherungsanstalt für Angestellte;
- für die knappschaftliche Rentenversicherung die Bundesknappschaft.

Die Zuständigkeit des Versicherungträgers richtet sich nach der Art der beruflichen Tätigkeit des Versicherten (Beske u. Hallauer 1999).

Die Rentenversicherung ist eine Versicherung für alle; jeder kann ihr beitreten: der Arbeitnehmer, der Selbständige, der Schüler und die Hausfrau. Pflichtversichert sind alle Personen, die als Arbeitnehmer gegen Entgelt oder zum Zweck ihrer Berufsausbildung beschäftigt sind, u.a. auch Wehr- und Zivildienstleistende. Selbständig erwerbstätige Personen können innerhalb der ersten 5 Jahre ihrer Selbständigkeit der gesetzlichen Rentenversicherung auf Antrag beitreten. Geringfügig Beschäftigte oder selbständig Tätige, z.B. Angehörige eines anderen Versorgungssystems wie Beamte, Richter und Berufssoldaten, unterliegen keiner Versicherungspflicht. Angehörige einer berufsständigen Versorgungseinrichtung, wie z.B. Ärzte oder Rechtsanwälte, können sich auf Antrag von der Versicherungspflicht befreien.

Die Finanzierung der Rentenversicherung hat drei Grundlagen:
- Beiträge der Versicherten,
- Beiträge des Arbeitgebers,
- Bundeszuschuß.

Der weitaus größte Teil der Ausgaben wird durch die Beiträge der Versicherten und der Arbeitgeber bestritten.

Die Versicherungspflicht besteht unabhängig von der Höhe des Einkommens. Die Beiträge werden nur bis zu einer bestimmten Einkommenshöhe, der Beitragsbemessungsgrenze erhoben. Sie betrug 1998 in der Rentenversicherung der Arbeiter und Angestellten monatlich 8400 DM (neue Bundesländer: 7000 DM) und in der knappschaftlichen Rentenversicherung monatlich 10 300 (neue Bundesländer 8600 DM).

Die Gewährung von Renten ist im besonderen an die Erfüllung einer bestimmten Wartezeit (Mindestversicherungszeit) gebunden. Beitragslose Zeiten, während Arbeitsunfähigkeit, Arbeitslosigkeit und Krankheit, einer Schwangerschaft und Mutterschaft sowie während bestimmter Ausbildungen, werden in der Regel auf die Wartezeit angerechnet. Die Rentenhöhe bestimmt sich im wesentlichen nach dem Verhältnis des individuellen Einkommens des Versicherten zum durchschnittlichen Arbeitseinkommen aller Arbeitnehmer und nach der Zeit, für die Beiträge entrichtet worden sind. Sie ist an die Entwicklung der Löhne und Gehälter gekoppelt und wird jährlich angepaßt (Beske u. Hallauer 1999). 1995 betrugen die Leistungen der Rentenversicherung 353,5 Mrd. DM. Dies entspricht mehr als 10% des Bruttosozialprodukts.

Arbeitslosenversicherung

Die Arbeitslosenversicherung ist ein Teil des Systems der sozialen Sicherung der Bundesrepublik Deutschland, und wesentlicher Bestandteil des Arbeitsförderungsgesetzes. Die Leistungen der Arbeitslosenversicherung werden durch Beiträge von Arbeitgebern und Arbeitnehmern (je 50%) finanziert. 1999 beträgt der Beitragssatz zur Arbeitslosenversicherung 6,5%. Die Beitragsbemessungsgrenze entspricht der Bemessungsgrenze der Rentenversicherung der Arbeiter und Angestellten. 1996 wurden 138 Mrd. DM für die Arbeitsförderung gezahlt. Etwa 55% der Ausgaben betreffen Zahlungen für Arbeitslosigkeit.

■ Gesetzliche Pflegeversicherung

Die Zunahme der Zahl hochbetagter Menschen, veränderte Familienstrukturen und unzureichende Absicherung des Pflegerisikos durch die Krankenkassen und durch die Sozialhilfe als Träger der Pflegekosten waren die wesentlichen Gründe für eine gesetzliche Pflegeversicherung. Mit der Einführung der sozialen und privaten Pflegeversicherung durch das Pflegeversicherungsgesetz (1994) – als eigenständige fünfte Säule der Sozialversicherung – wurden die Leistungen bei Pflegebedürftigkeit und ihre Finanzierung umfassend neu geregelt. Das Recht der Pflegeversicherung ist im 11. Buch des Sozialgesetzbuches (SGB XI) enthalten. Die wesentlichen Ziele der Pflegeversicherung sind die Verbesserung der Pflegesituation, die Absicherung des sozialen Risikos der Pflegebedürftigkeit und die Unterstützung der pflegenden Angehörigen.

Träger der Pflegeversicherung sind die Pflegekassen, die bei jeder gesetzlichen Krankenversicherung und bei der privaten Krankenversicherung eingerichtet wurden. Die beitragspflichtigen Einnahmen der sozialen Pflegeversicherung werden hälftig vom Arbeitnehmer und Arbeitgeber bezahlt. Sie orientieren sich an den Regelungen der gesetzlichen Krankenversicherung. Die Beitragsbemessungsgrenze für die Pflegeversicherung betrug 1997 in den alten Bundesländern 6150 DM und in den neuen Bundesländern 5325 DM. Der Beitragssatz für die Pflegeversicherung beträgt 1,7%.

„Pflegebedürftige" sind nach der Pflegeversicherung Personen, „die wegen einer körperlichen, geistigen oder seelischen Krankheit oder Behinderung für die gewöhnlichen und regelmäßig wiederkehrenden Verrichtungen im Ablauf des täglichen Lebens auf Dauer .... in erheblichem oder höherem Maß .... der Hilfe bedürfen". Demnach werden Leistungen nur dann gewährt, wenn eine Krankheit oder Behinderung vorliegt und wenn zusätzlich Einschränkungen in alltäglichen Aktivitäten bestehen, die auf Krankheitsprozesse zurückgeführt werden können und eine gewisse Dauer und Intensität erreichen.

Neben der reinen Feststellung, ob eine Person pflegebedürftig ist, regelt das Pflegeversicherungsgesetz auch, daß die Intensität der Pflegebedürftigkeit an der Frequenz der benötigten Hilfe gemessen werden soll. Je nach Schweregrad der Pflegebedürftigkeit und dem dadurch bedingten Umfang des Hilfsbedarfs werden 3 Stufen unterschieden:

- Stufe 1 – erheblich Pflegebedürftige (Personen, die mindestens einmal täglich bei wenigstens zwei Verrichtungen in den Bereichen Körperpflege, Ernährung etc. Hilfe bedürfen),
- Stufe 2 – Schwerpflegebedürftige (Personen, die mindestens dreimal täglich zu verschiedenen Tageszeiten Hilfe bedürfen),
- Stufe 3 – Schwerstpflegebedürftige (Personen, die rund um die Uhr versorgt werden müssen).

Die Pflegeversicherung gewährt bei häuslicher Pflege folgende Hilfen:

- Pflegesachleistungen, Pflegegeld,
- Pflegevertretung,
- Pflegehilfsmittel und technische Hilfen im Haushalt,
- Tages- und Nachtpflege,
- Kurzzeitpflege,
- soziale Sicherung der Pflegenden.

Die Pflegeversicherung zahlt die Beiträge zur gesetzlichen Rentenversicherung für derzeit etwa 500 000 Pflegepersonen.

Wenn häusliche oder teilstationäre Pflege nicht möglich ist oder wegen der Besonderheit des Einzelfalls nicht in Betracht kommt, haben Pflegebedürftige seit dem 1.7.96 Anspruch auf Pflege in vollstationären Einrichtungen.

Ende 1996 erhielten 1,7 Mio. Menschen in Deutschland Leistungen der Pflegeversicherung. Rund 1,26 Mio. bezogen ambulante und rund 470 000 Leistungen im stationären Bereich; 50 000 Menschen erhielten Unterstützungsleistungen in vollstationären Einrichtungen der Behindertenhilfe, knapp 100 000 der ambulanten und 40 000 der stationären Leistungsempfänger sind in einer privaten Pflegeversicherung abgesichert. 2,1% der Bevölkerung waren Ende 1996 in Deutschland regelmäßig pflegebedürftig. Davon leben 1,5% im Privathaushalt und nur 0,6% in stationären Einrichtungen. 1996 betrugen die gesamten Leistungen der sozialen Pflegeversicherung rund 20 Mrd. DM. Durch die zeitlich versetzte Einführung der 2. Stufe verfügte die Pflegeversicherung Mitte 1996 über einen Mittelbestand in Höhe von 6,4 Mrd. DM; er erhöhte sich bis Ende 1996 auf 7,9 Mrd. DM. Mit Einführung der Pflegeversicherung haben sich die Ausgaben der Sozialhilfe spürbar ver-ringert. Nach Schätzung wird die Sozialhilfe im Bereich der Hilfe zur Pflege im Jahre 1997 um 10–11 Mrd. DM entlastet werden. Viele Pflegebedürftige sind nun nicht mehr auf Sozialhilfe ange-wiesen; die Sozialhilfe bleibt jedoch als letztes Auffangnetz erhal-ten, wenn die Leistungen der Pflegeversicherung nicht ausreichen und der Pflegebedürftige nicht über genügend Eigenmittel verfügt (Gesundheitsberichterstattung des Bundes 1998).

Gesundheitsschutz am Arbeitsplatz

Der Gesundheitsschutz am Arbeitsplatz umfaßt Maßnahmen des technischen, medizinischen, hygienischen und organisatorischen Arbeitsschutzes. Eine Reihe von Gesetzen wie das Gerätesiche-rungsgesetz (GsG), die Arbeitsstättenverordnung (ArbStättV), das Arbeitssicherungsgesetz (AsiG) und das Chemikaliengesetz (ChemG) haben dem Arbeitsschutz in der Bundesrepublik Deutschland eine gesetzliche Grundlage verschafft. Diese Gesetze werden durch Verordnungen, z.B. die Verordnung zum Schutz vor gefährlichen Stoffen (GffStoffV), die Verordnung über den Schutz vor Schäden durch Röntgenstrahlen (RöV), die Strahlenschutzver-ordnung (StrlSchV) und eine Reihe anderer Verordnungen sowie durch Unfallverhütungsvorschriften ausgefüllt. Die rechtliche Ver-antwortung für den Gesundheitsschutz am Arbeitsplatz liegt beim Unternehmer, der bei der Erfüllung dieser Aufgabe die zahlreichen staatlichen Gesetze und Verordnungen sowie die speziellen Unfall-verhütungsvorschriften der Berufsgenossenschaften zu beachten hat. Das Arbeitssicherungsgesetz enthält Vorschriften zur Bestel-lung von Betriebsärzten und Fachkräften für Arbeitssicherheit und deren Aufgaben. Sie sollen den Arbeitgeber in allen Fragen des Gesundheitsschutzes (Betriebsärzte), der Arbeitssicherheit, ein-schließlich der menschengerechten Gestaltung der Arbeit (Fach-kräfte für Arbeitssicherheit) sowie beim Arbeitschutz und bei der Unfallverhütung unterstützen (Beske u. Hallauer 1999). Der soziale Arbeitsschutz soll den Schutz besonders schutzbedürftiger Perso-nengruppen wie Frauen, erwerbstätige Mütter, Jugendliche, Kinder und Schwerbehinderte gewährleisten. Das Schwerbehindertengesetz regelt die Eingliederung von Schwerbehinderten in das Erwerbsleben und die Sicherung ihres Arbeitsplatzes.

Die Arbeitsmedizin beschäftigt sich mit den Wechselbeziehungen zwischen Arbeit, Beruf und Gesundheit. Dazu gehören das Erkennen von Erkrankungen, die durch das Arbeitsgeschehen verursacht werden können, Maßnahmen zu deren Vorbeugung und die Mitwirkung bei der medizinischen Rehabilitation von arbeitsbedingten Erkrankungen sowie von Arbeitsunfällen.

■ Soziale Entschädigung für Gesundheitsschäden – Sozialhilfeleistungen im Krankheits- und Pflegefall

In einer Reihe von Fällen wird der Staat nicht nur im Rahmen der Gesundheitsvorsorge tätig, sondern gewährt auch Entschädigungsleistungen aus Steuermitteln, um Gesundheitsschäden von Bürgern zu beheben oder deren finanzielle Folge auszugleichen. Dazu gehören vor allem die Kriegsopferentschädigung und der Ausgleich von Schäden im Zusammenhang mit dem Wehrdienst bei der Bundeswehr und dem Zivildienst. Ferner gewährt der Staat Entschädigungen bei Impfschäden, die einer Person aus Komplikationen infolge öffentlich empfohlener Impfung entstehen können. Schließlich besteht die Möglichkeit, den Opfern von Straftaten Entschädigungsleistungen zu gewähren, wenn sie infolge der Tat eine Gesundheitsschädigung erlitten haben. Der Anspruch auf Entschädigungsleistungen umfaßt primär die Heilbehandlung, ggf. aber auch Versorgungskrankengeld und Rentenleistungen.

100 000 Menschen in unserem Land sind weder gesetzlich noch privat krankenversichert und erhalten daher im Krankheitsfall auch keine Versicherungsleistung. Diese Sicherheitslücke wird staatlich durch Sozialhilfeleistungen geschlossen.

Das Gesetz sieht für solche Fälle Leistungen aus Steuermitteln vor, die dem Hilfeempfänger ein menschenwürdiges Leben ermöglichen sollen. Neben Grundbedürfnissen wie Wohnung, Ernährung und Kleidung gehört auch die Versorgung im Krankheits- oder Pflegefall zu einem menschenwürdigen Dasein. Sozialhilfeleistungen sind jedoch gegenüber Versicherungsleistungen der Kranken- und Pflegekasse sowie der privaten Versicherungsunternehmen nachrangig; sie können nur gewährt werden, wenn und soweit keine Kranken- oder Pflegekasse und auch kein privates Versicherungsunternehmen eintritt. Träger der Sozialhilfe sind auf örtlicher Ebene die kreisfreien Städte und die Landkreise. Darüber hinaus bestehen noch überörtliche Träger auf Landesebene. Vom 1. Januar 1997 an ist ein Großteil der Sozialhilfeempfänger in die gesetzliche Versicherungspflicht bei einer Krankenkasse einbezogen. Die Hilfe für Sozialhilfeempfänger entspricht den Leistungen der GKV.

Für behinderte Menschen sieht das Bundessozialhilfegesetz Leistungen der Eingliederungshilfe vor, die Maßnahmen zur Beseitigung oder Milderung der Behinderung umfassen. Ferner können orthopädische Hilfsmittel, Hilfen bei der Beschaffung einer behindertengerechten Wohnung oder Ausbildungs- und Umschulungshilfe bewilligt werden. Nicht zuletzt bewilligt das Sozialamt Hilfe zur Pflege von pflegebedürftigen Personen, die auch nach Einführung der sozialen Pflegeversicherung noch von praktischer Bedeutung sind.

■ Ambulante Versorgung durch Ärzte und Zahnärzte

Die ambulante ärztliche und zahnärztliche Versorgung wird von niedergelassenen (Vertrags-)Ärzten und (Vertrags-)Zahnärzten durchgeführt.

Die ärztliche Versorgung umfaßt die Tätigkeit des Arztes, die zur Verhütung, Früherkennung und Behandlung von Krankheiten nach den Regeln der ärztlichen Kunst sowie die zahnärztliche Versorgung also die Tätigkeit des Zahnarztes, die zur Verhütung, Früherkennung und Behandlung von Zahn-, Mund- und Kieferkrankheiten nach den Regeln der zahnärztlichen Kunst ausreichend und zweckmäßig ist (Beske u. Hallauer 1999).

Zur Inanspruchnahme ambulanter ärztlicher und zahnärztlicher Behandlung erhielt der Kassenpatient bis zum 31.12.94 von seiner Krankenkasse als Behandlungsausweis einen Krankenschein. Der Krankenschein war jeweils für ein Quartal gültig. Er muße vom Versicherten bei der ersten Arztkonsultation dem von ihm frei gewählten (in der Regel dem Hausarzt/Zahnarzt) Kassenarzt übergeben werden. Da der behandelnde Vertragsarzt/-zahnarzt innerhalb eines Quartals nur aus triftigem Grund gewechselt werden konnte, bestand eine gewisse formelle Bindung an den Hausarzt. Bestand die Notwendigkeit, Ärzte anderer Fachrichtung zu konsultieren, so erhielt der Versicherte für jeden dieser Ärzte einen Überweisungsschein. Die Überweisung zu einem Arzt einer anderen Fachrichtung galt nicht als Arztwechsel.

Zur Erleichterung der Datenverarbeitung wurde am 1.10.95 die Krankenversicherungskarte eingeführt.

Für die Versicherten hat sich die Situation insbesondere in der Hinsicht verändert, als sich ihnen größere Wahlmöglichkeiten zwischen den Vertragsärzten/-zahnärzten eröffnet haben. Auch während eines Quartals können nacheinander verschiedene Ärzte sowohl derselben als auch unterschiedlicher Fachgruppen aufgesucht werden, da vorangegangene Konsultationen beim Einlesen der Karte nicht erkennbar sind (Beske u. Hallauer 1999). Nach einer Analyse des wissenschaftlichen Instituts der AOK (WIdO) sei das befürchtete „Ärztehopping" zur Erfüllung eines Arzneimittelwunsches „eher unwahrscheinlich" (WIdO 1997).

Der GKV-Versicherte kann prinzipiell unter den Vertragsärzten frei wählen, mit einer Einschränkung, wonach der Versicherte einen Krankenhausarzt nur mit einer Überweisung in Anspruch nehmen kann.

■ Organisation der Ärzteschaft

Die Ärzteschaft ist in staatlich anerkannten Standesvertretungen organisiert. Diese sichern einerseits den Einfluß der Ärzte auf das Gesundheitswesen, wie im politischen Raum, andererseits obliegt diesen Organisationen die Überwachung der Einhaltung von standesrechtlichen und beruflichen Pflichten. Diese Ausformung der Organisation ist historisch gewachsen und im Vergleich zu anderen Ländern in Deutschland einzigartig.

Die Ärzteschaft bildete sich als Berufsstand im 19. Jahrhundert. Vor dieser Zeit wurde die Heilkunde durch eine Vielfalt eigenständiger Berufsgruppen, z.B. Bader, Chirurg, Dentist, Geburtshelfer oder Wundarzt, ausgeübt.

Gesetzlich geschützt wurden die Berufsbezeichnungen „Arzt" und „Zahnarzt" durch das Gesetz des Norddeutschen Bundes zur Gewerbeordnung vom 21.6.1869 (Beske u. Hallauer 1999). Parallel zu dem langwierigen Professionalisierungsprozeß in der Medizin zu diesem Zeitpunkt kam es zu ärztlichen Vereinsgründungen. Im September 1873 konstituierte sich der Deutsche Ärztevereinsbund, sozusagen als erster Deutscher Ärztetag.

Die Ausbildung der Ärzte wurde damals von den staatlich geleiteten Universitäten übernommen, und gleichzeitig überwachte der Staat die Zulassung und das berufliche Verhalten der Ärzte.

Auf der anderen Seite wuchs das Krankenversicherungswesen und somit die organisierte Nachfrage nach einer hohen Qualität der ärztlichen Leistungen. Um einer engen staatlichen Reglementierung entgegenzuwirken und gegenüber den Krankenkassen als starker Verhandlungs- und Vertragspartner auftreten zu können, forderten die Ärzte Berufsorganisationen, die ihnen mehr Autonomie gegenüber dem Staat und den Kassen einräumen sollten. Diesen Forderungen wurde Ende des 19. Jahrhunderts entsprochen, indem das Ärztekammersystem eingeführt wurde, wodurch die Ärzte eine eigene Stimme und entsprechenden Einfluß auf die Gesundheitspolitik bekamen.

Heutzutage wird das Bild des Arztes insbesondere von der Berufsordnung der deutschen Ärzte geprägt (nach § 1 Abs. 1 der Berufsordnung dient der Arzt der Gesundheit des einzelnen Menschen und des gesamten Volkes, und der ärztliche Beruf ist kein Gewerbe, sondern seiner Natur nach ein freier Beruf).

Diese Freiheit des Berufs verleiht den Ärzten und Organisationen der Ärzteschaft ein hohes Maß an Verantwortung. Die Eigenverantwortung kennzeichnet auch das ärztliche Standesrecht und das sich hieraus ergebende organisationsrechtliche Gefüge.

ÄRZTEKAMMERN

Die Ärztekammern sind die durch Landesgesetze (Heilberufsgesetze, Kammergesetze) geschaffenen Berufsvertretungen für alle approbierten Ärzte.

Alle Ärzte sind Pflichtmitglieder. Dies gilt für niedergelassene Ärzte ebenso wie für angestellte Ärzte in Krankenhäusern, beamtete Ärzte oder Ärzte im Ruhestand.

Nach ihrer Satzung obliegen der Bundesärztekammer die folgenden Aufgaben:
- Ständiger Erfahrungsaustausch unter den Ärztekammern und gegenseitige Abstimmung der Tätigkeiten.

- Herbeiführung möglichst einheitlicher Regelungen der ärztlichen Berufspflichten.
- Herbeiführung einer möglichst einheitlichen Regelung der ärztlichen Weiterbildung (Beschluß einer Muster-Weiterbildungsordnung).
- Förderung der ärztlichen Fortbildung (z.B. durch Fortbildungskongresse).
- Wahrung der beruflichen Belange der Ärzteschaftsangelegenheiten, die über die Zuständigkeit eines Landes hinausgehen (z.B. Bundesgesetzgebung).
- Herstellung von Beziehungen zur ärztlichen Wissenschaft und zu ärztlichen Vereinen im Ausland.
- Beschluß von Richtlinien zur Qualitätssicherung.
- Pflege des Zusammengehörigkeitsgefühls der Ärzte und ihrer Organisationen.

Zusätzlich haben die Kammern Gutachterkommissionen und Schlichtungsstellen eingerichtet, vor denen das Vorliegen und die Konsequenzen von ärztlichen Behandlungsfehlern außergerichtlich geklärt werden können. Für die Antragsteller, also die Patienten, sind diese Verfahren kostenlos und verschließen nicht den Weg vor die Gerichte, sofern keine Einigung zwischen dem Arzt und seinem Patienten zustande kommt.

Derartige Einrichtungen gibt es bei den Zahnärztekammern nicht.

Eine weitere Aufgabe der Ärztekammern ist die Regelung der wirtschaftlichen Belange ihrer Mitglieder, indem sie eigenständige Versorgungswerke und Förderungseinrichtungen bilden.

Hauptversammlung und oberstes beschlußfassendes Gremium der Bundesärztekammer ist der jährlich tagende Deutsche Ärztetag. Die dort gefaßten Beschlüsse sind Empfehlungen, über deren Umsetzung die Organe der Landesärztekammern autonom entscheiden.

KASSENÄRZTLICHE VEREINIGUNG

Bei Einführung der gesetzlichen Krankenversicherung waren die Rechtsverhältnisse zwischen Ärzten und Krankenkassen privatrechtlicher Natur. Es wurden Einzelverträge zwischen den einzelnen

Krankenkassen und abschlußbereiten Ärzten geschlossen. Der Abschluß solcher Verträge war in das Ermessen der jeweiligen Krankenkassen gestellt. Dadurch gerieten die Ärzte zunehmend in eine finanzielle Abhängigkeit von den Krankenkassen. Aus dieser Lage entstanden starke Interessengegensätze zwischen Ärzteschaft und Krankenkassen, die zu Störungen der Versorgung führten.

Um diesem Druck zu begegnen, schlossen sich die Ärzte im Jahre 1900 zu einem Kampfverband, dem Verband der Ärzte Deutschlands (Leipziger Verband, später Hartmann-Bund) zusammen. Dies führte zu streikähnlichen Auseinandersetzungen zwischen Ärzten und Krankenkassen.

Der Friede wurde hierdurch empfindlich gestört und die Versorgung der sozialversicherten Bevölkerung gefährdet. Mit dem Berliner Abkommen von 1913 und der Verordnung über Ärzte und Krankenkassen (1923) wurden zunächst auf Grundlage des Einzelvertragssystems die Beschäftigungsbedingungen der Kassenärzte durch individual- und kollektivrechtliche Elemente verbessert. Die Fortsetzung dieser Bemühungen scheiterte an der wirtschaftlichen Rezession im Jahre 1930. Eine Notverordnung mit Berechtigung der Kassen, Einzelverträge mit Ärzten ihrer Wahl abzuschließen, brachte erneut Arbeitskämpfe der Ärzte. Im Rahmen einer Notverordnung des Reichspräsidenten und der Reichsregierung vom 8. 12. 1931 wurde das Einzelvertragssystem durch das Kollektivvertragssystem abgelöst. Dies führte dann zur Bildung der kassenärztlichen Vereinigung, die als Vertragspartner der Krankenkassen die wirtschaftlichen Interessen der Vertragsärzte gegenüber den Krankenkassen wahrnahmen. Die heutige Rechtsgrundlage für die Errichtung der kassenärztlichen Vereinigung bildet § 77 des 5. Buches des Sozialgesetzbuches. Für alle in einer bestimmten Region zugelassenen Vertragsärzte und Psychotherapeuten besteht eine Pflichtmitgliedschaft in einer kassenärztlichen Vereinigung.

Um als Kassenarzt (Vertragsarzt) zugelassen zu werden, sind im wesentlichen zwei Voraussetzungen zu erfüllen:
- Nachweis der Approbation als Arzt in Deutschland und
- Abschluß einer allgemeinen medizinischen Weiterbildung (Allgemeinarzt) oder einer Weiterbildung in einem anderen Fachgebiet mit der Befugnis zum Führen einer entsprechenden Gebietsbezeichnung, z.B. Orthopäde (Zahnärzte benötigen dage-

gen eine 2jährige Vorbereitungszeit, in der sie sich insbesondere mit kassenarztspezifischen Besonderheiten vertraut machen sollen).

Durch das Gesundheitsstrukturgesetz wurde seinerseits – nach Aufhebung der Verhältniszahl – Zulassung für Ärzte durch Urteil des Bundesverfassungsgerichts vom 23. März 1960 – mit Wirkung vom 1. 1. 1963 erneut eine objektive Zulassungssperre für den Zugang zur vertragsärztlichen Versorgung eingeführt. Wird der arztgruppenspezifisch nach dem Versorgungsstand vom 31. 12. 1990 festgestellte allgemeine bedarfsgerechte Versorgungsgrad um 10 von 100 in einem Planungsbereich überschritten, so ist dieser Planungsbereich für Neuzulassungen im betreffenden Fachgebiet grundsätzlich gesperrt. Die Bedarfsplanungsrichtlinien des Bundesausschusses für Ärzte und Krankenkassen lassen unter qualitativen Gesichtspunkten Ausnahmen, z. B. zur Förderung des ambulanten Operierens, der Umstrukturierung poliklinischer Einrichtungen in den neuen Bundesländern und der Bildung interdisziplinärer Schwerpunktpraxen, zu.

Das Psychotherapeutengesetz hat mit Wirkung vom 1. 1. 1999 eine einheitliche Verhältniszahl für ärztliche und psychologische Psychotherapeuten (einschließlich Kinder- und Jugendlichenpsychotherapeuten) festgelegt. Im übrigen gelten die Vorschriften der Bedarfsplanung uneingeschränkt auch für Psychotherapeuten.

Dort wo eine Versorgung durch niedergelassene Ärzte nicht sichergestellt werden kann, können Krankenhausärzte oder ärztlich geleitete Einrichtungen zeitlich befristet und bedarfsbezogen zusätzlich zur Teilnahme an der vertragsärztlichen Versorgung ermächtigt werden.

Die Selbstverwaltungsorgane der kassenärztlichen Organe sind die von den Mitgliedern gewählte Vertreterversammlung und der Vorstand. Die kassenärztlichen Vereinigungen der Länder bilden auf Bundesebene die Kassenärztliche Bundesvereinigung. Mitglieder der Kassenärzlichen Bundesvereinigung sind 23 kassenärztliche Vereinigungen und nicht die Vertragsärzte oder Psychotherapeuten als Einzelmitglieder.

Die kassenärztlichen Vereinigungen haben verschiedene Aufgaben. Der Sicherstellungsauftrag verpflichtet sie, die vertragsärztliche Versorgung sicherzustellen, d. h., eine ausreichende, zweckmäßige und wirtschaftliche Versorgung der Versicherten unter Berücksichtigung des allgemein anerkannten Standes der medizinischen Ergebnisse zu gewährleisten. Sicherstellung beinhaltet auch einen ausreichenden Notfalldienst zu den sprechstundenfreien Zeiten.

Die kassenärztliche Vereinigung hat die Rechte der Vertragsärzte und Psychotherapeuten gegenüber den Krankenkassen wahrzunehmen. Die Interessenvertretung schließt auch die ständige Beratung der Vertragsärzte und Psychotherapeuten in allen Fragen der vertragsärztlichen Tätigkeit ein, angefangen von der Niederlassungsberatung bis zur Aufklärung in Abrechnungs- und Wirtschaftsfragen.

Zur Interessenvertretung gehört in erster Linie, daß die vertragsärztlichen Leistungen angemessen honoriert werden. Die KV hat eine Schutzfunktion zugunsten ihrer Mitglieder wahrzunehmen; sie ist aber auch der Mittler zwischen den Interessen ihrer Mitglieder und den Krankenkassen und anderen öffentlichen Einrichtungen. Bedingt durch zunehmende staatliche Vorgaben und entsprechende Einschränkungen des Gestaltungsspielraumes der Selbstverwaltung, nimmt der reglementierende Teil der vertragsärztlichen Selbstverwaltung zu, während die Wahrnehmung der wirtschaftlichen Interessen durch Ausgaben, Budgetierung und stringente Anwendung des Grundsatzes der Beitragsstabilität zunehmend erschwert wird.

Die kassenärztlichen Vereinigungen haben den Krankenkassen gegenüber die Gewähr für die ordnungsgemäße Einbringung der vertragsärztlichen Leistungen nach Gesetz und Vertrag zu übernehmen. Hierunter fällt vor allem die Aufgabe, die Abrechnung der Vertragsärzte und Psychotherapeuten vor Weitergabe an die Krankenkassen auf Plausibilität und sachliche und rechnerische Richtigkeit zu überprüfen, so daß den Krankenkassen nur solche Leistungen in Rechnung gestellt werden, die nach der jeweils gültigen Gebührenordnung berechnungsfähig und in sich plausibel sind. Den kassenärztlichen Vereinigungen obliegt es, die Einhaltung der Pflichten der Vertragsärzte und Psychotherapeuten im Rahmen ihrer vertragsärztlichen Tätigkeit zu überwachen.

■ VERGÜTUNG DER ÄRZTLICHEN LEISTUNG. Die Vergütung ärztlicher und zahnärztlicher Leistungen erfolgt bei GKV-Versicherten nach einem einheitlichen Bewertungsmaßstab (EBM), der von der Kassenärztlichen Bundesvereinigung (KBV) mit den Spitzenverbänden der Krankenkassen vereinbart wird. Die einzelnen mit den Krankenkassen abrechnungsfähigen Leistungen werden jeweils mit einer bestimmten Punktezahl bewertet.

Die Abrechnung erfolgt pro Leistung, in denen die Punktzahl mit dem in jedem Quartal neu zu bestimmenden Punktwert multipliziert wird. Der Punktwert ergibt sich daraus, daß die Krankenkassen Pauschalen pro Versicherten und damit eine Gesamtvergütung vereinbaren, die durch die im jeweiligen KV-Bezirk erreichte Gesamtpunktzahl geteilt wird. Neue Leistungen, die infolge des medizinischen Fortschritts, z.B. neue Untersuchungs- und Behandlungsmethoden, entstehen, dürfen erst abgerechnet werden, wenn sie in den Katalog des einheitlichen Bewertungsmaßstabs aufgenommen wurden. Über die Aufnahme dieser Leistungen in den Bewertungsmaßstab entscheidet die gemeinsame Selbstverwaltung im Bundesausschuß für Ärzte und Krankenkassen.

Um eine Zergliederung des Bewertungsmaßstabs der vertragsärztlichen Leistungen in immer mehr Einzelpositionen zu vermeiden, wurden Leistungskomplexe und -pauschalen gebildet. Gleichzeitig wurde die hausärztliche Vergütung verbessert und zeit-/zuwendungsintensive Leistungen, insbesondere das ärztliche Gespräch, gefördert. Die Ordinationsgebühr als Basisvergütung beim ersten direkten Arzt-Patient-Kontakt wurde als primäre ärztliche Grundleistung, insbesondere für Allgemeinärzte, bewertet. Sogenannte Konsultationszuschläge werden bei den weiteren Arzt-Patient-Kontakten abgerechnet.

Mit der Reform des einheitlichen Bewertungsmaßstabs wollte man die sprechende Medizin gegenüber der Apparatemedizin aufwerten.

Bei den Vereinbarungen über die Gesamtvergütung sind die Verhandlungspartner angewiesen, die Grundsätze der Beitragsstabilität und der Angemessenheit der Vergütung zu berücksichtigen. Dies bedeutet, daß die Honorarverhandlung einerseits keine Beitragserhöhungen der Kassen nach sich ziehen sollen, andererseits die Angemessenheit der Vergütung ärztlicher Leistungen nicht in Frage gestellt werden darf. Bei der Honorierung soll nicht die Honorierung des einzelnen Arztes Grundlage sein, sondern die jeweilige Arztgruppe als Ganzes betrachtet werden.

Die Vergütung der Ärzte wird nicht von den Kassen direkt vorgenommen, sondern von den kassenärztlichen Vereinigungen, welche die erforderlichen Mittel als Gesamtbetrag von den Kostenträgern (Kassen) zur Verteilung an ihre Mitglieder bekommen.

Im zahnärztlichen Bereich besteht für die Kassen die Möglichkeit, neben dem Honorarverteilungsmaßstab einen Honorarverteilungsmechanismus anzusetzen. So werden die Honorare eines Zahnarztes bei der Erreichung einer bestimmten Menge an abgerechneten Leistungen abgesenkt. Durch diese Maßnahme sollen die kassenzahnärztlichen Vereinigungen an Kostenvorteilen und Rationalisierungsprozessen in umsatzstarken Zahnarztpraxen beteiligt werden.

Die ärztlichen Leistungen für PKV-Versicherte werden nach der Gebührenordnung für Ärzte bzw. Zahnärzte (GOÄ bzw. GOZ) vergütet. Diese sind im Prinzip gleich aufgebaut wie der EBM, aber mit dem Unterschied, daß die Gebührensätze in DM-Beträgen festgelegt (fester Punktwert) sind. Ein Arzt kann grundsätzlich bei entsprechenden Voraussetzungen (z. B. besondere Schwierigkeit des Falls) ohne weitergehende Absprache für eine Leistung bis zum 3,5fachen des Gebührensatzes abrechnen. Die GOÄ wird vom Bundesgesundheitsministerium mit Zustimmung des Bundesrates unter Berücksichtigung der von der Bundesärztekammer eingebrachten fachlichen Argumente erlassen.

FREIE ÄRZTLICHE VERBÄNDE

Neben der Bundesärztekammer und den kassenärztlichen Vereinigungen gibt es eine große Anzahl von Verbänden, die die jeweiligen politischen und fachlichen (wissenschaftlichen) Interessen bestimmter Arztgruppen vertreten. Die Mitgliedschaft in einem solchen Verein ist freiwillig.

Die bedeutendsten freien ärztlichen Verbände in der Bundesrepublik Deutschland sind:

■ HARTMANN-BUND/VERBAND DER ÄRZTE DEUTSCHLAND E. V.

Der Hartmann-Bund sieht heute seine Aufgabe
■ in der Wahrung der beruflichen, wirtschaftlichen und sozialen Interessen aller Ärzte, unabhängig von ihrem Fachgebiet oder der Art der Berufsausübung.
■ Er fungiert auch als Interessenvertreter von Medizinstudenten, die außerordentliche Mitglieder des Verbandes werden können. Der Hartmann-Bund setzt sich für die freie Berufsausübung sowie für eine qualitativ hochwertige ambulante und stationäre ärztliche Versorgung ein. Er bietet seinen Mitgliedern umfangreiche Informations- und Beratungsleistungen zu allen Fragen der Berufsausübung an.
■ Dem Hartmann-Bund gehören gegenwärtig mehr als 60 000 Mitglieder an, die in Landesverbänden organisiert sind. Der Bundesverband hat seinen Sitz in Bonn.

■ NAV-VIRCHOW-BUND / VERBAND
DER NIEDERGELASSENEN ÄRZTE DEUTSCHLAND E.V.

■ Der Verband der niedergelassenen Ärzte Deutschlands vertritt heute die Interessen aller in eigener Praxis tätigen Ärzte und Zahnärzte sowie aller niederlassungswilligen Ärzte.
■ Verbandszweck ist die Sicherung und Förderung der Freiberuflichkeit, der Niederlassungsfreiheit und der freien Arztwahl durch die Bevölkerung.
■ Der NAV-Virchow-Bund sieht seine Aufgabe in der Lösung allgemeiner Gesundheits-, Sozial-, aber auch gesellschaftspolitischer Fragen, die die Ärzteschaft und die Bevölkerung in gleicher Weise betreffen.
■ Der Verband bietet seinen Mitgliedern vielfältige Beratung zur Praxisgründung und Praxisführung an.

■ MARBURGER BUND / VERBAND DER ANGESTELLTEN
BEAMTETEN ÄRZTINNEN UND ÄRZTE DEUTSCHLAND E.V. (MB)

■ Der Marburger Bund ist Interessenvertretung sowohl der angestellten als auch der beamteten Ärzte sowie der Medizinstudenten. Er wurde 1947 in Marburg gegründet. Die vorrangigen Ziele des Verbandes waren bessere Arbeitsbedingungen und leistungsgerechtere Entlohnung.

- 1948 wurde der Marburger Bund tariffähig. Der MB ist unmittelbar an der Aushandlung des Bundesangestelltentarifes (BAT) beteiligt.
- Für die Tarifverhandlungen hat sich der Marburger Bund mit der Deutschen Angestelltengewerkschaft und der Gemeinschaft von Gewerkschaften und Verbänden des öffentlichen Dienstes zusammengeschlossen.
- Neben dem Abschluß von Tarifverträgen mit Arbeitgebern und Arbeitgeberverbänden ist der MB als Interessenvertreter gegenüber Regierung, Parlament und wichtigen gesellschaftlichen Gruppen sowie bei Verhandlungen mit öffentlichen Arbeitgebern auf Bundes-, Landes- und Gemeindeebene tätig.
- Weitere Aktivitäten sind die Mitarbeit im Rahmen der ärztlichen Aus-, Weiter- und Fortbildung, die Mitarbeit in internationalen Gremien/
  Organisationen und das Ergreifen von Maßnahmen, die im Interesse der wirtschaftlichen Sicherung der Mitglieder notwendig sind, um sie in berufs-, sozialversicherungs- und beamtenrechtlichen Fragen, die sich aus der Berufsausübung ergeben, beraten zu können.
- Zu den erklärten Zielen des Verbands zählen außerdem das Eintreten für unbefristete Arbeitsverträge für Ärztinnen und Ärzte, die Verbesserung der beruflichen Situation von Ärztinnen, die Vergütung von Mehrarbeit bei Bereitschaftsdienst und Überstunden im Krankenhaus, die Erleichterung der Bedingungen für die ärztliche Weiterbildung und der Erhalt der Niederlassungsfreiheit.
- In den 14 Landesverbänden des Marburger Bundes sind gegenwärtig mehr als 61 000 Mitglieder organisiert. Die Landesverbände sind zu einem Bundesverband zusammengeschlossen, der die Arbeit der regionalen Verbände koordiniert, die Interessen der Mitglieder auf Bundesebene vertritt und eine bundesweite Informations-, Presse- und Öffentlichkeitsarbeit betreibt. Sitz des Bundesverbandes ist Köln.

Neben den bisher vorgestellten freien Ärzteverbänden gibt es eine Vielzahl von ärztlichen Verbänden mit berufspolitischer Interessenvertretung für bestimmte medizinische Fachrichtungen (Berufsverbände). Berufsverbände existieren für jede Gebietsbezeichnung, jedoch auch gebietsunabhängig, wie z. B. der Verband der leitenden Krankenhausärzte oder der Ärztinnenbund. Die berufspolitischen Interessenvertretungen sind in der Gemeinschaft fachärztlicher Berufsverbände zusammengefaßt, in der eine Koordinierung der Aktivitäten angestrebt wird. Beispielhaft werden nachfolgend der Berufsverband der Allgemeinärzte Deutschland/Hausärzteverband und der Berufsverband deutscher Internisten vorgestellt. Diese beiden Berufsverbände verfügen wegen der großen Zahl von Allgemeinärzten, praktischen Ärzten und Internisten in der Relation zu den anderen Berufsverbänden über die größten Mitgliederzahlen.

BERUFSVERBAND DER ALLGEMEINÄRZTE DEUTSCHLAND/ HAUSÄRZTEVERBAND E.V. (BDA)

Die Mitglieder des BDA bekennen sich zur Allgemeinmedizin als der wissenschaftlichen Grundlage der hausärztlichen Tätigkeit und zur allgemeinmedizinischen Weiterbildung als der idealen Voraussetzung für die Führung einer hausärztlichen Praxis.

Neben den politischen Postulaten hat es sich der BDA zur Aufgabe gemacht, seinen Mitgliedern praktische Unterstützung beim Aufbau und der Führung der eigenen Praxis, bei berufsrechtlichen Fragen sowie bei der ärztlichen Fortbildung zu geben. Innerhalb des BDA beschäftigen sich derzeit 9 Ausschüsse bzw. Arbeitskreise mit speziellen Fragen der ärztlichen Tätigkeit, so z. B. zu den Themen Arzneimittelwesen, EDV in der Arztpraxis oder Honorar- oder Gebührenordnungswesen. Der Verband arbeitet mit einer Reihe internationaler Verbände zusammen. Im ständigen Ausschuß der Ärzte der EG hat der BDA einen Beraterstatus.

BERUFSVERBAND DER DEUTSCHEN INTERNISTEN E.V. (BDI)

Die wichtigsten Ziele des Verbands sind die gemeinsame Vertretung freiberuflich tätiger und angestellter Internisten, die Wahrung der Berufsinteressen der Fachärzte für innere Medizin, die Freiheit der ärztlichen Berufsausübung, eine angemessene Honorierung ärztlicher Leistungen, die Förderung der ärztlichen Fortbildung auf internistischem Gebiet und die Beratung der Mitglieder in rechtlichen und wirtschaftlichen Fragen.

WISSENSCHAFTLICHE MEDIZINISCHE FACHGESELLSCHAFTEN

In den berufspolitisch ausgerichteten Verbänden gibt es eine Vielzahl wissenschaftlicher Gesellschaften. Sie sind zum Teil in der Arbeitsgemeinschaft der wissenschaftlichen medizinischen Fachgesellschaften (AWMF) zusammengeschlossen. Jedes durch die Weiterbildungsordnung anerkannte Gebiet oder Teilgebiet hat seine eigene wissenschaftliche Gesellschaft.

■ Stationäre Versorgung

Die stationäre Behandlung für die Versicherten der GKV findet in den dafür zugelassenen Krankenhäusern statt. Die Krankenhausbehandlung umfaßt neben der vollstationären Versorgung teilstationäre, prä- und poststationäre sowie ambulante Behandlung. Je nach Bedarf des Patienten schließt die Krankenhausbehandlung ärztliche Behandlung, Krankenpflege, Versorgung mit Arznei-, Heil- und Hilfsmitteln sowie Unterkunft und Verpflegung ein. 1996 gab es im Bundesgebiet (alte und neue Länder) insgesamt 3673 Krankenhäuser und Vorsorge- oder Rehabilitationseinrichtungen mit 783 631 Betten. Darunter waren 2290 Krankenhäuser mit 593 743 und 1404 Vorsorge- oder Rehabilitationseinrichtungen mit zusammen 189 888 Betten.

Die Krankenhäuser werden nach Versorgungsstufen (Grund-, Regel-, Schwerpunkt-, Maximalversorgung), nach Versorgungsaufgaben (allgemeine und sonstige Krankenhäuser) und nach Trägerschaft (öffentlich, frei gemeinnützig, privat) gegliedert.

Öffentliche Krankenhäuser sind solche, deren Träger eine kommunale Gebietskörperschaft, ein Bundesland, die Bundesrepublik Deutschland oder eine sonstige Körperschaft des öffentlichen Rechts ist.

Frei gemeinnützige Krankenhäuser werden von einem religiösen, kirchlichen, humanitären oder sozialen Träger geführt.

Private Krankenhäuser stehen in privater Rechtsform und werden von ihren Trägern nach erwerbswirtschaftlichen Grundsätzen betrieben.

Die Krankenkassen dürfen Krankenhausbehandlung nur durch folgende Krankenhäuser (zugelassene Krankenhäuser) erbringen lassen:

- Hochschulkliniken im Sinne des Hochschulbauförderungsgesetzes,
- Krankenhäuser, die in den Krankenhausplan eines Landes aufgenommen sind (Plan-Krankenhäuser),
- Krankenhäuser, die einen Versorgungsvertrag mit den Landesverbänden der Krankenkassen und den Verbänden der Ersatzkassen abgeschlossen haben.

Das Krankenhausfinanzierungsgesetz gibt mit der Krankenhausplanung Zielvorgaben für die bedarfsgerechte Versorgung der Bevölkerung mit leistungsfähigen Krankenhäusern.

Bei der Krankenhausplanung arbeiten die Landesbehörden mit den an der Krankenhausversorgung Beteiligten und ihren Organisationen eng zusammen. Die Träger der Krankenhäuser haben sich zu privatrechtlichen Vereinen zusammengeschlossen. Die Interessen der öffentlichen Krankenhäuser vertreten der Deutsche Städtetag, der Deutsche Städte- und Gemeindetag, der Deutsche Landkreistag und der Verband deutscher Rentenversicherungsträger. Die frei gemeinnützigen Krankenhäuser werden durch die freien Wohlfahrtsverbände repräsentiert. Die privaten Krankenhäuser haben sich im Bundesverband Deutscher Privatkrankenanstalten zusammengeschlossen.

Diese Spitzenverbände bilden auf der Länderebene die Landeskrankenhausgesellschaften und im Bund die Deutsche Krankenhausgesellschaft. Neben den Vertretern der Landeskrankenhausgesellschaft sind auch die Krankenkassen und die privaten Krankenversicherer an der Krankenhausplanung beteiligt.

Für die stationäre Vorsorge und Rehabilitation besteht keine staatliche Krankenhausplanung.

Der Bedarf an Klinikbetten wird aus der prognostizierten Zahl der Pflegetage und einer Auslastungsnorm der Betten von 85% ermittelt. Bemerkenswert ist, daß in den letzten Jahren die Bettenzahlen in den alten Bundesländern kontinuierlich abgebaut wurden und gleichzeitig die durchschnittliche Verweildauer der Patienten im Krankenhaus von ehemals 24 Tagen (1970) auf 11,4 Tage gesenkt wurde, ohne daß sich die Auslastung der Krankenhäuser wesentlich verändert hat (80,2%). Dagegen hat sich die Zahl der behandelten Patienten deutlich erhöht, nämlich von ca. 9 Mio. (1970) auf 15,2 Mio. (1996).

Der Versorgungsauftrag einer Klinik kann bei Vorliegen einer mangelnden Leistungsfähigkeit und Unwirtschaftlichkeit von den Kassen teilweise (auf Fachrichtung beschränkt) oder komplett für das gesamte Haus gekündigt werden. Die letzte Entscheidung für die Kündigung obliegt der jeweiligen Landesregierung, in der Regel dem Arbeits- und Gesundheitsminister. Dieser muß prüfen, ob das betreffende Haus bzw. seine Abteilung für die Bevölkerung unverzichtbar ist.

Bis 1993 erfolgte die Finanzierung der Krankenhäuser auf der Grundlage des 1972 gesetzlich verankerten dualen Finanzierungssystems – Übernahme der Investitionskosten durch den Staat und kostendeckende Pflegesätze (Selbstkostendeckungsprinzip) für die erbrachte Krankenhausleistung (durch die Kassen). Das GSG von 1993 löste das der Krankenhausfinanzierung zugrunde liegende Kostendeckungsprinzip durch ein leistungsorientiertes Vergütungssystem ab. Differenziertere Abrechnungssysteme in Form von Fallpauschalen, Sonderentgelte, Abteilungs- und Basispflegesatz für die erbrachten Leistungen im Krankenhaus stellten die Grundlage des leistungsorientierten Vergütungssystems dar. Fallpauschalen wurden für bestimmte Operationen eingeführt (z.B. Hüftendoprothesen). Die Pauschale umfaßt alle Kosten, die im Rahmen der Behandlung des Patienten entstehen (Unterbringung, Verpflegung, Kosten der Operation). Sonderentgelte beziehen sich auf bestimmte Leistungen der Behandlung, z.B. die Implantation eines Herzschrittmachers, und enthalten die bei der Operation anfallenden Kosten für den Herzschrittmacher, Personal und Medikamente. Zusätzlich wurden Abteilungspflegesätze vereinbart. Diese decken die abteilungsspezifischen Kosten für ärztliche und pflegerische Leistungen ab. Im Basispflegesatz sind die nichtmedizinischen Kosten enthalten (Verwaltung, „Hotelkosten"), die für das ganze Haus ermittelt werden.

Durch die Reform wurden zugleich die Funktion und der Standort des Krankenhauses im gesundheitlichen Versorgungssystem neu bestimmt.

Die Krankenhäuser erhielten die Möglichkeit, im Rahmen zeitlich begrenzter vor- und nachstationärer Behandlung die zur Krankenhausbehandlung eingewiesenen Patienten auch ambulant zu betreuen; darüber hinaus wurden sie zum ambulanten Operieren zugelassen. Mit dieser Funktionalreform wurde nach jahrzehntelangem Streit der Weg freigegeben, die Krankenhauspatienten nicht nur vollstationär zu behandeln.

Der Wegfall des Selbstkostendeckungsgrundsatzes, die Anbindung der Krankenhausbudgets an die Steigerung der Einnahmen der Kassen, die Einführung von Sonderentgelten und Fallpauschalen anstelle des tagesgleichen Pflegesatzes, die Öffnung der Krankenhäuser für vor- und nachstationäre Behandlung und für ambulante Operationen, die Einbeziehung auch privaten Kapitals in die Investitionsfinanzierung, die erweiterte Planungsbefugnis und erleichterte Kündigungsmöglichkeit der Kassen stellten die Krankenhäuser vor völlig neue und ungeheure Herausforderungen, die zusätzlich durch einen enormen Bürokratisierungsschub erschwert wurden.

Fast 1 Jahr später wurde die 3. Stufe der Gesundheitsreform mit Verabschiedung des 1. und 2. GKV-Neuordnungsgesetzes (1. und 2. NOG) abgeschlossen. Ab 1997 erfolgt die Finanzierung der Instandhaltung durch einen auf 3 Jahre befristeten Zuschlag von 1,1% zum Krankenhausbudget (insgesamt ca. 1 Mrd. DM jährlich). Der Budgetzuschlag, der über einen jährlichen Sonderbeitrag der Krankenkassenmitglieder in Höhe von 20 DM für diesen Zeitraum refinanziert werden sollte, wurde nach dem Regierungswechsel 1998 ausgesetzt.

■ Wirtschaftlichkeit und Qualitätssicherung im ambulanten und stationären Bereich

Für alle Beteiligten, die an der Versorgung der GKV-Versicherten beteiligt sind, gilt das Wirtschaftlichkeitsgebot. Die medizinischen Leistungen müssen ausreichend, zweckmäßig und wirtschaftlich sein und dürfen das Maß des Notwendigen nicht überschreiten. Das Wirtschaftlichkeitsgebot ambulanter Leistungen wird durch Prüfungsausschüsse, die paritätisch von Krankenkassen und der Kassenärztlichen Vereinigung besetzt sind, kontrolliert. Geprüft wird in erster Linie die Menge der erbrachten Leistungen eines Vertragsarztes zur Durchschnittsmenge der übrigen Praxen der gleichen Arztgruppe. Liegt eine überdurchschnittliche Mengenausweitung bei der Leistungserbringung vor und kann der Arzt die Mengenausweitung nicht begründen, so können die Prüfgremien den Arzt für diese Überschreitung in Regreß nehmen.

Die Bundesausschüsse der kassenärztlichen Vereinigung und Krankenkassen beschließen zusätzlich Richtlinien, die zur Sicherung des Wirtschaftlichkeitsgebots der ärztlichen Versorgung dienen sollen. Diese Richtlinien sind Bestand der Bundesmantelverträge und tragen zu einer Qualitätssicherung der vertragsärztlichen Versorgung bei, in dem Qualitätsstandards unter Berücksichtigung der Wirtschaftlichkeit dargelegt werden.

Die Großgeräterichtlinie verpflichtet den Vertragsarzt, die beabsichtigte Anschaffung oder Nutzung eines technischen Großgerätes einer kassenärztlichen Vereinigung anzuzeigen. Diese entscheidet dann nach Bedarfsplanung, ob eine vertragliche Vergütung der mit diesem Gerät erbrachten Leistungen besteht. Neben der Großgeräterichtlinie gibt es u.a. noch Arzneimittel-, Mutterschafts-, Psychotherapie-, Krebsfrüherkennungsrichtlinien und die Richtlinie über die Versorgung mit Zahnersatz und Zahnprothesen.

Auch im Krankenhaus sind Qualität und Wirtschaftlichkeit wichtige Parameter. Der medizinische Dienst der Krankenkassen kann im Einzelfall eine Wirtschaftlichkeitsprüfung anhand der Krankenunterlagen, ggf. auch durch die Untersuchung des Versicherten, vornehmen. Für die Gesamtprüfung eines Krankenhauses werden – gemeinsam von den Krankenkassen, den Krankenhausträgern und dem Verband der PKV auf Landesebene – unabhängige und weisungsgebundene Prüfer (Wirtschaftsprüfungsgesellschaften) beauftragt. Das Prüfergebnis wird bei den Pflegesatzvereinbarungen berücksichtigt, und bei starken Verstößen gegen das Wirtschaftlichkeitsgebot kann die Krankenkasse die Prüfergebnisse zur Begründung der Kündigung des Versorgungsauftrages mit heranziehen.

Krankenkassen und Krankenkassenträger regeln zusätzlich Maßnahmen zur Qualitätssicherung. Dabei sollen die Qualität der Behandlung, der Versorgungsabläufe und die Behandlungsergebnisse transparent gemacht werden. Zusammen mit Fallpauschalen und Sonderentgelten sollte ab 1. 1. 1996 eine neue Form der Qualitätssicherung verpflichtend für alle Kliniken, Krankenhäuser und chirurgischen Fachabteilungen eingeführt werden.

▪ Medizinischer Dienst der Krankenversicherungen (MDK)

Im Spannungsfeld zwischen Krankenkassen, Vertragsärzten und Versicherten steht der früher vertrauensärztlicher Dienst genannte Medizinische Dienst der Krankenversicherung. Träger sind die Landesverbände der Krankenkassen. Die Aufgaben des MDK sind vielfältig. Er soll die Krankenkassen in allgemeinmedizinischen Fragen der gesundheitlichen Versorgung und der Qualitätssicherung beraten. Im weiteren obliegt es dem MDK, für die Krankenkassen einzelfallbezogen gutachterlich tätig zu sein, z.B. hinsichtlich der Notwendigkeit der Verordnung von Versicherungsleistung und Bestand der Arbeitsunfähigkeit. Vor Bewilligung bestimmter Leistungen, wie z.B. Kuren und Leistungen bei Schwerpflegebedürftigkeit, sind die Krankenkassen verpflichtet, eine gutachterliche Stellungnahme des Medizinischen Dienstes einzuholen. Die Ärzte des MDK sind bei der Wahrnehmung ihrer medizinischen Aufgabe nur ihrem ärztlichen Gewissen unterworfen, sie sind nicht berechtigt, in die ärztliche Behandlung einzugreifen.

▪ Arzneimittelversorgung

Die Versorgung mit Arzneimitteln erfolgt prinzipiell über die Apotheken; bestimmte Medikamente können allerdings auch außerhalb der Apotheken gekauft werden.

Wurden 1970 noch 5774 Bürger von einer Apotheke versorgt, sind es heute rund 3900. Die Zahl der Arbeitsplätze in öffentlichen Apotheken beträgt ca. 110 000.

Die Grundlage für die Abgabe der Arzneimittel durch den Apotheker ist das Arzneimittelgesetz (AMG). Danach sind Arzneimittel „Stoffe oder Zubereitungen aus Stoffen, die dazu bestimmt sind, durch Anwendung an oder im menschlichen oder tierischen Körper Krankheiten, Leiden, Körperschäden oder krankhafte Beschwerden zu heilen, zu lindern, zu verhüten oder zu erkennen bzw. die Beschaffenheit, den Zustand oder die Funktionen des Körpers oder seelische Zustände zu beeinflussen".

Der Großteil der Arzneimittelversorgung erfolgt durch die industriell hergestellten Fertigarzneimittel, deutlich weniger werden Arzneimittel heute auf der Basis eines individuellen Rezeptes hergestellt. Abhängig von den unterschiedlichen Risiken gibt es verschiedene Abgabe- und Verkaufsmöglichkeiten von Arzneimitteln:

- frei verkäufliche Arzneimittel, die in Apotheken, Reformhäusern, Drogerien und Tankstellen verkauft werden können;
- apothekenpflichte Arzneimittel, die nur in Apotheken verkauft werden dürfen, aber auch ohne Rezept;
- verschreibungspflichtige Arzneimittel, die apothekenpflichtig sind und nur auf Rezept gegeben werden dürfen;
- Betäubungsmittel, die einer gesonderten und strengen Verschreibungsordnung unterliegen.

Seit Inkrafttreten des 2. Arzneimittelgesetzes (AMG) im Jahre 1978 müssen alle Medikamente vom Bundesgesundheitsamt bzw. neuerdings vom Bundesinstitut für Arzneimittel und Medizinprodukte zugelassen werden, bevor sie auf den Markt gebracht werden. Dabei ist die Qualität, Wirksamkeit und Unbedenklichkeit des Arzneimittels in der Regel durch analytische pharmako-toxikologische und klinische Studien nachzuweisen. Nicht verschreibungspflichtige homöopathische Arzneimittel sind von diesem Zulassungsverfahren befreit.

In Deutschland sind etwa 100 000 industriell hergestellte Arzneimittel im Handel, in Österreich rund 7000. Dazu kommen noch einige Tausend Arzneimittelspezialitäten, die von Apothekern und Drogisten zubereitet werden (Langbein u. Mitarb. 1996). 1998 betrugen die Ausgaben der gesetzlichen Krankenversicherung für die Arzneimittelversorgung ihrer Versicherten 33,4 Mrd. DM. Dies entspricht einem Anteil von 14,3% an den gesamten Leistungsausgaben.

Ca. 80% der Konsultationen führen in Deutschland zu einer Arzneimittelverordnung. 1995 wurden in Deutschland insgesamt 31 Mrd. Tagesdosen veordnet, rund 57% von ihnen von Allgemeinmedizinern und praktischen Ärzten. Diese stellen die zahlenmäßig größte Arztgruppe dar, und bei ihnen spielt die Arzneitherapie in der Behandlung eine herausgehobene Rolle (Schwabe u. Paffrath 1996).

Jeder Allgemeinmediziner oder praktische Arzt verordnet an einem Arbeitstag rund 50 Arzneimittelpackungen, mehr als Internisten und Augenärzte, die an zweiter und dritter Stelle liegen (Gesundheitsbericht des Bundes 1998). Dabei betraf der Hauptanteil der Verordnungen wenige Indikationsgruppen: ca. 55% der Verordnungen und des Umsatzes entfielen auf 10 Indikationsgruppen, darunter Analgetika/Antirheumatika, Herz- und Kreislaufmittel, Psychopharmaka, Antitussiva und Expektorantia, Magen-Darm-Mittel. Über die Höhe des Arzneimittelverbrauchs im Vergleich zu anderen Ländern gibt es keine absolut sicheren Erhebungen, da der Pharmamarkt in den verschiedenen Ländern unterschiedlich strukturiert ist. Insgesamt ist festzustellen, daß in Deutschland der Medikamentenverbrauch der Bürger im oberen Mittelfeld, aber auf keinen Fall an der Spitze vergleichbarer Länder steht.

Mit Beginn der 80er Jahre wurde die Eigenbeteiligung der Versicherten bei Arzneimitteln eingeführt und in wenigen Jahren mehrfach erhöht. Erst mit dem Regierungswechsel von 1998 wurde die Eigenbeteiligung zum Teil zurückgenommen.

Nach Angaben der Bundesvereinigung deutscher Apothekerverbände wurden 1995 und 1996 jeweils 3 Mrd. DM für Zuzahlungen („Rezeptgebühr") aufgewendet; nach der Erhöhung zum 1. 7. 97 ist dieser Betrag auf ca. 4,4 Mrd. DM angestiegen. Nach Schätzungen übernehmen die Patienten schon jetzt 20% der Arzneimittelkosten. Da ein Teil der Arzneimittelpreise unter der Zuzahlungsgrenze liegt, bedeutet dies, daß über 20% der Medikamente von den Kranken vollständig direkt bezahlt werden (Gesundheitsberichterstattung des Bundes 1998).

Die Feststellung, daß der hohe Anteil von Arzt-Patient-Kontakten, die zu 80% mit einer Arzneimittelverordnung verbunden sind, auch in Verbindung mit der großen Zahl an Arzneimitteln auf dem deutschen Markt steht, stimmt sicherlich nur mit Einschränkungen. Die Zahl von 100 000 Arzneimitteln, die in dem Buch „Bittere Pillen" (Langbein u. Mitarb. 1996) aufgeführt sind, geben nur einen unzureichenden Einblick in das Arzneimittelspektrum. Die Wirklichkeit zeigte, daß jede einzelne Darreichungsform (Tablette, Zäpfchen, Ampulle) und jede Dosierungsstärke zum Teil als eigenständiges Arzneimittel gezählt wird. Entscheidend sind die „wirklich" verordneten Medikamente. Diese ca. 8000 Präparate sind in der „Roten Liste" aufgeführt. Etwa 75% des Umsatzes der Apotheken entfallen auf nur ca. 1000 Präparate.

Die in der Bundesrepublik hohe Zahl an Arzneimitteln hat auch ihren Grund in der Einführung der Generika, die sich parallel zum Auslaufen des Patentschutzes ständig erhöhte, ohne daß das Originalpräparat vom Markt genommen wurde. 1992 betrafen 35,8% der Verordnungen und 28,5% des Umsatzes die Generikapräparate. Betrachtet man auf dem Apothekenmarkt nur die Medikamentengruppen, bei denen Originalpräparate mit Generika im Wettbewerb standen, dann betrug der Generikaanteil sogar ca. 50%. So kam auf eine Generikapackung eine Originalpackung.

Bei der Abgabe von Arzneimitteln, die auf Rezept erfolgt, ist der Apotheker an das sog. Aut-simile-Verbot gebunden. D.h., daß von der ärztlichen Verordnung grundsätzlich nicht abgewichen werden darf, indem ein anderes, wirkungsgleiches Arzneimittel ausgehändigt wird. Allerdings ist der Vertragsarzt durch das Gesetz aufgefordert, auf der Rezeptur zu vermerken, ob der Apotheker ein preisgünstigeres, wirkungsgleiches Arzneimittel anstelle des verordneten Mittels abgeben darf. Der Apotheker ist dazu dann verpflichtet. Dies wird in der Regel ein sog. Generikum sein. Generika sind Nachahmerprodukte von Arzneimitteln, die in ihrer Zusammensetzung und Wirkung mit Originalpräparaten, deren Patentschutz abgelaufen ist, identisch sind. In der Regel ist ein Generikum preisgünstiger, weil die beim Originalmittel anfallenden Kosten, wie Forschung und Entwicklung und auch zusätzlich die Kosten für die erforderliche umfangreiche Wirksamkeitsprüfung wegfallen.

Auch in der Arzneimitteltherapie hat der Vertragsarzt das Wirtschaftlichkeitsgebot zu beachten, wonach die Therapie notwendig, ausreichend und zweckmäßig zu sein hat. Der Bundesausschuß der Ärzte und Krankenkassen hat Arzneimittelrichtlinien ausgegeben, u.a. mit der Empfehlung, daß der Arzt vor der Therapie mit Arzneimitteln prüfen soll, ob auch andere Maßnahmen, wie z.B. eine Krankengymnastik oder Schonung, den gleichen Behandlungserfolg erzielten.

REGULIERUNG DES ARZNEIMITTELVERBRAUCHS

Wegen der Steigerung der Ausgaben für die Arzneimittel hat der Gesetzgeber in den letzten Jahren verschiedene Regelungen eingeführt, um diese Ausgabensteigerung zu dämpfen bzw. zu regulieren.

Bei der Bildung des Herstellerabgabepreises unterliegen die Pharmaunternehmer keinen unmittelbaren Preisbindungen und können diese frei gestalten. Die Arzneimittelhersteller beliefern in der Regel den Großhandel, der wiederum die Apotheken versorgt. Nach der Arzneimittelpreisverordnung ist der Großhandel gehalten, bei seinen Preisen bestimmte Handelsspannen bzw. Höchstspannen einzuhalten. Entsprechendes gilt für die Apotheken. Der Apothekenabgabepreis eines Medikamentes setzt sich aus dem Herstellerpreis, dem Großhandelspreis und der Einzelhandelsspanne zuzüglich der Mehrwertsteuer zusammen. Den Krankenkassen wird dann ein Rabatt gewährt, sofern bestimmte Zahlungsfristen eingehalten werden.

Die geforderten Medikamente unterliegen der Mehrwertsteuer. Dadurch werden die Versicherten neben ihren Beiträgen zur Krankenversicherung indirekt zusätzlich belastet. In vielen anderen europäischen Ländern liegt auf den Medikamenten ein geminderter Mehrwertsteuersatz.

Mit der Gesundheitsstrukturreform von 1989 wurde als Preisregulativ die Festbetragsregelung eingeführt. Nach dieser Regelung sollen für 3 Arzneigruppen Beträge festgesetzt werden, die von den Krankenkassen in voller Höhe übernommen werden. Mit dem Gesundheitsstrukturgesetz von 1993/1996 wurde dem Versicherten eine gestaffelte Zuzahlung – je nach Packungsgröße des Medikamentes – auferlegt.

Die Festbetragsgruppen unterscheiden sich in Arzneimitteln mit
- denselben Wirkstoffen,
- pharmakologisch-therapeutisch vergleichbaren Wirkstoffen, insbesondere mit chemisch verwandten Stoffen,
- Stoffen pharmakologisch-therapeutisch vergleichbarer Wirkung, insbesondere Arzneimittelkombinationen.

Für welche Gruppen der einzelnen Arzneimittel Festbeträge gebildet werden können, setzt der Bundesausschuß für Ärzte und Krankenkassen fest. Dabei werden die Stellungnahmen der medizinischen und pharmazeutischen Gesellschaft, die Arzneimittelhersteller und die Berufsvertretungen der Apotheker berücksichtigt. Die Spitzenverbände der Krankenkassen setzen danach gemeinsam und einheitlich den jeweiligen Festbetrag fest. Dem Arzt liegen Preisvergleichslisten vor, die eine therapie- und preisgerechte Auswahl von Arzneimitteln ermöglichen. Der Vertragsarzt ist bei der Verordnung von Arzneimitteln verpflichtet, den Patienten eventuell darauf hinzuweisen, daß das verordnete Medikament über dem Festpreis liegt und er diesen Differenzbetrag zu zahlen hat. Durch das Festpreissystem wird ein verstärkter Preiswettbewerb erwartet, der die Hersteller veranlaßt, die über dem Festbetrag liegenden Preise zu reduzieren. Zur Zeit sind ca. 56% des gesamten Arzneimittelumsatzes der gesetzlichen Krankenversicherung Festbetragsmedikamente.

Weitere Regulierungsmechanismen der Arzneimittelversorgung beziehen sich auf den verordnenden Arzt. Dieser wird im Rahmen der vertragsärztlichen Wirtschaftlichkeitsprüfung kontrolliert, ob die Verordnungsweise dem Gebot der Wirtschaftlichkeit nach den Arzneimittelrichtlinien entspricht.

Die kassenärztlichen Vereinigungen veranstalten teilweise in Zusammenarbeit mit den Krankenkassen sog. Qualitätszirkel. Hier kann jeder Arzt – unter Wahrung der Anonymität – nach Analyse seiner Verordnungsweise erfahren, inwieweit sich sein Verordnungsverhalten nicht nur nach den wirtschaftlichen Gegebenheiten, sondern auch nach wissenschaftlichen Kriterien verhält und ob es sich qualitativ und quantitativ evtl. verbessern läßt.

Das Gesundheitsstrukturgesetz von 1993 führte ein neues Instrument zur Steuerung der Verordnungsmenge ein, das aus zwei Abschnitten besteht, nämlich dem Arzneimittelbudget und den Richtgrößen. Für alle im Bereich der kassenärztlichen Vereinigung niedergelassenen Vertragsärzte besteht ein gemeinsames Jahresbudget für Arznei-, Verband- und Heilmittel. Dies wird von der jeweiligen kassenärztlichen Vereinigung und den Verbänden der Krankenkassen vereinbart.

Dieses Budget muß von den Vertragsärzten eingehalten werden. Bei einer Budgetüberschreitung sind die Ärzte verpflichtet, eine kollektive Ausgleichszahlung gegenüber den Krankenkassen vorzunehmen. Alternativ können die Vertragspartner die Budgetierung aussetzen, wenn sie eine Richtgrößenvereinbarung getroffen haben. Bei Überschreitung der geltenden Richtgrößen in der Verordnung um 15% erfolgt eine Prüfung der Wirtschaftlichkeit, bei einer Überschreitung von mehr als 25% hat der Vertragsarzt die Mehrkosten zurückzuerstatten, es sei denn, er kann auf Besonderheiten seiner Praxis, etwa auf die Altersstruktur seiner Patienten oder die Behandlung einer speziellen Krankengruppe, hinweisen. Diese würden dann das größere Volumen der Verordnung ggf. rechtfertigen.

Eine weitere Regelung, die Arzneimittelkosten zu reduzieren, ist die Einführung der sog. Negativliste. In diese Liste werden Arzneimittel aufgenommen, bei denen wegen ihrer geringen medizinischen Bedeutung, eine Eigenversorgung der Versicherten zumutbar sein soll. Zu diesen sog. Bagatellarzneimitteln gehören u.a. leichte Schmerzmittel, Schnupfenmittel, hustenlösende und Abführmittel und Arzneimittel gegen Reisekrankheit.

Im Durchschnitt konsumiert jeder Deutsche pro Jahr rund 1250 Pillen, Kapseln, Zäpfchen oder Tropfen im Wert von etwa 500 DM. Da etwa 1/4 aller Arzneimittel von fragwürdigem Wert ist, bedeutet dies sinnlos ausgegebenes Geld und ein unnötiges Risiko von Nebenwirkungen.

Auf der Grundlage des Gesundheitsstrukturgesetzes von 1993 wurde ein Institut „Arzneimittel in der Krankenversicherung" gegründet. Sachverständige aus dem Bereich der Pharmakologie, der Ärzteschaft, der Medizinstatistik, der Pharmazie sowie aus den Bereichen Naturheilkunde und Antroposophie sollten eine sog. Positivliste von Arzneimitteln erstellen, gegliedert nach Indikationsgebieten, Stoffgruppen und Stoffen sowie Therapierichtungen. Im Juli 1995 legte Ellis Huber, der damalige Präsident der Berliner Ärztekammer, eine „Berliner Positivliste" vor, ein Leitfaden für die Mediziner der deutschen Hauptstadt. Gegen das Institut „Arzneimittel in der Krankenversicherung" und die „Berliner Positivliste" liefen die Pharmafirmen Sturm und argumentierten, daß durch diese Positivliste eine Listenmedizin entstünde, unter Umständen notwendige, in der Wirksamkeit jedoch umstrittene Medikamente nicht mehr von den Krankenkassen bezahlt würden und somit dem Patienten nicht mehr zur Verfügung stünden. Das „Institut für Arzneimittel in der Krankenversicherung" wurde aufgelöst, die „Positivliste der Ärztekammer Berlin" zurückgezogen; auch der damalige Bundesminister, Horst Seehofer, hat es im Sommer 1995 aufgegeben, eine 1992 zwischen der Regierungskoalition und der SPD vereinbarte Positivliste herauszugeben.

Versorgung mit Heil- und Hilfsmitteln

Die Versorgung der Versicherten der gesetzlichen Krankenversicherung mit Leistungen im Heil- und Hilfsmittelbereich findet auf der Grundlage einer Verordnung des behandelnden Vertragsarztes statt. Dabei sind die vom Bundesausschuß der Ärzte und Krankenkassen beschlossenen „Richtlinien über die Verordnung von Heilmitteln und Hilfsmitteln in der Kassenärztlichen Vereinigung" zu beachten. Heilmittel sind überwiegend äußerlich angewandte, unterstützende Maßnahmen zur Behandlung oder Verhinderung einer Krankheit, wie z. B. physiotherapeutische Leistungen (Krankengymnastik, Bestrahlung, Bäder, Massagen) oder Sprach- oder Sprechtherapie. Hilfsmittel sind Sachleistungen, wie z. B. Seh- und Hörhilfen, Körperersatzstücke, orthopädische Hilfsmittel wie Prothesen und Rollstühle, die im Einzelfall erforderlich sind, um den Erfolg der Krankenbehandlung zu sichern und eine Behinderung auszugleichen. Ebenfalls zu den Hilfsmitteln zählt die Dialyse.

Die Heilmittelleistungen dürfen im Rahmen der gesetzlichen Krankenversicherung nur von Therapeuten abgegeben werden, die von den Krankenkassen zugelassen wurden. Die Zulassung erfolgt dann, wenn
die erforderliche Ausbildung, eine berufspraktische Erfahrung, eine entsprechende Praxisausstattung nachgewiesen werden können und dies gesondert für die verschiedenen Kassenarten. Die Spitzenverbände der gesetzlichen Krankenversicherung haben aber eine gemeinsame Empfehlung für eine einheitliche Anwendung der Zulassungsbedingungen herausgegeben.

Die Spitzenverbände der Krankenkassen haben ein gemeinsames Verzeichnis erstellt, in dem alle von der Leistungspflicht der Kassen betroffenen Hilfsmittel und deren Preise verzeichnet sind. In diesem Verzeichnis sind ebenfalls die nicht verordnungsfähigen Gegenstände des normalen täglichen Bedarfs mit aufgeführt. Die gesetzlich Krankenversicherten haben Anspruch auf die Versorgung mit Heil- und Hilfsmitteln, die ärztlich verordnet und durch anerkannte Leistungsanbieter erbracht werden.

Für einen großen Teil der Heil- und Hilfsmittel sind nach dem GRG Festbeträge vereinbart worden, die eine medizinisch ausreichende Versorgung der Versicherten gewährleisten sollen. Liegen die Preise oberhalb des Festbetrages, muß der Patient die Differenz übernehmen.

Die Leistungsanbieter von Heil- und Hilfsmitteln sind zu einem großen Teil freiberuflich tätig.

Die Vertragskassenzahnärzte sind entsprechend den Vertragsärzten Pflichtmitglieder in der kassenzahnärztlichen Vereinigung (KZV). Der Versicherte hat die freie Wahl unter den an der kassenzahnärztlichen Versorgung teilnehmenden Zahnärzten. Im Jahre 1992 wurden von den Zahnärzten ca. 64,4 Mio. Fälle konservativ chirurgisch, ca. 3,2 Mio. prothetisch, ca. 2,7 Mio. kieferorthopädisch und ca. 0,4 Mio. wegen einer Parodontopathie behandelt.

8 Gesundheit durch Prävention

Warum hat sich die Lebenserwartung der Menschen in diesem Jahrhundert in den westlichen Industrienationen so sehr verlängert – durchschnittlich 50 Jahre für eine Frau zu Beginn des Jahrhunderts und fast 80 Jahre heute? Na klar, es ist die Leistung der Medizin, sagen die Ärzte. Nein, es sind die verbesserten Lebensumstände, Hygiene, Ernährung, Wasserqualität, Kanalisation, Wohn- und Arbeitsbedingungen sowie die durchschnittlich höhere Bildung, sagen andere. Dieser Widerspruch ist nur ein scheinbarer Widerspruch, denn beides hat zusammengewirkt. Die Entdeckung der Bakterien und Parasiten gehört zu den größten Leistungen der Medizin. Namen wie Ignaz Semmelweis (1818–1865), Louis Pasteur (1822–1895) und Robert Koch (1843–1910) stehen für diese Meilensteine der Medizin und menschlichen Kulturgeschichte. Die antiseptische Wundbehandlung von Josef Lister (1827–1912) war eine entscheidende Voraussetzung für die Entwicklung der operativen medizinischen Fachgebiete zu ihrer heutigen Blüte.

Mit Rudolf Virchow (1821–1902) hat ein bedeutender Arzt, weltberühmter Forscher und Hochschullehrer, Vorkämpfer der Hygiene (Desinfektion, Fleischbeschau, Kanalisation), Mitbegründer und Vorsitzender der liberalen Fortschrittspartei, später der Deutschen Freisinnigenpartei, sich gerade um die sozialpolitischen Belange der allgemeinen Verbesserung der Lebensumstände verdient gemacht. Er hat schon vor über 100 Jahren gezeigt, daß die Aufgabe der Medizin nicht nur Diagnostik und Therapie, sondern vor allem auch die allgemeine öffentliche Wohlfahrtspflege beinhaltet. So erhielt Berlin als eine der ersten europäischen Großstädte auf Betreiben Virchows eine Kanalisation mit Rieselfeldern sowie eine zentrale Wasserversorgung.

Als Rudolf Virchow im Jahre 1900 seine wissenschaftliche Zeitung „Archiv" mit einem Gruß zum neuen Jahrhundert einleitete, galt seine größte Sorge der Vorbeugung, der Prophylaxe. Das neue

Jahrhundert werde noch viele und harte Arbeit bis zu einem gewissen Abschluß der prophylaktischen Untersuchungen auszuführen haben. Das neue Jahrhundert werde aber auch bei allen Erwartungen nicht ohne Verirrungen bleiben; es habe sich nicht zuletzt vor einer träumerischen Betrachtung der Natur zu hüten, die immer gefährlich sei.

Es ist heute, 100 Jahre später, beim Wechsel eines Jahrhunderts wieder an der Zeit, sich auf die Bedeutung der Prophylaxe für die allgemeine Gesundheitspflege zu besinnen. Sicher wurde schon viel erreicht, aber es bleibt auch noch viel zu tun, und die veränderten Lebensbedingungen stellen neue Aufgaben und Forderungen.

Man hat heute manchmal den Eindruck, als seien Ärzte und Ärzteorganisationen, aber ebenso alle anderen Anbieter medizinischer Leistungen und die Krankenkassen sowie die Ministerialbürokratie zu sehr mit sich selbst und der Bewahrung ihrer wechselseitigen Interessen beschäftigt, so daß die Belange der öffentlichen Gesundheit ins Abseits geraten. Wo sind die heutigen Aufgaben der öffentlichen Gesundheitspflege? Wir möchten hier – dies sei noch einmal ausdrücklich betont – nicht den Anspruch erheben, endgültige Antworten geben zu können. Wir sind aber entschieden der Ansicht, daß in einem Buch „Hauptsache Gesundheit" diesen Aspekten der öffentlichen Gesundheit besondere Aufmerksamkeit gewidmet werden muß. So soll dieses Kapitel auch als Aufruf an Gesundheitsämter und Ministerien, Gesundheitspolitiker und Interessenvertreter von Krankenkassen und Patientenverbänden und nicht zuletzt der Ärzteorganisationen verstanden werden. Kümmern wir uns mehr um die öffentliche Gesundheit!

Das allgemeine Krankheitsspektrum hat sich in den letzten Jahren verändert. Insgesamt nehmen immer weniger Krankheiten einen tödlichen Ausgang. Die klassischen Infektionskrankheiten sind in den industrialisierten Ländern weitgehend als Todesursache besiegt, dafür bedrohen neue Krankheiten unsere Gesundheit. Dazu zählen die nosokomialen Infektionen, also die Infektionen, die im Zuge einer Krankenhausbehandlung entstehen, Herz-Kreislauf-Krankheiten, Krebs, Verkehrsunfälle, psychische Erkrankungen, Drogen- und Alkoholmißbrauch sowie chronische Alterserkrankungen. Mehr als 3/4 der als vorzeitig und vermeidbar angesehen Sterbefälle entfallen in den industrialisierten Ländern auf vier Todesursachen: Herz-Kreislauf-Erkrankungen, Karzinome, Krankheiten der Atemorgane und Unfälle im mittleren und jungen Alter. Durch den medizinischen Fortschritt und die verbesserten Lebensumstände steigt der Anteil älterer Menschen in der Bevölkerung. Der Anteil der über 60jährigen in Deutschland wird von derzeit 20% auf über 25% im Jahre 2010 und etwa 35% im Jahre 2035 ansteigen.

Trotz beachtlicher Erfolge in manchen Teilbereichen kann das primär kurativ- und individualmedizinisch orientierte medizinische Versorgungssystem die „neuen" Erkrankungen erst relativ spät und nicht immer besonders wirksam beeinflussen.

Wie kann man gesundheitlichen Problemen dieser Art begegnen?

Es ist offensichtlich nicht sinnvoll, darauf zu warten, daß die Menschen krank werden, damit man sie dann behandeln oder pflegen kann, bis die akute Krankheit überstanden ist. Es wäre auch nicht sinnvoll, als selbstverständlich hinzunehmen, daß die Menschen an chronischen Leiden erkranken, und sie dann für den Rest des Lebens der medizinischen Betreuung zu überlassen.

Gesundheitsförderung und Prävention bieten realistische Konzepte an. Badura (1993) hat die Unterschiede zwischen beiden Konzepten sehr gut herausgearbeitet: „Gesundheitsförderung und Prävention (...) stehen für ganz unterschiedliche gesundheitspolitische Konzeptionen. Der Begriff der Prävention entstammt der sozialhygienischen Diskussion des 19. Jahrhunderts, als bedingt durch Industrialisierung und Urbanisierung die sozialen Probleme groß und die Möglichkeiten zur Behandlung von Krankheiten noch recht gering entwickelt waren, wo es in erster Linie galt, Übertragungswege verbreiteter Infektionskrankheiten zu erkennen und zu unterbrechen. Die Idee der Gesundheitsförderung ist demgegenüber noch sehr jung und wurde, insbesondere durch das europäische Büro der Weltgesundheitsorganisation und durch den israelitischen Soziologen und Streßforscher Aaron Antonovsky, in die gesundheitspolitische und gesundheitswissenschaftliche Diskussion eingebracht. Gesundheitsförderung zielt darauf, allen Menschen ein höheres Maß an Selbstbestimmung ihrer Gesundheit zu ermöglichen und sie damit zur Stärkung ihrer Gesundheit zu befähigen (Ottawa-Charta 1996). Der Akzent der WHO-Definition liegt eindeutig auf dem Begriff der Selbstbestimmung, setzt auf die Selbständigkeit und Selbsthilfe des einzelnen und ganzer Kollektive, auf Partizipation und politischer Einflußnahme (...). Der Akzent liegt hier auf der Förderung positiver Gesundheit, also auf einer salutogenetischen Problemstellung, im Unterschied zur pathogenetischen der Präventivforschung (...). Die Idee der Gesundheitsförderung ist unspezifisch, die Idee der Prävention ist krankheitsspezifisch, d. h. an der ICD-Klassifikation orientiert. Prävention beginnt bei wohldefinierten medizinischen Endpunkten und fragt zurück nach möglichen Risikofaktoren. Gesundheitsförderung setzt an den Lebensbedingungen des Menschen an. Ihr geht es darum, biologische, seelische und soziale Widerstandskräfte und Schutzfaktoren zu mobilisieren und Lebensbedingungen herauszustellen, die positives Denken, positive Gefühle und ein optimales Maß an körperlicher Be- und Entlastung erlauben" (Badura 1993, zit. nach Waller 1996).

Gesundheitsförderung und Prävention werden als die beiden grundlegenden Strategien zur Verbesserung bzw. Erhaltung der Gesundheit verstanden, wobei sich Gesundheitsförderung auf die Erhaltung und Stärkung von Gesundheitsressourcen und Prävention auf die Reduzierung und Vermeidung von Gesundheitsrisiken beziehen. Gesundheitserziehung und -bildung, Gesundheitsaufklärung und -beratung sowie Gesundheitsselbsthilfe werden dabei als unterschiedliche Methoden zur Umsetzung dieser Strategien verstanden (Waller 1996).

Die Gesundheitsförderung steht in einem engen Zusammenhang mit dem wachsenden Interesse an einer guten Gesundheit und den steigenden Erwartungen und Forderungen der Öffentlichkeit nach einer besseren Gesundheit und erhöhten Lebensqualität, verbunden mit der verbreiteten Meinung, daß die Möglichkeiten zur Verbesserung der Gesundheit nicht vom Gesundheitswesen oder anderen Institutionen, sondern zum großen Teil von den Bürgern und Bürgerinnen selbst realisiert werden können (Anderson 1984).

Gesundheitsförderung zielt darauf ab, die Menschen zu befähigen, größeren Einfluß auf die Erhaltung und die Verbesserung ihrer Gesundheit zu nehmen. Als Maßstab zur Gesundheit wird dabei die Möglichkeit des einzelnen und von Gruppen gesehen, einerseits ihre Wünsche und Bedürfnisse befriedigen zu können und andererseits mit ihrer Umwelt übereinzustimmen und sie bewußt zu ändern. Gesundheit wird somit als eine wesentliche Grundbedingung des alltäglichen Lebens und nicht als Lebensziel verstanden. Gesundheit wird als positive Aufgabe gesehen, zu deren Verwirklichung gesellschaftliche und persönliche sowie psychische Ressourcen beitragen.

Wir müssen uns grundlegend neu orientieren. Heute wird vielfach über den Solidaritätsgedanken die Verantwortung für die Bekämpfung von Krankheiten mit der Ableistung eines wie auch immer gearteten Krankenkassenbeitrages der Allgemeinheit überantwortet. Sowohl bei Versicherten als auch bei den sog. Leistungserbringern besteht die Tendenz sich „clever" im Kampf um die knapper werdenden Ressourcen einen möglichst großen Teil des Kuchens abzuschneiden. Dabei ist wie in einer verkehrten Welt „der Ehrliche oft der Dumme". Besonders schlecht für den einzelnen und die Allgemeinheit ist es, wenn die Übertragung der Verantwortung für die Gesundheit über den Solidaritätsgedanken an die Allgemeinheit zur gesundheitlichen Entmündigung der Bürgerschaft führt.

Die Verantwortung des einzelnen für seine Gesundheit muß gestärkt werden, wobei nicht Bestrafung angedroht, sondern positive Anreize geschaffen werden müssen. Dabei soll das Bewußtsein, daß wir uns in der Not auf eine Solidargemeinschaft stützen können, Sicherheit und Mut geben, sich in erster Linie selbst um die eigene Gesundheit zu kümmern. Leider kommt dieser Gedanke und damit die aktive Gesundheitsförderung der einzelnen mündigen Bürger für sich selbst heute zu kurz.

Die Immunschwächekrankheit AIDS hat die Gesundheitsminister wachgerüttelt und zu vorbildlichen Aufklärungskampagnen, Krankheitsvorbeugung durch die Verwendung von Kondomen geführt. Offensichtlich müssen für solche Aktionen spektakuläre Krankheiten auf große öffentliche Aufmerksamkeit in den Medien stoßen und skandalträchtig sein. Warum ist dies für die viel häufigeren, wenn auch weniger spektakulären Erkrankungen nicht möglich? Wo sind die öffentlichen Aufklärungskampagnen, die vor den Gefahren des Übergewichts, des erhöhten Bluthochdrucks, des Bewegungsmangels, des schlecht eingestellten Blutzuckers oder des Nikotin- und Alkoholmißbrauchs warnen? Der Gesundheitsminister gibt sich beim Tabak mit unwirksamen Warnhinweisen zufrieden, statt die Werbung zu verbieten. Es ist ein Hohn, daß gegen das Werbeverbot der europäischen Union von unserer Bundesregierung eine Klage angestrengt wurde. Was sagen hierzu die für die Gesundheit verantwortlichen Politiker?

Die allgemeinen Werbeausgaben sind 1998 um 9% gestiegen und haben in den klassischen Medien einen Etat von 30 Mrd. DM erreicht. Der Werbeaufwand insgesamt beläuft sich auf fast 60 Mrd. DM. Die Bürgerschaft wird immer mehr in eine passive Rolle gedrängt und vor allem als Konsument von Waren, Unterhaltung und Dienstleistungen umworben. Wo sind die Maßnahmen der Bildungs- und Gesundheitsministerien sowie Ärzteorganisationen, die eine aktivere Rolle der Bürgerinnen und Bürger bewirken? Im täglichen Konflikt zwischen der Glitzerwelt des Massenkonsums, dem Trendsetter als wandelnder Litfaßsäule für Markenartikel und der Erreichbarkeit der Lust- und Wunderwelt im täglichen Leben wird eine Dauerfrustration bei breiten Bevölkerungsschichten erzeugt. Diese entlädt sich im Massenphänomen als Gewalt gegen Sachen und Personen, zum großen Teil auch gegen sich selbst, als Leistungskiller am Arbeitsplatz und in der Entwicklung von Neurosen und psychosomatischen Störungen. Nikotin- und Alkoholabhängigkeit, Spielsucht, Drogenabhängigkeit und zwanghafter Konsum von Genußmitteln wie Kaffee und Süßigkeiten in eß- und trinkbarer Form, aber auch die zwanghafte Arbeitssucht gehören ebenso hierher. Es ist gar nicht auszudenken, welche gesellschaftlichen Kräfte freigesetzt würden, wenn diesen Problemen wirksam Einhalt geboten werden könnte. Welches Produktivkapital liegt hier in unserer Gesellschaft brach.

Bloch u. Mitarb. (1997) haben davon gesprochen, daß „Gesundheit eigentlich etwas sein sollte, das genossen und nicht verbraucht werden sollte". Die sozialwissenschaftliche Forschung und die Gesundheitssystemforschung führen einen Großteil der Erkrankungen auf sich wandelnde Lebens-, Arbeits- und Umweltverhältnisse zurück und auf die Art und Weise, in der Menschen auf diese reagieren. Das US-Center for Disease Control schätzt den Einfluß der sozialen Umwelt und der Lebensweise auf die Sterblichkeit etwa doppelt so hoch ein wie die Einflüsse der stofflichen Umwelt und der biologischen (genetischen) Prädisposition.

Was können die Menschen wirklich für ihre eigene Gesundheit tun?

Nun, sie könnten sich zunächst einmal dazu entschließen, gesünder zu leben, vernünftig zu essen, mäßig zu trinken, nicht zu rauchen, vorsichtig zu fahren, sich genug Bewegung zu verschaffen, es zu lernen, unter dem Streß des Berufs zu leben oder sich bei all diesen Dingen gegenseitig zu helfen. Gesunde Lebensweise wird oft gleichgesetzt mit Genußverzicht, sozialer Isolierung und mangelnder Lebensqualität. Das Mißverständnis besteht in der falschen Vorstellung von gesunder Lebensqualität. Sie bedeutet nicht, in Askese zu leben, sondern risikobereit, aber verantwortungsvoll und solidarisch an allen Prozessen des gesellschaftlichen Lebens teilzuhaben (Bartsch 1995).

Welch hohen Stellenwert auch die Bevölkerung der Gesundheitsförderung, der Gesundheitsvorsorge und der Prävention zumißt, zeigen die Ergebnisse der Emnid-Umfrage „Medizin der Zukunft" vom Oktober 1995:

Rund 83% der Befragten glauben, daß der Gesundheitsvorsorge in unserem Gesundheitssystem eine größere Rolle zukommen sollte, und sogar 94% sind der Meinung, daß man dies durch die Förderung einer gesunden Lebensweise erreichen kann.

Die sich verändernden Lebens-, Arbeits- und Freizeitbedingungen haben einen entscheidenden Einfluß auf die Gesundheit. Auch die Art und Weise, wie die Menschen ihre Arbeit, Arbeitsbedingungen und Freizeit organisieren, sollte die Gesundheit und nicht die Krankheit fördern. Gesundheitsförderung schafft sichere, anregende, befriedigende und angenehme Arbeits- und Lebensbedingungen.

Eine systematische Erfassung der gesundheitlichen Folgen unserer sich rasch wandelnden Umwelt – insbesondere in den Bereichen Technologie, Arbeitswelt, Energieproduktion und Stadtentwicklung – ist von essentieller Bedeutung und erfordert aktives Handeln zugunsten der Sicherstellung eines positiven Einflusses auf die Gesundheit der Öffentlichkeit (Waller 1996). Bei den gesundheitlichen Auswirkungen müssen neben den körperlichen Folgen die sehr verbreiteten seelischen Krankheitserscheinungen sorgfältig erfaßt und ausgewertet werden.

In Deutschland hat die Zahl der Einpersonenhaushalte inzwischen mehr als 30% erreicht; man spricht in diesem Zusammenhang von einem zunehmenden „gesellschaftlichen Individualisierungsschub" (Beck u. Beck-Gernsheim 1994). Andere Länder, wie beispielsweise die USA, zeigen beträchtlich höhere Zahlen. Nahezu jede dritte Ehe in Deutschland wird inzwischen geschieden, in Großstädten sogar annähernd jede zweite. Die zunehmende Maschinisierung, Technisierung und Automatisierung von Arbeitsplätzen leistet auch dort der Individualisierung und Trennung von sozialen Formen Vorschub. Einen Großteil unseres wachen Lebens verbringen wir am Arbeitsplatz. Der Ablauf des Arbeitstages und seine Gestaltung hat weitreichenden Einfluß auf die Gefährdung, Erhaltung und mögliche Förderung unserer Gesundheit. Dies gilt nicht nur für die organisierte Arbeit in Unternehmen, Behörden und Betrieben, sondern auch im häuslichen Bereich. Arbeitsabläufe wie Arbeitstempo, -rhythmus, -pausen, Art der Bewegung oder Bewegungslosigkeit bedingen spezifische Belastungen für unsere gesamte psycho-physische Entwicklung. Im Mensch-Maschine-System moderner Arbeitsplätze oder der Verwaltung ist oft kaum individuelle Kreativität möglich. Somit beinhaltet Gesundheitsförderung weit mehr als medizinische und soziale Versorgung. Gesundheit muß auf allen Ebenen und allen Politiksektoren auf die Tagesordnung gesetzt werden. Politikern müssen dabei die gesundheitlichen Konsequenzen ihrer Entscheidung und ihrer Verantwortung für Gesundheit verdeutlicht werden. Eine größere Chancengleichheit im Bereich der Gesundheits-, Einkommens- und Sozialpolitik kann nur durch ein koordiniertes gemeinsames Handeln erreicht werden.

Waller (1996) stellt das Gesundheitsförderungskonzept als die bedeutendste Entwicklung in den angewandten Gesundheitswissenschaften der letzten Jahre dar, insbesondere aufgrund ihrer expliziten Ausrichtung auf Gesundheitsressourcen. Die umfassende Thematisierung von Gesundheit als einer „Zukunftsvision" unter Einbeziehung sozialer, ökologischer und basisdemokratischer Ideen erklärt die Tatsache, daß so etwas wie eine „Gesundheitsförderungsbewegung" entstanden ist. Ihre politische Prämisse, daß Gesundheit weniger mit Medizin und Gesundheitsvorsorge, als vielmehr mit anderen Politikbereichen wie Verkehr, Energie, Landwirtschaft etc. zu tun hat und als „Zukunftsinvestition" zu begreifen ist, erklärt ihre Attraktivität in der politischen Diskussion auf lokaler, regionaler und nationaler Ebene.

Die Umsetzung dieser Konzepte setzt natürlich Fähigkeiten und Freiheiten der Bevölkerung voraus, die – insbesondere in sozial und gesundheitlich benachteiligten Sozialschichten – häufig wenig entwickelt ist. Änderungen in der Lebensweise, wie mäßiger zu trinken, nicht zu rauchen, vorsichtig zu fahren, sich mehr zu bewegen, verlangt tiefgreifende Änderungen des Lebensstils, d. h. beispielsweise durch Jogging, Gewichtsreduktion, weniger Alkohol, Lernen von Streßminderung, die Teilnahme an medizinischen Vorsorgeuntersuchungen.

Hier tut sich ein soziales Dilemma auf (Braun u. Mitarb. 1998): Dieselben Gruppen und Schichten der Bevölkerung, die das größte Risiko tragen, zu erkranken, behindert zu sein oder vorzeitig zu sterben, verfügen zugleich über die geringsten Möglichkeiten der Kontrolle ihrer Lebensumstände und der Selbsthilfe, im wirtschaftlichen, sozialen und kulturellen Sinn. Nur eine Bevölkerungsminderheit ist überhaupt in der Lage, im geforderten Ausmaß gesundheitlich eigenverantwortlich zu handeln und damit die erwünschten Wirkungen zu erzielen. Diese Erkenntnis mündet in zwei kontroverse Forderungen. Auf der einen Seite sollen öffentliche Institutionen und staatliche Einrichtungen vormundschaftlich die Aufgaben für das Individuum übernehmen, und auf der anderen Seite sollen die Eigenkräfte des einzelnen gestärkt werden. Bei letzterem Weg hat der Staat die Aufgabe, für eine bessere Bildung und Aufklärung des einzelnen zu sorgen. Durch organisierten Zusammenschluß können in der Gemeinschaft die einzelnen ihre Interessen auch gegenüber dem Staat eigenverantwortlich besser vertreten. Während durch die Überantwortung der Aufgaben an den Staat und die öffentlichen Institutionen die Entmündigung der Bürger fortschreitet, kann letztlich nur mit der Stärkung der eigenverantwortlichen Kräfte in der Praxis etwas erreicht werden. Nur über die Verbesserung der Bildung und Aufklärung ist ein Ausweg aus dem Dilemma einer schlechten sozialen Stellung und eines erhöhten Krankheitsrisikos zu finden.

Eine Auswertung von 65 Studien belegt eine zu 85% höhere Mortalität und Morbidität für eine Fülle von gesundheitlichen Störungen bei Personen mit niedrigem sozialen Status. Das Sterblichkeitsrisiko ist über alle Altersgruppen hinweg in der untersten Einkommensgruppe am höchsten und nimmt mit zunehmendem Einkommen relativ gleichmäßig ab. In Zahlen ausgedrückt, ist das Sterblichkeitsrisiko in der unteren Einkommensgruppe (27 000–34 000 DM/Jahr) zwischen 5,7mal (35 bis 39jährige) und 1,7mal (50 bis 59jährige) höher als in der oberen Einkommensgruppe (mehr als 64 000 DM/Jahr) (Helmert u. Mitarb. 1990).

Da nun die Gesundheit zeitlich wie auch in der Bedeutung noch vor der Krankheit steht, müssen wir Ärzte zuerst darauf schauen, wie man die Gesundheit bewahren kann (Schipperges 1994). Für Waller (1996) lassen sich die Präventionsmaßnahmen nach dem Zeitpunkt, der Zielgröße und der Methode unterscheiden. Nach dem Zeitpunkt wird differenziert in die primäre Prävention (Krankheitsvermeidung), sekundäre Prävention (Krankheitsfrüherkennung) und tertiäre Prävention (Verhütung des Rückfalls, heute umfassend als Rehabilitation bezeichnet). Die primärpräventiven Maßnahmen beziehen sich auf die Krankheitsursachen, die sekundärpräventiven Maßnahmen auf die Krankheitsentstehung und die tertiärpräventiven Maßnahmen auf den Krankheitsverlauf.

Nach der Zielgröße unterscheidet man die Verhaltensprävention (Krankheitsvermeidung durch Änderung des Verhaltens) und die Verhältnisprävention (Krankheitsvermeidung durch Änderung der Verhältnisse). Nach der Methode wird bei der Präventivmedizin in Gesundheitsaufklärung und -beratung, Gesundheitserziehung und -bildung, Gesundheitsselbsthilfe und Gesundheitspolitik unterschieden.

Die primäre Prävention (Krankheitsvermeidung) und sekundäre Prävention (Krankheitsfrüherkennung) sollen im folgenden mit entsprechenden Beispielen erläutert werden.

Primäre Prävention

FOLSÄUREMANGEL. Auf 1000 Schwangerschaften kommt es in einem Fall zur Ausprägung eines sog. Neuralrohrdefekts, eines unvollständigen Verschlusses des Rückenmarkkanals mit Mißbildung an Gehirn und Rückenmark. Allein aus diesem Grund werden jedes Jahr in Deutschland schätzungsweise 500 Abtreibungen durchgeführt, und weitere 300 Kinder werden jährlich mit solchen mehr oder weniger stark behindernden Rückenmarkdefekten geboren. Diese Kinder und ihre Familien müssen mit den schweren Behinderungen leben und zurechtkommen, es werden viele kostspielige und belastende medizinische Behandlungen, oft lebenslang, erforderlich. Es gibt heute überzeugende Hinweise dafür, daß eine gute Versorgung mit dem Vitamin Folsäure, zur Zeit der Empfängnis und während der frühen Schwangerschaft das Risiko zur Entwicklung solcher Mißbildungen erheblich vermindert.

In mehreren Ländern, seit 1995 auch in Deutschland, wird allen Frauen mit Kinderwunsch oder im gebährfähigen Alter empfohlen, auf eine Zufuhr von wenigstens 0,4 mg Folsäure am Tag zu achten. In der Bundesrepublik haben sich 5 medizinische Fachgesellschaften für eine solche Vorsorge ausgesprochen. Wie eine Untersuchung aus dem Universitätsklinikum Großhadern in München und eine zweite Untersuchung aus der Universitätskinderklinik in Düsseldorf ergeben hat, ist diese Empfehlung weithin unbekannt, auch in der Ärzteschaft.

Nur die wenigsten Mütter nehmen ausreichend Folsäure zu sich, und dies gilt sowohl bei ungeplanter wie bei geplanter Schwangerschaft. Folsäure ist ein Vitamin des B-Komplexes, welches in zahlreichen Lebensmitteln, allerdings in recht geringer Menge enthalten ist. Zur Aufnahme muß es im Organismus erst umgewandelt werden. Da auch bei der Zubereitung der Speisen Vitaminverluste entstehen, kann es bei erhöhtem Bedarf, etwa in der Schwangerschaft, leicht zu einem Mangel kommen. Die synthetische Folsäure ist preisgünstig, leicht verfügbar und kann vom Organismus schnell aufgenommen werden. Man muß sich einmal bewußt machen, daß in unserer Wohlstandsgesellschaft bei Schwangerschaften in 1‰ der Fälle schwere Mißbildungen auftreten, weil junge Frauen und werdende Mütter nicht ausreichend mit Vitaminen versorgt werden.

▇ CHRONISCHER JODMANGEL in Trinkwasser und Nahrung führt zur Kropfbildung, der Vergrößerung der Schilddrüse (Struma). Das Spurenelement Jod wird in der Schilddrüse angereichert. In vielen Fällen ist die operative Entfernung des Kropfes erforderlich, was nicht nur die Patienten belastet, sondern auch hohe Kosten verursacht. An der Universität Greifswald wurde die Jodversorgung der ostdeutschen Schüler nach der Wiedervereinigung ausgewertet. Die bis dahin im Osten gültige gesetzliche Jodbeimischung im Haushaltsalz und bei der Tierfütterung hatte zu einem deutlichen Rückgang der Kropfbildung bei der ostdeutschen Bevölkerung geführt. Mit der Wiedervereinigung entfielen diese Maßnahmen, der Verbrauch von Jodsalz ging zunächst stark zurück.

1993 wurde der Umgang mit jodiertem Speisesalz durch eine eigene Verordnung geregelt. Seitdem darf derartiges Salz bei Herstellung von Fleisch, Käse und Wurstwaren genutzt werden, und durch Informationen greifen immer mehr Menschen zu dem heute zulässigen Jodsalz. Die Jodversorgung hat sich daher zwar ständig

verbessert, ist aber immer noch nicht ausreichend. Bei 4% der ostdeutschen Schüler wurde ein schwerer Jodmangel festgestellt.
Durch die einfache Maßnahme der vermehrten Einschleusung von
Jodsalz in die Nahrungskette kann der Jodmangel und damit die
Kropfentwicklung erfolgreich bekämpft werden. Die Weltgesundheitsorganisation (WHO) will den Jodmangel bis zum Jahr 2000
beseitigen. Dieses Ziel wird vermutlich in der Bundesrepublik
Deutschland nicht erreicht, und sonst unnötige Kropfoperationen
werden auch in Zukunft noch erforderlich sein.

▪ VERKEHRSUNFÄLLE. Die Zahl der schweren Verletzungen und
Todesfälle im Straßenverkehr ist erfreulicherweise immer weiter
zurückgegangen. Dennoch wird jährlich ein Schaden durch Verkehrsunfälle von ca. 50 Mrd. DM verursacht. 7% der Schäden entsprechen 3,5 Mrd. DM und sind Folgen schwerer Sehmängel. Während das Auto alle 2 Jahre zum TÜV muß und der Abgasausstoß
jährlich geprüft wird, kann von vergleichbarer Sorgfalt beim Fah-
rer auch nicht ansatzweise die Rede sein. Wie eine Studie der Bundesanstalt für Straßenwesen ergab, überschätzt ein hoher Prozentsatz der Autofahrer das eigene Sehvermögen. 1004 Personen, darunter 754 Unfallfahrer, wurden befragt und untersucht. Das Ergebnis war erschreckend. Der größte Teil der Unfallfahrer schätzte die
eigenen Augen als sehr gut ein. Bei den Tests ergaben sich aber erhebliche Defizite sowohl bei der Tagessehschärfe als auch im Däm-
merungssehvermögen und in der Blendempfindlichkeit. Das Sehvermögen nimmt mit zunehmendem Lebensalter schleichend ab,
eine Verschlechterung wird von den Betroffenen spät oder gar
nicht wahrgenommen. Dies ist natürlich nicht nur für die Automobile, sondern vor allem für die Verkehrsteilnehmer gefährlich; viele
Schäden, Verletzungen und Todesfälle könnten durch Wiederho-
lungssehtests für Führerscheininhaber vermieden werden.

▪ ALKOHOLMISSBRAUCH. Die gesundheits- und gesellschaftspoliti-
sche Bedeutung des Alkoholmißbrauchs spielt in den westlichen
Ländern eine immense Rolle. Die Weltgesundheitsorganisation
(WHO) gibt an, daß langandauernder Konsum von täglich 60 g Alkohol für Männer (dies entspricht 1 Flasche Wein mit 0,7 l oder
1,5 l Bier) oder von 40 g für Frauen mit dem Risiko psychischer
und physischer gesundheitlicher Schäden verbunden ist. Die briti-

sche Ärztegesellschaft hat vor kurzem bekräftigt, daß Männer nicht mehr als 30 g und Frauen nicht mehr als 20 g Alkohol am Tag trinken sollten. 13% der erwachsenen Bevölkerung in Deutschland haben irgendwann im Laufe ihres Lebens Alkoholprobleme, bei Männern sind es 21%, bei Frauen 5%. Im amerikanischen Gesundheitswesen werden inzwischen 15% des Budgets durch Alkoholkranke in Anspruch genommen; die alkoholbedingten, volkswirtschaftlichen Kosten (Unfallfolgen, Frühberentung, Behandlungskosten, Rehabilitationsmaßnahmen) werden bei uns auf 30–80 Mrd. DM pro Jahr geschätzt. 30 000–40 000 Menschen sterben jährlich an den Folgen übermäßigen Alkoholkonsums. Alkoholismus ist der häufigste Grund für Mangelernährung beim Erwachsenen. 25% aller Arbeitsunfälle gehen auf Alkohol zurück, bei 20% aller tödlichen Autounfälle ist Alkohol beteiligt. Selbst die Neugeborenen bleiben nicht verschont. Die alkoholbedingte Schädigung der Embryonen in der Schwangerschaft gilt heute als häufigste Ursache geistiger Behinderung.

G. Schmidt (1997) hat auf die Möglichkeiten des niedergelassenen Arztes bei der Frühdiagnostik des beginnenden Alkoholismus und die Kurzintervention hingewiesen. Nach Studien der Weltgesundheitsorganisation (WHO) sind immerhin 6% der Patienten in deutschen Allgemeinarztpraxen alkoholabhängig, zusätzlich 4% sind in der Kategorie „schädlicher Gebrauch/Mißbrauch" einzuordnen. Viele Abhängige unterziehen sich erst dann einer Suchtbehandlung, wenn ihre Erkrankung bereits fortgeschritten ist. Männer kommen 10 Jahre nach Beginn ihrer Abhängigkeit im Alter von durchschnittlich 40 Jahren, Frauen 7 Jahre nach Beginn im Durchschnittsalter von 44 Jahren zur ersten Entzugsbehandlung.

Es gibt inzwischen viele gute Hinweise, daß alkoholbedingte Störungen auch in der Praxis von Ärzten verläßlich erkannt und effektiv behandelt werden können (Schmidt 1997). Bei Anwendung dieser Kenntnisse kann auch mit einer Reduzierung der durch Alkohol verursachten Kosten für unsere Gesellschaft gerechnet werden. Alkoholkranke verleugnen zwar nicht generell ihren Alkoholkonsum, bagatellisieren aber Mengen und Trinkstil. Sie wehren sich gegen die Erkenntnis der Abhängigkeit. Alkoholkranke stellen sich in der Sprechstunde mit unspezifischen seelischen Veränderungen (Nervosität, Niedergeschlagenheit, Streß, verminderter Belastungsfähigkeit, Müdigkeit oder Antriebsarmut) und/oder körperlichen Beschwerden (Übelkeit, Magenbeschwerden, Schwindel oder Schlafstörungen sowie plötzlichen Schweißausbrüche) vor. Wiederholte Gespräche mit dem niedergelassenen Arzt und Kurzkontakte sind gut geeignet, den Patienten bezüglich seines Trinkstils – und auch der Rauchgewohnheiten – nachdenklich zu machen und sukzessiv Verhaltensveränderungen zu induzieren. Damit können wirksam Alkoholprobleme behoben und die Trinkmenge vermindert werden. Eine Bevormundung muß dabei vermieden werden, der Patient soll lernen, das Vorgehen selbst zu akzeptieren.

Wenn man die gesellschaftlichen Schäden des Alkoholmißbrauchs bedenkt und den Werbeaufwand für den Alkoholkonsum betrachtet, muß man sich fragen, warum die Gesellschaft nicht wenigstens einen Teil der Alkoholsteuer dazu verwendet, um in Schulen und am Arbeitsplatz, mit öffentlichen Informationen in den Medien für einen reduzierten und verantwortungsvollen Umgang mit Alkohol zu werben. Dabei können folgende Regeln verantwortlichen Trinkens hilfreich sein:

- Löschen Sie Ihren Durst mit nichtalkoholischen Getränken.
- Wenn Sie Alkohol trinken, trinken Sie langsam, mäßig, mit kleinen Schlucken, mit Pausen.
- Behalten Sie den Überblick, wieviel Sie getrunken haben.
- Trinken Sie nicht allein, sondern in Gesellschaft.
- Trinken Sie nie zwangsläufig zu den immer gleichen Gelegenheiten.
- Tinken Sie nie mit leerem Magen, sondern mit den Mahlzeiten.
- Trinken Sie hochprozentige Getränke vermischt mit Mineralwasser.
- Trinken Sie nicht mehr nach Mitternacht.

Trinken Sie nicht,
- wenn Sie ein dringendes Bedürfnis nach Alkohol haben;
- wenn Sie Medikamente (z. B. Schlafmittel) einnehmen;
- wenn andere Sie zu alkoholischen Getränken drängen;
- an zwei Tagen der Woche.

Wie „Die Zeit" am 2. Juli 1998 berichtete, hat ein wissenschaftlicher Report aus Frankreich versucht, eine Rangliste der Gefahren aufzustellen, die von den gebräuchlichsten Drogen ausgehen. Eine seiner zentralen Aussagen beinhaltet: Drogen lassen sich in drei Risikogruppen einteilen.

- Zu den gefährlichsten Mitteln zählen die Opiate, Alkohol und Kokain.
- In die mittlere Kategorie fallen Ecstasy, Aufputschmittel, Beruhigungsmittel und Tabak.
- Relativ geringe Risiken seien mit Cannabisprodukten, wie Haschisch und Marihuana, verbunden.

Es ist richtig, daß kaum ein Konsumbereich so mit Emotionen und Tabus beladen ist wie der Umgang mit legalen und illegalen Suchtmitteln. Eine größere Aufmerksamkeit für die Suchtprobleme in Deutschland ist dringend notwendig. In der Vergangenheit wurde versucht, den Kampf gegen Sucht und Drogen eher mit den Mitteln der Innen- und Rechtspolitik als mit denen der Gesundheitspolitik zu führen. Sicher ist es nicht der richtige Weg, die Gefahren der Drogen- und Suchtmittel mit Hinweis auf den Alkohol durch eine Legalisierung neuer Drogen zu verharmlosen.

Die Ärztekammern z. B. in Nordrhein-Westfalen sowie die Bundesärztekammer und die kassenärztliche Vereinigung bemühen sich um Gesundheitsförderung, Gesundheitserziehung und Unfallschutz. Die Gesundheitserziehung muß aber auf eine breitere Grundlage gestellt werden. Ziel muß es sein, bereits Kindern und Jugendlichen vom Vorschulalter an medizinische Grundkenntnisse zu vermitteln. Mit der zunehmenden Technisierung der Medizin ist grundsätzliches Wissen der Prävention vernachlässigt worden. Die Liste sinnvoller Maßnahmen der Prävention ließe sich beliebig erweitern. Es seien hier nur die zunehmenden Probleme mit Übergewicht bereits im Kindesalter, der weitverbreitete Bewegungsmangel und der mit beidem häufig verbundene, erst spät erkannte erhöhte Blutdruck (Hypertonus), die zunehmenden Probleme mit der Osteoporose (Knochenschwund) und die hierfür mitverantwortlichen Faktoren des Calciummangels und der Bewegungsarmut erwähnt. Durch Präventionsmaßnahmen könnten die häufigsten Krankheiten des Herz-Kreislauf-Systems und des Bewegungsapparates sowie der Stoffwechselerkrankungen, z. B. des Diabetes mellitus, in ihrem Auftreten und in ihren Auswirkungen vermindert und mit Sicherheit auch die Krankheitskosten reduziert werden. Dabei muß man sich immer bewußt machen, daß zu den medizinischen Kosten die häufig höheren sekundären gesellschaftlichen Kosten durch Arbeitsunfähigkeit und Frühberentung hinzuzurechnen sind. Welches Einsparpotential durch eine wirksame, breit angelegte Prävention in unserer Gesellschaft zu mobilisieren ist, kann heute nur erahnt werden.

▪ Sekundäre Prävention

Während der Sinn von Präventionsmaßnahmen zur Vermeidung der Krankheitsentstehung keiner weiteren Begründung bedarf, sind sekundärpräventive Maßnahmen wie breit angelegte Vorsorgeuntersuchungen, zumindest in der Kosten-Nutzen-Relation häufig fragwürdig und bedürfen im Einzelfall der genauen Analyse. Ein massenhaftes Screening durch Vorsorgeuntersuchungen ist in den Fällen wenig sinnvoll, in denen die erkannte Krankheit nicht durch wirksame Therapiemaßnahmen erfolgreich bekämpft werden kann.

▪ BLUTHOCHDRUCK. Herz-Kreislauf-Erkrankungen stellen mit mehr als 50% die häufigste Todesursache in der Bundesrepublik Deutschland. Die Bedeutung des Bluthochdrucks (Hypertonie) als Volkskrankheit ist in dem hohen Prozentsatz der Betroffenen in der Bevölkerung und vor allem auch durch die Langzeitschäden an Herz, Nieren, Gefäßen, Gehirn und Netzhaut des Auges begründet. In der Altersgruppe zwischen 65 und 74 Jahren sind 40–50% der Männer und Frauen betroffen. Die durchschnittliche Häufigkeit der Hypertonie, bezogen auf alle Altersgruppen von 25 bis 64 Jahren, beträgt rund 15–20% der Bevölkerung (Monica-Projekt Region Augsburg GSG Forschungszentrum für Umwelt und Gesundheit GmbH, Unterschleißheim 1993).

Heute leben in der Bundesrepublik Deutschland etwa 16 Mio. Menschen mit einem krankhaft erhöhten Blutdruck. Nur etwa der Hälfte dieser betroffenen Patienten ist ihre Erkrankung bekannt. Von diesen wird wieder nur die Hälfte, 4 Mio., regelmäßig behandelt und von diesen wieder nur die Hälfte so wirksam, daß die angestrebten Blutdruckzielwerte auch erreicht werden. Die Prognose von Hypertonikern wird durch zusätzliche Risikofaktoren wie Rauchen, Diabetes mellitus, Hypercholesterinämie und Adipositas noch zusätzlich ungünstig beeinflußt. Eine gezielte Prävention der Hypertonie ist sowohl für den einzelnen Patienten als auch für die Volkswirtschaft im Sinne einer Verminderung von Spätschäden und ihren Folgekosten von großer Bedeutung.

Die Kombination des erhöhten Blutdrucks mit dem Diabetes mellitus erweist sich als besonders ungünstig. In Europa gibt es ca. 33 Mio. Diabetiker, und bis zum Jahre 2025 wird sich diese Zahl voraussichtlich um 45% erhöhen. Allein in Deutschland leiden etwa 4 Mio. Menschen (5% der Gesamtbevölkerung) an einem Diabetes mellitus. Die Hälfte dieser Diabetiker hat zusätzlich einen erhöhten Blutdruck. Im Vergleich zur Normalbevölkerung entwickeln Diabetiker 2 bis 4mal häufiger einen Herzinfarkt und erleiden 2 bis 6mal häufiger einen Schlaganfall. Die Kombination des erhöhten Blutdrucks mit Diabetes mellitus führt zu einem doppelt so hohen kardiovaskulären Risiko wie bei nichtzuckerkranken Hypertonikern.

Weitere teure Folgeerkrankungen, z.B das Nierenversagen, sind in dieser Gruppe überproportional häufig. In Deutschland sind heute 50 000 chronisch Nierenkranke auf eine Behandlung mit künstlicher Niere (Dialyse) angewiesen, also rund 600 Menschen pro 1 Mio. Einwohner. Bei den Diabetikern wie auch bei den Patienten mit erhöhtem Blutdruck gilt die Eiweißausscheidung im Urin sowohl als frühzeitiger Marker für ein Nierenversagen als auch für ein erhöhtes kardiovaskuläres Risiko und das Risiko einer Netzhauterkrankung. Die Eiweißausscheidung im Urin (Albuminurie) ist zudem überproportional mit Rauchen, Übergewicht, Fettsucht und Fettstoffwechselstörungen verbunden. Von diesen Erkrankungen sind besonders auch Führungskräfte in Wirtschaft und Verwaltung betroffen. Gerade die Generation der 35- bis 50jährigen bringt im Beruf oft Spitzenleistungen, um den Preis, Raubbau am eigenen Körper zu betreiben. Die langfristigen Folgen sind typische Managerkrankheiten wie Herz-Kreislauf-Beschwerden, Gewichtsprobleme, Fettstoffwechselstörungen und Bluthochdruck.

Unser Medizinbetrieb ist heute viel zu sehr auf die Reparatur bestehender Krankheiten und nicht auf deren Vermeidung ausgerichtet. Hier muß dringend ein Umdenken erfolgen. Es ist gar nicht auszudenken, welcher persönliche und volkswirtschaftliche Nutzen durch die präventiven Maßnahmen einer gesunden Lebensführung und Ernährung und einer ausreichenden Bewegung erreicht werden könnte. Wenn dann zusätzlich zu diesen primärpräventiven Maßnahmen eine Sekundärprävention durch frühzeitige Erkennung und gezielte, wirksame Behandlung des Hypertonus, des Diabetes mellitus und der Eiweißausscheidung im Urin erfolgte, würden nicht nur Lebensqualität und Gesundheitszustand der Betroffenen wesentlich verbessert, sondern wahrscheinlich auch Krankenkassenausgaben reduziert und mit Sicherheit volkswirtschaftliche Folgekosten vermindert. Wir werden täglich mit Werbemaßnahmen in allen Medien bombardiert, die unsere Aufmerksamkeit und finanziellen Mittel auf Autos, Reisen, Konsumartikel, Telekommunikation und Genußmittel ausrichten, da bleibt kaum noch Aufmerksamkeit und Muße, sich auf das zu konzentrieren, was uns allen eigentlich das Wichtigste ist: „Hauptsache Gesundheit".

■ FRÜHERKENNUNGSMASSNAHMEN oder VORSORGE-UNTERSUCHUNGEN sind sekundärpräventive medizinische Maßnahmen. Im Rahmen der gesetzlichen Krankenversicherung werden zu diesem Zweck eine Reihe von Untersuchungen angeboten, die im 3. sowie im 4. Abschnitt des Sozialgesetzbuches 5 (SGB V) niedergelegt sind. Dazu gehören z. B. Früherkennungsuntersuchungen im Rahmen der Mutterschaftsuntersuchungen, Frühuntersuchungen für Kinder, Maßnahmen zur Verhütung von Zahnerkrankungen, jährliche Früherkennungsuntersuchungen von Krebserkrankungen, Früherkennungsuntersuchung von Krankheiten, insbesondere von Herz-Kreislauf- und Nierenkrankheiten und Vorsorgekuren für Mütter. Weitere Maßnahmen der Krankheitsfrüherkennung sind die humangenetische Beratung, das Neugeborenenscreening, die jugendärztlichen Untersuchungen im Rahmen des öffentlichen Gesundheitsdienstes, Untersuchungen nach dem Jugend-Arbeitsschutzgesetz, Musterungsuntersuchung, betriebsärztliche Untersuchungen und Untersuchungen nach dem Arbeitssicherungsgesetz.

Die Effektivität der Früherkennungsmaßnahmen steht und fällt mit der Beteiligung der Bevölkerung (Abb. 8.1). Zur Annahme dieser gesundheitserhaltenden Strategien hat Abholz (1990) in seinen Untersuchungen folgendes festgestellt:

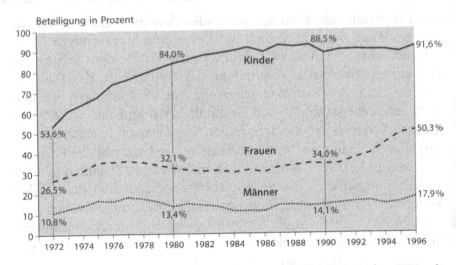

Abb. 8.1. Beteiligung an den Früherkennungsuntersuchungen in der GKV seit 1972.
(Quelle: KBV. Grunddaten zur Vertragsärztlichen Versorgung in der BRD. Kassenärztliche Vereinigung, Köln 1998)

- Beteiligungen an den Impfungen: vollständiger Impfschutz für Diphtherie, Tetanus und Polio je nach Bundesland zwischen 85 und 95%, für Masern und Mumps zwischen 45 und 70%.
- Beteiligung an den Untersuchungen in der Schwangerschaft: geringe Beteiligung, insbesondere bei sehr jungen Frauen sowie bei kinderreichen, ausländischen, alleinerziehenden und nicht außerhäuslich berufstätigen Frauen.
- Beteiligung an den Früherkennungsuntersuchungen im Säuglings- und Kindesalter: Teilnahmequoten bis zur 5. Untersuchung (von insgesamt 10) bei ca. 90%, danach sukzessive Abfall bis auf 68% bei der 8. Untersuchung.
- Beteiligung an den Krebsfrüherkennungsmaßnahmen: ca. 15% bei den Männern und ca. 34% bei den Frauen.
- Beteiligung an den Gesundheitschecks ca. 10%.

Worin liegen die Gründe für die hohe Nichtbeteiligung der Bevölkerung – und insbesondere auch der besonders gefährdeten Bevölkerungsgruppen – an der angebotenen Früherkennung? Einerseits spielen demographische (Alter, Geschlecht, ethnologische Zugehörigkeit usw.) und soziopsychologische Variable (Persönlichkeit, Schichtzugehörigkeit, Bedingungen des sozialen Umfelds usw.)

eine Rolle. Andererseits werden Menschen in einer kaum noch zu durchschauenden Informationsflut der Unterhaltung, der Nachrichten und Werbung auch mit Informationen über Gesundheitsrisiken und mit der Erwartung, ein gesundheitsgerechtes Verhalten zu praktizieren, überschwemmt. Hinzu kommt, daß Gesundheitsbotschaften häufig widersprüchlich sind, wie z. B. die Debatten über Margarine oder Butter, über die Bedeutung des Cholesterins, die unbedenkliche Menge von Alkohol, Kaffee etc. zeigen. Die Versuche, Menschen nachdenklich zu machen und sie für alle möglichen Risikofaktoren zu interessieren, werden nicht nur durch die Menge und Widersprüchlichkeit der Botschaften sabottiert, sondern auch durch die Aufnahme- und Verarbeitungskapazität des Individuums begrenzt. Die öffentliche Berichterstattung in den Medien und Nachrichtensendungen konzentriert sich auf mehr spektakuläre Ereignisse, Skandalberichterstattung und die allgegenwärtige Gewalt, potentielle Gefahren, z. B. der Atomwirtschaft, als die realen Risiken für unsere Gesundheit. Die Erziehung zur Müllsortierung wird so in den Vordergrund gerückt, daß die Gesundheitserziehung das Nachsehen hat. Man kann sich nicht gleichzeitig um alles kümmern, sondern man setzt Prioritäten, um den gerade dringlichsten Anforderungen gerecht werden zu können. Die Bereitschaft, mehr für die Gesundheit zu tun, weicht der Notwendigkeit, Geld zu beschaffen, dem Wunsch, das Auto zu reparieren, eine Reise zu buchen, Handy, Unterhaltungselektronik und Haushaltsgeräte zu bedienen sowie Unterhaltung und Werbung im Fernsehen zu verfolgen. Der Alltagsstreß läßt nicht viel Zeit, Vorsorgemaßnahmen zu planen und auszuführen. Diese Überladung führt nicht selten zum gegenteiligen Effekt der verhaltenspräventiven Ziele: zu Hoffnungslosigkeit, Passivität und Rückzug aus allen Präventivbestimmungen. Es besteht heute zwischen Gesundheitswissenschaftlern jeder disziplinären Herkunft Einigkeit, daß Rauchen, Alkohol, Ernährung, körperliche Aktivität, Streßbewältigung, Schwangerschaftsvorsorge, Unfallvermeidungsverhalten usw. für die öffentliche Gesundheit von großer Bedeutung sind (Badura 1993). Unbestreitbar sei demgegenüber jedoch mittlerweile auch, daß Bemühungen zur individuellen Verhaltensmodifikation meist nur bei einer Minderheit hochmotivierter, mit einem hohen Selbstvertrauen ausgestatteter Personen anhaltende Wirkung zeigen.

Welcher Einfluß z. B. der körperlichen Fitneß im mittleren Alter auf die Sterblichkeit zukommt, zeigt eine kürzlich veröffentlichte norwegische Studie, bei der Männer über einen Zeitraum von 22 Jahren beobachtet worden waren. Danach sind Veränderungen der körperlichen Fitneß bei gesunden Männern mittleren Alters offenbar ein entscheidender Faktor für deren Sterblichkeit. Denn sogar kleine Verbesserungen der körperlichen Leistungsfähigkeit verringern das Risiko früh zu sterben signifikant.

Für Braun u. Mitarb. (1998) ist der „suggerierte Appell an mehr Eigenverantwortung" ein Grad an Freiheit, über den große Teile der Bevölkerung nicht verfügen, und weckt falsche Erwartungen, was die Wirkung eines gesundheitsbewußten Verhaltens angeht. Die Ausgangssituationen, vor allem die gesundheitlichen Risiken der zur „Eigenverantwortung" aufgerufenen Personen, unterscheiden sich gewaltig. In dieser Situation kann unseres Erachtens nur der frühzeitige Beginn der Gesundheitserziehung und Aufklärung durch Einführung entsprechender staatlicher Programme in Kindergärten, Schulen, Universitäten und Berufsschulen sowie der Erwachsenenbildung wirksame Abhilfe schaffen. So wie der Allgemeine Deutsche Automobilclub (ADAC) in öffentlichen Informationen und seiner Mitgliederzeitschrift die Interessen der Autofahrer wirksam vertritt und durch seine Maßnahmen erhebliche Verbesserungen der Verkehrssicherheit, des Pannendienstes und der Unfallrettung erreicht hat, ist zur wirksamen Vertretung der Gesundheitsinteressen der Bevölkerung ein vergleichbarer Gesundheitsclub erforderlich. Wie in Kapitel 5 ausgeführt, sind 4 Mio. Beschäftigte, das sind 5% der Gesamtbevölkerung und über 10% der Erwerbstätigen im Gesundheitswesen tätig. Über 600 Selbsthilfegruppen für verschiedene Krankheiten bündeln die Einzelinteressen der Betroffenen besonderer Erkrankungen. Um sich in der multimedialen Umwelt behaupten zu können und dem Prinzip „Hauptsache Gesundheit" zum Erfolg zu verhelfen, ist unseres Erachtens die Gründung eines entsprechenden Gesundheitsclubs, zusätzlich zu den oben erwähnten staatlichen Bildungsmaßnahmen, erfolgversprechend.

Rationalisierung und Rationierung im Gesundheitswesen

Im Sozialgesetzbuch IV, das die gesetzliche Krankenversicherung regelt, heißt es im § 27 zur Krankenbehandlung:

Versicherte haben Anspruch auf Krankenbehandlung, wenn sie notwendig ist, um eine Krankheit zu erkennen, zu heilen, ihre Verschlimmerung zu verhüten oder Krankheitsbeschwerden zu lindern. Die Krankenbehandlung umfaßt:

1. ärztliche Behandlung,
2. zahnärztliche Behandlung, einschließlich der Versorgung mit Zahnersatz,
3. Versorgung mit Arznei-, Verband-, Heil- und Hilfsmitteln,
4. häusliche Krankenpflege und Haushaltshilfe,
5. Krankenhausbehandlung,
6. medizinische und ergänzende Leistungen zur Rehabilitation sowie Belastungserprobung und Arbeitstherapie.

Zuvor heißt es im § 2:
Qualität und Wirksamkeit der Leistungen haben dem allgemein anerkannten Stand der medizinischen Erkenntnisse zu entsprechen und den medizinischen Fortschritt zu berücksichtigen.

Später wird gefordert:
Krankenkassen, Leistungserbringer und Versicherte haben darauf zu achten, daß die Leistungen wirksam und wirtschaftlich erbracht und nur im notwendigen Umfang in Anspruch genommen werden.

Unter dem Wirtschaftlichkeitsgebot § 12 ist vermerkt:
Die Leistungen müssen ausreichend, zweckmäßig und wirtschaftlich sein; sie dürfen das Maß des Notwendigen nicht überschreiten.

§ 34 Festbetragsregelungen und Zuzahlungsbestimmungen:
Dieser Paragraph schließt einzelne Arznei-, Heil- und Hilfsmittel aus, z.B. bei Erkältungskrankheiten, Mund- und Rachentherapeuti-

ka, Abführmittel, Arzneimittel gegen Reisekrankheit, und gibt dem Bundesminister für Gesundheit freie Hand durch Rechtsverordnung weitere Arzneimittel sowie Heil- und Hilfsmittel von der Kostenübernahme auszunehmen.

Weitere Rationierungsmaßnahmen, die das Maß des Notwendigen ausdrücklich einschränken, sind im Gesetzestext nicht enthalten.

Das Geld ist in Deutschland seit der Wiedervereinigung knapp geworden. Die Automobil- und Reisebranche kann sich unterstützt durch reichlich Werbung frei entfalten, zur Freude der Wirtschaft und der Politik. Das Gesundheitswesen wird überwiegend über die Lohnnebenkosten von den Sozialkassen finanziert. Dies belastet die Lohnkosten in Industrie und Wirtschaft. Die Politik wird daher gezwungen, die wachsende Nachfrage nach Gesundheitsdienstleistungen künstlich durch Gesetze zu begrenzen. Dies bekommt seit Jahren das Gesundheitswesen zu spüren. Die Einkommen vieler Ärzte und Zahnärzte sowie Apotheker sind kräftig zurückgegangen. Sanitätshäuser, Transportunternehmer, Kureinrichtungen, Krankenhäuser und Physiotherapeuten stehen ebenfalls seit Jahren unter wachsendem Druck. Viele Einrichtungen wurden bereits geschlossen, vielfach stellt sich die Existenzfrage, und der Druck wird weiter wachsen. Rationalisierung ist angesagt. Durch die gesetzliche Begrenzung der Ausgaben – die festen Budgets für Krankenhäuser, Arzneimittel, Ärzte und Zahnärzte – wird ein Ausgleich der sinkenden Einnahmen bei steigenden Kosten unmöglich gemacht. Gleichzeitig wächst die Nachfrage nach Gesundheitsversorgung. Noch nie wurden so viele Menschen in deutschen Krankenhäusern behandelt wie jetzt. Knapp 16 Mio. waren es 1998. Trotz der erhöhten Leistungsnachfrage ging die Anzahl der Beschäftigten im Krankenhaus seit 1996 zurück. Viele betrachten diese Entwicklung mit Wohlgefallen und halten sie für längst überfällig, vor allem, wenn sie als Patienten nicht selbst betroffen sind. Schon heute hat Deutschland von allen westlichen Industrienationen den mit Abstand geringsten Bestand an Krankenhauspersonal, bezogen auf das einzelne Krankenhausbett. Die Versorgung des Menschen läßt sich nur sehr begrenzt automatisieren; Pflege, menschliche Zuwendung und ärztliche Hilfe kann nicht durch Automaten ersetzt werden – Gott sei Dank!

Zwei Drittel der Ausgaben im Krankenhaus sind Personalkosten. Der Spielraum für Rationalisierungsmaßnahmen ist begrenzt: Fusionen von Krankenhäusern und Schließung nicht mehr benötigter und unwirtschaftlicher Abteilungen, verbesserter Einkauf, Ausgliederung von Hilfsdiensten wie Reinigung, Wäsche und Küche, Straffung der Verwaltungen, Optimierung der Prozeßabläufe und Entlassung von Personal. Dies alles ist schon vielfach geschehen. Die Rationalisierungsreserven werden immer knapper. Auf der anderen Seite wird schon heute viel unbezahlte Mehrarbeit ohne Freizeitausgleich gerade im ärztlichen Dienst geleistet. Der Pflegedienst arbeitet unter hoher physischer und psychischer Belastung und ist im Vergleich zur allgemeinen Wirtschaft und Verwaltung in vielen Positionen ausgesprochen unterbezahlt. Durch Bürokratie und rechtliche Auflagen, die den Aufwand an Diagnostik, Dokumentation und Therapie ständig erhöhen, gehen gleichzeitig viele Rationalisierungsvorteile wieder verloren.

Eine Lockerung des öffentlichen Tarifrechts wird wohl kaum von der Regierung unterstützt. Selbst wenn weitere Krankenhäuser ganz geschlossen werden, verschiebt sich der Versorgungsbedarf in andere Häuser und den ambulanten Bereich. In Zukunft wird dann eine heimliche oder offene Rationierung, d. h. zeitliches Hinauszögern durch Verlängerung der Wartezeiten oder gänzliches Vorenthalten medizinischer Leistung, erforderlich. Dabei wird die Politik dies nie zugeben, sondern alles unternehmen, um die Verantwortung für eine Rationierung durch Verweis auf angebliche Rationalisierungsreserven mit Vorliebe auf Ärztinnen und Ärzte und deren Organisationen zu verlagern. Diesen „Schwarzen Peter" sollten wir uns aber nicht zuschieben lassen. Dabei wird die Versuchung für viele, bei heimlicher Rationierung mitzumachen, vor dem Hintergrund der zunehmenden Existenzbedrohung groß sein. Man darf nicht vergessen, daß niedergelassene Ärzte Gesundheitsunternehmer sind und gerade junge Arztpraxen meist für die Ausstattung und Gerätschaften hoch verschuldet sind.

In der Diskussion um das Gesundheitswesen verhärten sich die Fronten. Dabei wird in der Öffentlichkeit versucht, durch Schlagworte einfache Antworten auf schwierige Fragen zu liefern. Es besteht die Gefahr, daß die eigene, oft ideologisch fixierte Position losgelöst von den Realitäten durchgesetzt werden soll. Bei aller Kooperationsbereitschaft darf sich die Medizin und dürfen sich vor allem nicht die Ärzte zu Lasten ihrer Patienten als Handlanger der Politik mißbrauchen lassen. Um in der gesellschaftspolitischen Debatte mithalten zu können, ist es für alle Betroffenen und gesundheitlich sowie politisch Interessierten erforderlich, sich in der gesundheitsökonomischen Begriffswelt auszukennen.

Für eine ausgewogene Darstellung der Zukunftsszenarien des deutschen Gesundheitswesens kommt man heute an eine Erörterung der ökonomischen Grenzen des Medizinbetriebs und der verschiedenen Möglichkeiten einer Rationierung nicht mehr vorbei. Die Distanz zu den Menschen macht den mit statistischen Leben kalkulierenden Ökonomen abstrakte Argumentationen zu Lasten der Betroffenen moralisch anscheinend leicht. Sie sind häufig selbst in einer besseren Situation und können, wenn selbst betroffen, wegrationalisierte Gesundheitsdienstleistungen notfalls auf dem internationalen Markt zukaufen. Aus ihrem moralischen Dilemma dürfen wir Ärzte als Anwälte unserer Patienten die ökonomischen und politischen Entscheidungsträger auf übergeordneter Ebene nicht entlassen. Wir müssen durch unsere praktische Erfahrung erlebte und erkannte ungerechte Verteilung transparent machen. Wenn über Rationierung von Gesundheitsleistungen entschieden wird, muß dies für jedermann erkennbar offen und nachvollziehbar begründet werden und darf nicht heimlich geschehen. Dies gilt schon bei der Debatte um Begrenzung der fachärztlichen Versorgung. Hier können von der Politik innerärztliche Verteilungskämpfe geschickt zur Kaschierung von heimlichen Rationierungsmechanismen genutzt werden. Der erschwerte Zugang des Diabetikers, Hypertonikers und älteren Menschen zum Augenarzt kann die Netzhaut, der erschwerte Zugang für Allergiker und Patienten mit Dermatitis zum Hautarzt die Behandlung der Haut gefährden. Bei aller begründeten Wertschätzung der Leistungsfähigkeit der Allgemeinmedizin stellt natürlich eine Begrenzung des Zugangs zum Facharzt eine offene Form der Rationierung dar, die in Zeiten aufgeklärter Patienten und spezialisierter Medizin auch im Falle der Rechtfertigung aus interessierten Kreisen der Allgemeinmedizin fairerweise offen als solche dargestellt werden sollte. Genauso dürfen sich Ärzte einer offen geführten und politisch gewollten Rationierungsdebatte nicht verschließen. Sie müssen vielmehr ihren medizinischen Sachverstand mehr als in der Vergangenheit einbringen, um eine Diagnostik und Therapie mit stark begrenztem oder gar fehlendem Nutzen für die Patienten offenzulegen. Auch muß nicht jede medizinische Neuerung vor dem wissenschaftlichen Beleg ihres Vorteils flächendeckend eingeführt werden. Wir müssen zur Versachlichung der Debatte beitragen, indem wir uns Kosten-Nutzen-Analysen öffnen und Wege suchen und aufzeigen, wie die ärztliche Therapiefreiheit ohne Nachteil für die Patienten eingeschränkt werden kann. In den meisten Wirtschaftbereichen findet eine Rationierung über den Preis statt. Dieser Weg ist in einem solidarisch organisierten Gesundheitssystem verschlossen. Da aber alle Ressourcen begrenzt sind, ist eine Rationierung allgegenwärtig und damit nicht als prinzipiell gut oder schlecht zu bezeichnen.

Die Art und Weise aber, in der eine Rationierung stattfindet, kann effizient oder ineffizient, gerecht oder ungerecht sein, wie H. R. Vogel auf einem Symposium zur Rationalisierung und Rationierung im deutschen Gesundheitswesen im Mai 1998 in Mainz ausführte. Er legte später aber auch dar, daß die Anreize zur individuellen Selbstvorsorge durch ein in Richtung einer Vollversicherung tendierendes System geschwächt werden und auch die Anreize zur Maßhaltung bei der Leistungsnachfrage gering seien.

Auf diesem Symposium wurde festgestellt, daß es nicht legitim sei, Leistungen zu rationieren, ohne vorher alle Rationalisierungspotentiale im System zu aktivieren (Rebscher 1998).

In seinem Beitrag „Was heißt hier Rationierung?" führte C. Fuchs eine Bestimmung des Begriffs Rationierung durch. Folgende Bedingungen müßten erfüllt sein, um von einer Rationierung zu sprechen:

- Gegenstand der Verteilung sind anerkannt wichtige knappe Güter.
- Die Verteilung erfolgt durch eine zentrale Stelle (nicht über den Markt).
- Die Verteilung erfolgt nach festen Kriterien.
- Ein Teil des Bedarfs wird nicht oder nicht ausreichend gedeckt.

Bei der Verwendung des Begriffs Rationierung ist es ebenfalls wichtig zu wissen, daß verschiedene Formen der Rationierung beschrieben werden. Dabei kann eine Rationierung naturgegeben oder administrativ, bewußt und unbewußt erfolgen. Unterschieden wird zwischen einer harten und weichen Rationierung, wenn der Zukauf der Leistung nicht möglich bzw. möglich ist. Wenn die Einzelfallentscheidung vor Ort fällt, wird von direkter Rationierung und wenn sie nach statistischen Kriterien in übergeordneten Gremien erfolgt, wird von indirekter Rationierung gesprochen. Eine verdeckte Rationierung liegt vor, wenn sie ohne Transparenz erfolgt und eine offene Rationierung, wenn dies transparent und nachvollziehbar geschieht.

Wenn ein ausdrücklicher Ausschluß von Patienten oder Patientengruppen von einem bestimmten Leistungsgeschehen nach von außen festgelegten Regeln erfolgt, spricht man von einer expliziten Rationierung. Demgegenüber ist eine implizite Rationierung die nicht ausdrückliche, unabänderliche, vom System oder von der Natur vorgegebene Notwendigkeit der Mittelzuteilung (Fuchs 1998). Abschließend stellt er fest, daß eine klare Grenzziehung zwischen Rationalisierung und Rationierung nicht möglich sei, da das medizinisch Notwendige allenfalls annähernd definiert werden könne. Bei einer verdeckten Rationierung müsse diese transparent gemacht werden. Erst der öffentliche gesellschaftliche Diskurs erlaube die Beantwortung der Frage, welchen Stellenwert die Gesellschaft der Gesundheit beimesse. Sie müsse dann entscheiden, ob und wenn ja, auf welchem Niveau Rationierung stattfinden solle.

Auf dem Mainzer Symposium gab P. Oberender zu bedenken, der Arzt dürfe sich nicht zu Sklaven pateralistisch agierender, einem Meßbarkeitswahn verfallener Gesundheitsökonomen, Politiker und Bürokraten machen lassen. In einer liberalen Gesellschaft müsse es ihm weiterhin möglich sein, eigenverantwortliche Entscheidungen zu treffen und bei seinen Entscheidungen seinem Gewissen zu folgen. Es sei auch eine Umorientierung der Rechtssprechung zu fordern, die gegenwärtig Ärzte zu einem übermäßigen Einsatz der zur Verfügung stehenden diagnostischen Verfahren zwinge. Abschließend führte er aus: „Sollte sich aufgrund individueller Konsumentscheidungen ein weiterer Anstieg des Anteils der Gesundheitsausgaben am Bruttosozialprodukt ergeben, so stellt dies keineswegs einen Anlaß zur Besorgnis dar, sondern bringt lediglich ein wachsendes Gesundheitsbewußtsein zum Ausdruck, genauso wie der Anstieg der Ausgaben für Automobilität in der Mitte unseres Jahrhunderts Ausdruck eines wachsenden individuellen Mobilitätsstrebens war. Von Kostenexplosion hat hier zu Recht niemand gesprochen.

Die Rechtsordnung verlangt auch im Hinblick auf das Problem der Ressourcenknappheit im Gesundheitswesen, daß in immer stärkerem Ausmaß derjenige eigenverantwortlich in die Problemlösung einbezogen wird, um den es letztlich bei der Gesundheitsversorgung geht, nämlich der Patient. Wenn es aus finanziellen Gründen zu einer zunehmenden Relativierung des medizinischen Standards und zu einer wachsenden Differenzierung zwischen Maximal-, Normal- und Minimalversorgung auf der Angebotsseite kommt, dann muß dieser Verbreiterung des medizinischen Korridors und der damit einhergehenden Vergrößerung der juristisch relevanten „Standardbandbreite" eine stärkere Betonung des Persönlichkeits- und Selbstbestimmungsaspekts auf Nachfrageseite folgen. Wenn eine sofortige Operation zwar nicht erforderlich, aber vernünftig wäre, dann muß dem Patienten dies mitgeteilt werden, damit er sich ggf. in einer anderen Einrichtung um eine baldige Operation bemühen kann (Taupitz 1998).

Kliemt (1998) äußert sich zu den ethischen Aspekten der Gesundheitsversorgung bei Ressourcenknappheit: „Die größte Errungenschaft der westlichen Zivilisation ist weder die Literatur noch die Religion, noch die Wissenschaft, noch die Technik, sondern der Rechtsstaat mit dem grundsätzlichen Respekt vor dem Individuum." Die unvermittelte Beschneidung von Leistungen aus kurzfristigen Einsparungsbestrebungen sei keine Rationierung, sondern stelle einen einfachen Bruch des rechtsstaatlichen Vertrauensschutzes dar, der nur bei einer langfristigen, generationenübergreifenden, konstitutionell verankerten Politik vermieden werden könne.

Auch in Zukunft muß der Patient den Arzt bei der Sorge um seine Gesundheit zuverlässig auf seiner Seite wissen. Es ist die Aufgabe der Patientenselbsthilfegruppen und der Ärztekammern, die politisch durch Festlegung des Finanzierungsrahmens und Finanzierungsweges erzeugte Mittelknappheit transparent zu machen und nach besseren Alternativen zu suchen. In einem Plädoyer für eine offene Rationierungsdebatte stellt der Chefredakteur des British Medical Journal R. Smith dar, daß die Rationierung medizinischer Leistungen unvermeidbar sei. Die Verantwortlichen im Gesundheitswesen sollten Rationierung eingestehen und entscheiden, wie sie vonstatten gehen solle. Die Debatte über Rationierung sei weltweit unterschiedlich fortgeschritten, und in vielen Staaten, möglicherweise in den meisten, habe die Diskussion nicht einmal begonnen. Medizinische Leistungen würden in allen Gesundheitssystemen rationiert. Steigende Effizienz und Effektivität würden dies ebenso wenig ändern wie steigende Gesundheitsausgaben. Es sollte jedoch offen rationiert werden, um die Verantwortlichkeit zu gewährleisten und das öffentliche Vertrauen zu erhalten (Smith 1998).

Festgesetzte Therapiebudgets bei zugegebenermaßen hohem Versorgungsniveau stellen heute schon Rationierungsmaßnahmen dar. Da das medizinisch Notwendige nicht so klar umrissen ist, daß eine rationierende Unterversorgung definierbar wird, handelt es sich hier eher um ein verdecktes, indirektes und impliziertes Absenken des Versorgungsniveaus, das mit Hinweis auf Rationalisierungsreserven von Politikern und Versicherungen öffentlich negiert wird. Es ist Aufgabe der Ärzteschaft, die Gefahr zu erkennen und öffentlich bekannt zu machen, wenn Patienten nicht ausreichend nach dem Stand des medizinischen Wissens versorgt werden können. Es ist nicht Aufgabe der Ärzteschaft, eine Rationierungsdebatte zu eröffnen.

Der Patient und sein Arzt

„Wer gegen seinen Schöpfer sündigt, muß die Hilfe des Arztes in Anspruch nehmen", so sagt es das Alte Testament im Buch Jesus Sirach. Ein uraltes Thema dringt durch: Krankheit und Sünde gehören zusammen. Das Leiden des Kranken galt als Strafe für sein falsches Leben. Die Ursache für eine Vielzahl von Erkrankungen wurde durch das religiöse Fehlverhalten des Betroffenen erklärt. Hauterkrankungen oder Lepra zum Beispiel galten als religiöse Verunreinigungen. Die Betroffenen wurden aus diesem Grunde von Rabbinern untersucht. Sie konnten die Kranken unter Quarantäne stellen. Heute würden wir die Mehrzahl der „medizinischen Tätigkeiten" der Priester auf den Begriff der Prävention bringen (Otte 1995). Behandeln durften die Rabbiner nicht, das Recht kam dem „Rofe" – dem Arzt – zu. Der Name leitet sich aus dem hebräischen Wort „rafa" – beruhigen, besänftigen, wissen – ab.

„Wer durch Beruhigung, Besänftigung und Wissen heilt, der verläßt sich auf Worte, auf den Dialog, auf die direkte Beziehung zum Kranken. Eine seelenlose Heilerei hilft nicht. Der Priester und der Arzt, sie beide müssen versuchen, dem einzelnen dazu zu verhelfen, Verantwortung für sein eigenes Leben tragen zu können. Er soll sich in den Bahnen der Schöpfungsordnung bewegen und mit den theologischen Normen der Gesellschaft konform sein" (Otte 1995).

Für Hippokrates (500 v. Chr.) existierte die religiöse Deutung von Krankheit nicht. Für ihn hat eine jede Krankheit die ihr eigentümliche Natur und Kraft und nichts ist unklärbar und unmöglich. Die wissenschaftliche Medizin mit Hinwendung zur Naturwissenschaft und Technik trat mit Hippokrates in ihre Embryonalphase ein und emanzipierte sich von den traditionellen Vorstellungen der Moral und Religion der damaligen Zeit. Trotz aller Unterschiede waren sich die jüdischen und griechischen Mediziner in einem wesentlichen Punkt einig: Das Leben ist heilig. Trotz unterschiedlicher ethischer Grundlagen ist niemandem, auch dem Arzt nicht, erlaubt, Leben aufs Spiel zu setzen oder sich zum Richter darüber aufzuschwingen, wer leben darf oder sterben muß (Otte 1995). Theologische Deutungen, die Betonung des Dialogs zwischen dem Priester/Arzt und seinem selbstverantwortlichen Patienten und die neue naturwissenschaftliche Orientierung der Medizin begreifen eines als höchste Pflicht des Arztes: Leben soll erhalten und gefördert werden. Dem Patienten darf kein Schaden zugefügt werden.

Im hippokratischen Eid sind die Pflichten des Arztes klar niedergelegt: „Ich werde die Grundsätze .... nach bestem Wissen und Können zum Heil der Kranken anwenden, dagegen nie zu ihrem Verderben oder Schaden. Ich werde auch niemandem eine Arznei geben, die den Tod herbeiführt, auch nicht, wenn ich darum gebeten werde, auch nie einen Rat in dieser Richtung erteilen."

Ein wesentliches Merkmal der ärztlichen Kunst ist, daß in ihr der Arzt es jedesmal mit seinesgleichen zu tun hat (Jonas 1987). Der Patient erwartet und muß vertrauen können, daß die Behandlung allein ihn im Auge hat. Um der Person das Leben zu ermöglichen, soll dem Körper geholfen werden. Für M. Siebolds (1998) hat der Arzt, die Ärzteschaft als Profession ein gesellschaftliches Mandat, welches ihm ihr vom Staat übertragen wurde. Die Aufgaben sind die Kontrolle von Krankheit, Schmerz, Leid, Behinderung, Verwirrtheit, Alter, Demenz, Siechtum etc. Die Anforderungen an die Profession Arzt lautet also, diese irrationalen Potentiale so zu kontrollieren, daß sie für die Gesellschaft handhabbar werden. Hierzu braucht der Arzt ein universelles Wissen. Universelles Wissen hat zwei Anteile, nämlich ein fachwissenschaftliches und den des erfahrungsgeführten Berufswissens. Unter Fachwissen ist heute in der Regel das naturwissenschaftliche Wissenskonzept derzeitiger Medizin zu verstehen. Erfahrungsgeführtes Berufswissen ist das, was im allgemeinen der Begriff klinische Erfahrung meint; die Summe aller Erfahrungen eines Arztes, aller Möglichkeiten, die in seiner Person angelegt sind, insbesondere die geschärfte Wahrnehmung und Empathiefähigkeit, Intuition und Fähigkeit zur sozialkompetenten Kommunikation, z. B. in der Arzt-Patient-Beziehung, aber auch in der Interaktion zwischen Arzt, Familie und anderen gesellschaftlichen Gruppen.

Wie sollten sich Arzt und Patient gegenüberstehen? Die Beziehung zwischen Arzt und Patient sollte auf das Wohl des Patienten ausgerichtet sein mit der Zielrichtung, seine Selbstverantwortlichkeit zu stärken und ihn in seine eigene Behandlung einzubinden.

Verglichen mit früheren Zeiten tragen die Patienten heutzutage eine größere Verantwortung für ihre Behandlung. Dies ergibt sich insbesondere aus den veränderten Krankheitsspektren, bei denen zunehmend chronische Krankheiten des Herz-Kreislauf-Systems und des Bewegungsapparats im Vordergrund stehen. Selbstverantwortung spielt besonders beim Verhalten bezüglich der Risikofaktoren eine große Rolle. Wie effektiv sich die persönliche Datenerhebung des Betroffenen für den Arzt gestaltet, hängt entscheidend von der Mitarbeit des Patienten ab. Während viele Patienten noch in traditioneller Weise dem Arzt eine Rolle zuschreiben, nach der dieser die Alleinverantwortung für Diagnose und Therapie trägt, will ein immer größer werdender Anteil der Patienten selbst die einzelnen Maßnahmen verstehen und mitbestimmen. Das Ziel ist die Schaffung eines Arbeitsbündnisses zwischen Arzt und Patient (Buser u. Kaul-Hecker 1996). Hierdurch wird der Patient von der Stufe des Objektes auf die eines mündigen Partners gestellt, der mit dem ärztlichen Fachmann zusammenarbeitet.

Wie sollte die Informationsverteilung zwischen Arzt und Patient aussehen? Der Patient will Aufklärung über Krankheitsursache, Diagnose, Behandlung und Prognose. Schmerzmittelverbrauch, postoperative Komplikationen und Komplikationen während schwieriger diagnostischer Eingriffe sind deutlich geringer, wenn vorher eine ausführliche, vom Arzt persönlich vorgetragene, patientenorientierte Informierung erfolgte und die Compliance (ärztliche Ratschäge, z.B. Anordnungen zur medikamentösen Therapie, zu befolgen) wird in einer persönlichen informationsreichen und motivierenden Arzt-Patient-Beziehung ebenfalls wesentlich verbessert (Siegrist 1995). Die Vielfalt und Komplexität ärztlicher Aufgaben setzen den Arzt immer mehr unter Zeitdruck. Die notwendige Zeit wird am ehesten beim Gespräch mit dem Patienten gespart. Daß Therapiestandards nicht einfach für bestimmte Krankheiten unabhängig vom Betroffenen festgelegt werden können, ist schon daran erkennbar, daß die gleiche Krankheit von verschiedenen Patienten verschieden erlebt und verarbeitet wird. Aber nicht nur der Umgang mit der Krankheit, sondern der Krankheitsverlauf selbst ist bei gleicher Diagnose unterschiedlich.

Weltwelt existieren 1500–2000 Therapieleitlinien, mehr als 550 allein in Deutschland. Medizinische Leitlinien sind institutionelle Festsetzungen von methodischen und sachlichen Standards des ärztlichen Handelns. Sie ordnen zielgerichtet diagnostische und therapeutische Verfahren und verhelfen zu einer qualitätsgesicherten Medizin. An der fast wahnhaften „Entstehung von Therapiestandards und Leitlinien" wird die „völlige Vermedizinialisierung" erkennbar (Siebolds 1998). Der Druck zur Vermedizinialisierung des eigenen Handelns führt seiner Meinung nach dazu, daß man das Wichtigste, das berufsbezogene Erfahrungswissen, eigentlich nur noch „unter der Hand" ausübt. Leitlinien müssen einen Entscheidungsfreiraum zulassen. Sie müssen primär der Wissenschaft verpflichtet, ohne Einbeziehung von ökonomischen Aspekten sein. In ihnen muß sich die zentrale ärztliche Kompentenz mit Integration fachwissenschaftlicher und erfahrungsgeführter Anteile des Berufswissens widerspiegeln.

Die immensen Fortschritte in der Medizin auf der Ebene von Diagnose und Therapie ermöglichen die Steigerung der diagnostischen Genauigkeit und damit eine gezieltere Therapie. Sie erreichen eine Verkürzung der Behandlungszeiten und des Behandlungsumfangs, steigern die Behandlungsintensität und führen letztendlich zu einer besseren Ergebnisqualität.

Aus dieser Entwicklung folgt die zunehmende Spezialisierung. Sie ist Voraussetzung und Folge jeglicher wissenschaftlicher Weiterentwicklung (Pannike 1997). Die auf technische Perfektionierung ausgerichtete Medizin der Gegenwart ist somit das Ergebnis einer kontinuierlich fortentwickelten Spezialisierung. Sie brachte mit sich, daß in vielen medizinischen Bereichen der sog. (Mediziner-)Generalist, der alles beherrschen mußte (z. B. der Allgemeinchirurg), vom Spezialisten, der nur auf Teilbereichen des Fachgebietes arbeitet (z. B. der Bauchchirurg), abgelöst wurde. Spezialisten arbeiten hochkompetent und mit vorzüglichen Einzelergebnissen; aber sie sind oft isoliert, gehen nicht immer aufeinander ein und finden häufig nicht zu fachübergreifender Zusammenarbeit und verantwortungsbewußter Gemeinnützigkeit. Ein besonders großes Hindernis für eine medizinisch (fach)übergreifende Zusammenarbeit ist die (noch) strikte, weltweit einmalige Trennung zwischen der ambulanten und stationären Versorgung. Zwar wird vielerorts eine enge Kooperation zwischen Klinik und Praxis gepflegt, und die Verhältnisse haben sich schon deutlich verbessert, die Trennung erschwert aber vielfach eine weitere Rationalisierung der Krankenversorgung in Deutschland, z.B. durch überflüssige Mehrfachuntersuchungen, die beim Wechsel von ambulant zu stationär anfallen. Sie mindert auch die Qualität und erschwert die notwendige sektorübergreifende Kommunikation unter den Beteiligten. Die umfassende Weitergabe des medizinischen Fortschritts kann nur erfolgen, wenn eine fachübergreifende Zusammenarbeit mehrerer medizinischer Disziplinen gewährleistet ist, ohne Reibungsverlust und zeitliche oder fachliche Einbußen.

Aus der zunehmenden Technisierung und Spezialisierung in der Medizin ergeben sich natürlich auch Probleme in der Begegnung zwischen Arzt und Patient. Obwohl die Medizin den Menschen ganzheitlich sehen und ganzheitlich verstehen will, gerät mit der Spezialisierung die Ganzheitlichkeit der Lebenssituation des Patienten allzuleicht aus dem Blickfeld. Besonders in den chirurgischen Disziplinen mit ihrem direkten Operieren an einzelnen Organen und der Ausblendung alles Übrigen wird dies deutlich. Auch der Patient will es häufig nicht anders; er will seinen Blinddarm, seinen Knochenbruch oder seine Hüfte behandelt wissen, nicht seine Person und auch von seinem Leibe nur eben diesen Teil. Dessen funktionelle Integrität ist sein Wunsch. Diese Beschränkung des ärztlichen Mandats auf den spezifischen, ausgesonderten Heilungszweck muß möglich sein, damit der Arzt in seiner Verantwortung nicht überlastet wird. Grundsätzlich soll er aber den Patienten als unteilbare Person sehen (Jonas 1987).

Die Behandlung erfordert einen zwischenmenschlichen Interaktionsprozeß, der den Patienten nicht auf die Summe seiner biologischen Eigenheiten oder den Arzt auf seine medizinische Apparatekompetenz reduziert. Arzt und Patient begegnen einander immer öfter nur noch über die Vermittlung der Technik. Damit einher geht die Gefahr, daß der Patient sich in die passive Situation zurückzieht und die Verantwortung für seine Genesung abgibt, „Krankheit und Leiden in expertenabhängiger Fremdbewältigung pauschal an die Institution Medizin delegiert" (Beck u. Beck-Gernsheim 1994). Es besteht die Gefahr, daß hinter der Medizintechnik und der Erhebung „harter" Patientendaten die menschliche Interaktion – auf emotionaler Intelligenzebene – zwischen Arzt und Patient und die Berücksichtigung „weicher" Daten, die das persönliche Umfeld des Patienten bestimmen, zurücktritt (Rosenfeld u. Wetzel-Vandai 1996).

Unabhängig von dem anerkannt hohen (technischen) Stand der Medizin ist bei den Ärzten wie bei den Angehörigen der nichtärztlichen medizinischen Fachberufe noch immer eine unzureichende berufliche und menschliche Vorbereitung auf die Zusammenarbeit mit Menschen unterschiedlicher Herkunft und Bildung festzustellen. Jaspers (1986) erkannte bereits dieses Problem, als er sagte: „Es ist die Wahrheit, daß für den Arzt – wie für jeden Beruf im Umgang mit Menschen – es nicht genügt, daß wissenschaftlich Erkennbare gelernt zu haben und anzuwenden."

Neue Erkenntnisse der neurowissenschaftlichen Forschung belegen, daß das Spektrum der sozialen Fähigkeiten des Menschen weit über den engen Bereich angeborener intellektueller Fähigkeiten hinausreicht. Daher befaßt sich die neuropsychologische Forschung mit der „emotionalen Intelligenz", u.a. auch hinsichtlich ihrer Bedeutung in der Medizin. Die intrapersonale und interpersonelle Intelligenz spielen hier eine besondere Rolle.

Die intrapersonale Intelligenz ist die Fähigkeit der kritischen Selbstwahrnehmung. Sie ermöglicht dem einzelnen Menschen ein zutreffendes Bild von sich selbst zu haben und sich mit dessen Hilfe im Leben erfolgreich zu behaupten.

Die interpersonelle Intelligenz dagegen ist die Fähigkeit, andere Menschen in ihrer Personalität zu erkennen, zu verstehen, was sie innerlich bewegt und motiviert, zu sehen, wie sie arbeiten, und zu erkennen, wie man am besten mit ihnen zusammenarbeiten kann. Wer als Verkäufer, Politiker, Lehrer, Arzt oder Religionsführer erfolgreich ist, besitzt wahrscheinlich ein hohes Maß an interpersoneller Intelligenz. Wer einfühlsam ist, erkennt eher die versteckten sozialen Signale, die anzeigen, was ein anderer braucht oder wünscht. Er wird in den Pflegeberufen, als Lehrer, Verkäufer oder Manager besser sein als derjenige, der diese Signale nicht erkennt.

Anders als in manchen Bereichen der Wirtschaft oder bei der aufgabenbezogenen und teambildenden Ausbildung der Piloten wird der emotionalen Intelligenz und der Bedeutung ihrer Defizite in der Ausbildung zum Arzt noch immer zu wenig – meist gar keine – Aufmerksamkeit gewidmet. Das emotionale Geschick der für die Pflege verantwortlichen Personen dient dem Patienten in psychisch belastenden Situationen, wie z.B. der Hospitalisierung.

Trost, Mitteilung, Anteil- und Rücksichtnahme stärken das Verständnis, helfen Entscheidungen zu verarbeiten und Perfektionsideale zurückzunehmen. Wohlbefinden und Lebenszufriedenheit können so auch in Zeiten der Krankheit zurückgewonnen werden. Besonders bei chronischen Störungen kommt der Patient nicht darum herum, seine Idealvorstellungen bezüglich seines Körpers zu reduzieren.

Der Medizin wird vorgeworfen, jeglichen Bezug zum Patienten eingebüßt zu haben, nur auf die quantitative Verlängerung seines Lebens zu setzen und sich dabei nicht zu fragen, ob der Einsatz von Hochtechnologie vom Patienten überhaupt gewünscht wird und seiner Lebensqualität zugute kommt (Otte 1995).

Wie sehr die Technik, z.B. die Bildgebung, die Beziehung zwischen Arzt und Patienten verändert, beschreibt Geisler (1996). Die Arzt-Patient-Beziehung verkommt zu einer „Arzt-Patient-Deutung", in die die Bilder maßgeblich eingehen. Die „Bildersucht" oder „Ikonomanie" der Medizin, von der pränatalen Diagnostik bis zur Bilderanhäufung am Ende des Lebens sei in Deutschland besonders stark verbreitet. Nach Geisler darf das Bildermachen nicht in Konkurrenz mit dem Sichgedankenmachen treten. Wenn die technische Seite der Medizin quantitativ wächst und sich qualitativ verbessert, dann gilt: Je mehr wir Technik in der Behandlung der Patienten anwenden, um so menschlicher müssen wir auch sein. Mit der technischen Ausbildung (z.B. im molekularen und digitalen Bereich) muß die humane Ausbildung wachsen: Die Medizin bedarf sowohl der „sciences" als auch der „humanities".

Der Arzt ist als Therapeut gefragt, als Gesprächspartner, der gemeinsam mit dem Patienten dessen Leiden aufspüren will. Die Technologisierung der Medizin steht diesem Prozeß oft im Wege. Dies gilt es zu verhindern, ohne deswegen technologiefeindlich zu sein, denn die Medizin ist eine wissenschaftliche Disziplin, die ohne technologischen Fortschritt nicht möglich ist. Es ist Unsinn, den heutigen Stand der Medizintechnologie zurückschrauben zu wollen. Die medizinischen Technologien gehören zu den wichtigsten Zukunftstechnologien des nächsten Jahrhunderts und wir alle brauchen sie (Kaiser u. Mitarb. 1996).

Aus Angst vor einer eher technologisch bestimmten Medizin und in der Hoffnung auf mehr Zuwendung durch den Arzt begeben sich viele Patienten auf die Suche nach unkonventionellen

Heilmethoden. Auf die Schulmedizin und ihre technologischen Errungenschaften wollen sie jedoch deswegen nicht verzichten. In einer repräsentativen Umfrage des EMNID-Instituts, die das Wissenschaftszentrum Nordrhein-Westfalen im September 1995 in Auftrag gegeben hat, wird diese ambivalente Einstellung der Bevölkerung gegenüber der Medizintechnik deutlich. Insgesamt ist das Vertrauen in die medizinische Technik groß. 91% der Befragten sind der Auffassung, daß durch den technologischen Fortschritt immer mehr Krankheiten heilbar sind. Gleichzeitig fordern die Befragten aber fast ausnahmslos, daß dem Gespräch zwischen Arzt und Patient wieder eine größere Bedeutung zukommen sollte. Als weitere Ergebnisse dieser Umfrage sprachen sich 82% der Befragten dafür aus, daß der Patient selbst entscheiden sollte, ob eine Behandlung durchgeführt und wann sie abgebrochen wird.

Das Bedürfnis, mitzuentscheiden, selbst etwas zum Heilungsprozeß beizutragen, ist auch ein Grund dafür, daß sich Patienten immer öfter sog. alternativen Heilverfahren – trotz des großen Vertrauens in den medizinischen Fortschritt – als sinnvolle Ergänzung zur sog. wissenschaftlichen (Schul-)Medizin zuwenden. Mit dem Hinweis auf die unbewiesene Wirksamkeit alternativer Behandlungsmethoden werden diese von der Schulmedizin oft abgelehnt. Kritiker – auch aus den eigenen Reihen – weisen jedoch darauf hin, daß auch die Schulmedizin nicht immer wissenschaftlich abgesichert ist.

Die Polarisierung zwischen den beiden Richtungen, das oft rigorose Ablehnen der Alternativmedizin, geht an den Bedürfnissen und Sorgen der Patienten vorbei. Es ist eine Pluralität in der Medizin zu fordern, ein sinnvolles Ganzes aus sich gegenseitig ergänzenden Fragerichtungen, Gesichtspunkten, Theorien und Methoden (Matthiesen 1996). Diese Erkenntnis macht sich z. B. die Psychoonkologie zunutze, die unkonventionelle Heilmethoden insofern integriert, als sie den aktiven Bewältigungsprozeß der Krankheit mit psychologischen Mitteln unterstützt. Die psychologische und soziale Stärkung des Patienten ist ein entscheidender Faktor bei der Heilung von Krankheiten oder zumindest beim Bemühen darum, die Krankheit für den Patienten erträglicher zu machen.

Eine wachsende Anzahl älterer Menschen steht immer weniger jungen gegenüber. Mit der Verlängerung der Lebenserwartung steigen die Intensivierung medizinischer Therapie und Pflege und damit natürlich auch die Gesundheitskosten überproportional an. Was tut man in Zeiten wachsender Kosten des Gesundheitswesens? Wieviel Lebensschutz um jeden Preis will man sich leisten? Blicken wir nach China. Dort findet man kaum ältere Patienten auf Intensivstationen, sie werden nur für junge oder arbeitsfähige Leute offengehalten. In den USA stehen ebenfalls Zugangsbeschränkungen zu den teuren medizinischen Intensivverfahren auf den Programmen von besonderen Kommissionen.

Art. 2 Abs. 2 S. 1 GG garantiert dem Bürger das Grundrecht auf Leben und körperliche Unversehrtheit, Art. 1 Abs. 1 GG das Grundrecht auf Achtung der Menschenwürde. Die Frage, ob diese grundrechtlich geschützten Positionen durch eine weitere Verknappung von Gesundheitsleistungen berührt sind und damit eine Grundrechtsverletzung entsteht, wird von staatsrechtlicher Seite kontrovers diskutiert. Nach derzeitiger juristischer Auslegung gewähren die Grundrechte der Art. 1 und 2 GG auch in Gesamtschau mit dem Sozialstaatsprinzip individuelle Ansprüche des einzelnen auf Gesundheitsleistungen nur auf der Ebene des existentiellen Minimums (Taupitz 1998). Der verfassungsrechtlich garantierte Mindeststandard medizinischer Versorgung ist so auszulegen, daß die Integrität und Funktionalität des menschlichen Körpers so weit gewährleistet ist, daß dem Betroffenen ein nichtstigmatisiertes Leben unter den Menschen ermöglicht wird. Entscheidungen über Rationierungen und Verknappung von Gesundheitsleistungen fallen in der Regel auf höherer Ebene leichter, weil hier die unmittelbare und existentielle Betroffenheit des jeweiligen Patienten nicht wahrnehmbar ist (Taupitz 1998). Über die Verknappung der Mittel könnte die Unterscheidung, welchem Leben man mehr Wert zumißt, durch die Hintertür wieder eingeführt werden. Jede Rationierung, die in medizinischen Kernbereichen eine Unterversorgung in Kauf nimmt, wird früher oder später mit diesen Fragen konfrontiert sein (Otte 1995). Der Arzt in der Praxis oder am Krankenbett hat die Konsequenzen der Verknappung zu tragen und über die Verteilung der Güter zu entscheiden. Die Behandlung eines lebensbedrohlich erkrankten Patienten gegenüber einem Mitpatienten, dessen Leben nicht akut bedroht ist, hat nicht nur aus ärztlichem Verantwortungsgefühl, sondern auch unter rechtlichen Gesichtspunkten Vorrang. Auch die medizinische Bewertung von Gewebeverträglichkeiten, Abstoßwahrscheinlichkeiten und Komplikationsrisiken sind vergleichsweise leicht objektivierbare Differenzierungskriterien, nach denen der Arzt seine Verteilungsentscheidungen treffen kann. Problematischer wird dann die Entscheidung, wenn entsprechende Differenzierungskriterien nicht vorliegen, wie beispielsweise dann, wenn mehrere, gleichermaßen geeignete Empfänger für ein zur Transplantation verfügbares Organ bereitstehen, die alle auf das Organ angewiesen sind.

Das verfassungsrechtliche Prinzip der Gleichwertigkeit menschlichen Lebens verbietet eine Zuteilung von Gesundheitsleistungen, die an die Bedeutung der Person im gesellschaftlichen und sozialen Umfeld anknüpfen. Das gleiche gilt aus demselben Grunde für feste Altersgrenzen für bestimmte Behandlungsformen und Therapiemethoden, die unweigerlich zu einer Abwertung besonders alter oder besonders junger Menschen führen und mit der Wertordnung des Grundgesetzes nicht vereinbar sind (Taupitz 1998). Er weist auf die in Großbritannien lange geübte Praxis hin, bei über 55jährigen mit dialysepflichtiger Nierenerkrankung grundsätzlich keine Behandlung mit der künstlichen Niere einzuleiten, und nennt das Oregon-Modell, wonach Organtransplantationen für Knochenmark, Herz, Leber und Bauchspeicheldrüse bei Kindern bis zu einem bestimmten Alter nicht mehr finanziert und stattdessen vermehrt Vorsorgeuntersuchungen bei schwangeren Frauen durchgeführt werden sollen. Zulässig sind Altersgrenzen nur dann, wenn ihnen aus medizinischer Sicht etwa im Hinblick auf besondere Risiken Aussagewert zukommt.

Angesichts begrenzter Ressourcen drängen sich mehrere Fragen auf. Wie sieht eine angemessene Medizin für jedermann aus? Läßt sich medizinisch entscheiden, wessen Leiden nicht gemindert, wessen Leiden nicht verlängert wird? Wie kann verhindert werden, daß die Leistungsbereitschaft der Solidargemeinschaft überstrapaziert wird?

Eines ist festzuhalten, medizinische Gründe, etwas medizinisch Sinnvolles nicht zu tun, gibt es nicht! Die Medizin als Naturwissenschaft hat den individuellen Einzelfall vor Augen, sie kann aber mit ihren eigenen „Bordmitteln" nicht interpersonell verteilen (Taupitz 1998). Ausgenommen sind medizinisch begründete Knappheiten, wie z.B. Organspenden, bei denen es klare medizinische Verteilungskriterien gibt. Verteilungsgerechtigkeit ist auf die medizinische Ethik und andere Wertvorgaben angewiesen. Der Arzt ist in seiner Ethik nicht vorrangig der Gesellschaft verpflichtet, sondern jedem einzelnen Patienten, der seine Hilfe sucht. Moral ist kein Regulativ ärztlicher Arbeit, sondern ihr eigentlicher Antrieb. Sie erschöpft sich in der einfachen, aber rigorosen Forderung nach bester Kraft zu heilen. Diese Forderung kann immer wieder in Konflikt mit dem Wirtschaftlichkeitsgebot geraten. Dieser Konflikt soll an einem extremen Einzelfall erläutert werden (Blech 1998): Es geht hierbei um die Therapie eines 12jährigen Mädchens mit einer bösartigen Leukämie. Helfen kann nur noch eine Knochenmarktransplantation. Diese Operation kostet ca. 200 000 DM, die Suche nach einem passenden Spender noch einmal 10 000 DM. Von der Krankenkasse wurde die Kostenübernahme verweigert, was den behandelnden Arzt und die Eltern des Kindes empört. In Einzelfällen wurden Kinder mit einer Knochentransplantation gerettet. Die Chancen sind jedoch gering. Rein statistisch läßt sich für das krebskranke Mädchen folgende Rechnung aufmachen: Bei einer Heilungsrate von 1% müßten rein statistisch 100 Knochenmarktransplantationen durchgeführt werden, um 1mal Erfolg zu haben – also 20 Mio. DM, um ein Kind zu retten. Es genügt aber nicht, das Problem allein unter finanziellen Aspekten zu betrachten. Die Vorbehandlung, die Knochenmarktransplantation, die Isolation auf der Intensivstation im Krankenhaus und die medikamentöse Nachbehandlung ist mit erheblichen Beeinträchtigungen und auch Schmerzen für die behandelten Kinder verbunden. Die Kinder müssen zeitweise von ihren Familien getrennt und hospitalisiert werden. Wenn diese Behandlung nur einem von 100 Kindern hilft, dann sind diese Behandlungen für 99 Kinder erfolglos; sie erleiden unnötige Schmerzen, werden in ihrer schweren Krankheit von der Familie getrennt und isoliert und 99 von 100 Familien werden in ihrer Hoffnung bitter enttäuscht. Die erfolglose Behandlung trägt in keiner Weise zur Verbesserung der Lebensqualität der betroffenen Kinder bei – im Gegenteil. Wer soll unter den gegebenen Umständen entscheiden, ob die Knochenmarktransplantation bei dem Kind durchgeführt wird? Der behandelnde Arzt steht in dem Konflikt, ob er die Behandlung überhaupt empfehlen soll. Die Familie steht unter der schrecklichen Belastung, die letzte Hoffnung, das geliebte Kind zu retten, aufzugeben.

Ökonomische Kriterien dürfen in der Verteilung von Gesundheitsleistungen insoweit auf der Patientenebene mitberücksichtigt werden, als dadurch der „medizinische Korridor", die Bandbreite des medizinisch Vertretbaren nicht verlassen wird (Taupitz 1998). Die verfassungsrechtlichen und arzthaftungsrechtlichen Anforderungen an einen adäquaten Patientenschutz erfordern die Trennung und Transparenz medizinischer und ökonomischer Argumente, und das bedeutet aus dem Blickwinkel der Patienten deren Offenlegung. Die Kehrseite dieser Entwicklung, hin zu einer offenen Rationierung, besteht allerdings darin, daß es zu einer zunehmenden Übertragung der Verteilungsverantwortung auf den Patienten kommt. Ressourcenknappheit wird damit auch für Taupitz (1998) immer auf dem Rücken der Patienten ausgetragen.

„Es wird davon ausgegangen, daß die Inanspruchnahme von medizinischen Leistungen ein Genuß ist, von dem der Patient gar nicht genug bekommen kann. Diese Behauptung läßt sich ohne große wissenschaftliche Analyse widerlegen" (Braun u. Mitarb. 1998). Schon der Hinweis auf nerven- und zeitraubende Wartezeiten beim Arzt, die zweifelhafte Freude eines Zahnarztbesuchs oder den reichlich herben Genuß einer Bypass-Operation sollte ausreichen. Über die Inanspruchnahme von Leistungen im deutschen Gesundheitswesen gibt es keine systematische und fortlaufende Statistik, und das trotz der seit Jahrzehnten beschworenen Bedrohung, die eine ungestörte Leistungsentwicklung für die Lage und Zukunft des Gesundheitssystems bedeutet (Kühn 1998).

Daß Leistungen im Gesundheitswesen sehr differenziert und keineswegs exzessiv in Anspruch genommen werden, belegen mehrere regional oder zeitlich begrenzte empirische Untersuchungen in den 80er und 90er Jahren. Diese Untersuchungen zeigen, daß Menschen mit Krankheitsepisoden keineswegs beim geringsten Wehwehchen einen Arzt aufsuchen, 60–80% dieser Personen kommen mit ihren gesundheitlichen Problemen nie zu Ärzten. Die Mehrheit der Ereignisse wird durch gesellschaftliche bzw. familiäre Selbsthilfe bewältigt. Im Jahre 1995 widmeten sich z. B. 70 000 Selbsthilfegruppen der eigenverantwortlichen Bewältigung von Krankheit und Vorgaben für präventive Gesundheitsmaßnahmen. Die Zahl der Mitglieder in diesen Gruppen beträgt z. Zt. ca. 2,7 Mio.

In einer Bevölkerungsbefragung des statistischen Bundesamtes (Mikrozensus) aus dem Jahre 1992 gaben 30% der Beamten und Angestellten und 30% der Arbeiter an, sich trotz vorliegender Erkrankung oder Verletzung zur Arbeit zu begeben. Eine weitere Befragung von 4000 Menschen zeigte, daß rund 40% trotz des Gefühls „richtig krank", d.h. bettlägerig oder behandlungsbedürftig zu sein, nicht der Arbeit fernbleiben. Wenn also über mißbräuchliche oder allzu wehleidige Inanspruchnahme von Krankenhausleistungen oder Heil- und Hilfsmitteln geredet wird, betrifft das maximal 20% der Versicherten, und dabei ist noch keinerlei Information über Art und Schwere der Erkrankung verarbeitet (Braun u. Mitarb. 1998). 35,1% der Ausgaben für ambulante Versorgung und 51,1% aller Ausgaben für Arzneimittel fallen auf 10% der Versicherten. Bei einer Analyse der Inanspruchnahme stationärer Leistungen durch Versicherte einer bundesweiten Ersatzkasse im Jahre 1992 finden sich noch mehr Personen, nämlich 90,9% der Versicherten, die in jenem Jahr nicht in stationärer Behandlung waren. Auch die Konzentration der finanziellen Aufwendungen auf sehr wenige Personen ist eher noch ausgeprägter: Auf 1% der Versicherten entfielen nämlich 43,9% aller Krankenausgaben (Braun u. Mitarb. 1998).

Diese Zahlen belegen, daß die Inanspruchnahme von medizinischen Leistungen von der Masse der Bevölkerung durchaus gezielt eingefordert wird.

Im Rahmen der Verknappung der Ressourcen ergeben sich aber durchaus Ansätze, durch mehr Selbstverantwortung der Betroffenen, aber auch durch eine gewisse finanzielle Selbstbeteiligung bei den Krankenkosten sich in das System mit einzubringen.

Um diese Verantwortung zu übernehmen, müssen natürlich die notwendigen Informationen und die Möglichkeit der Mitgestaltung im Gesundheitssystem vorhanden sein.

Auf die letzten Lebensmonate eines Patienten entfällt ein Großteil der Medizinkosten. Der Arzt ist an seinen moralischen Auftrag gebunden, das für den Patienten Beste zu unternehmen. Das heißt nicht, die Segnungen der modernen Medizin kritiklos anzuwenden. Todkranke und gleichzeitig altersgebrechliche Menschen einer Intensivstation mit entsprechender Therapie zuzuführen, kann in der Praxis bedeuten, ihnen unnötige Schmerzen und Leiden zuzufügen. Es kann auch bedeuten, Ihnen die in dieser Lebensphase eigentlich vordringlich notwendige humanitäre Hilfe vorzuenthalten.

Die Hochleistungsmedizin verschärft die Probleme noch, denn sie vermag Teile des Körpers, etwa den gesamten Herz-Kreislauf-Organismus, am Leben – oder müssen wir sagen, am Funktionieren – zu erhalten, während etwa der Hirnkomplex endgültig ausgefallen ist (Dahl 1998).

Trotz der gewaltigen Fortschritte in der Medizin kann und darf sie nicht unerfüllbare Versprechen in die Welt setzen, beispielsweise die Aussage, „außer Liebeskummer gibt es kein Herzleiden mehr". Auch darf der Patient derart überzogene Erwartungen nicht an die Medizin herantragen. Stattdessen müssen beide Seiten sterben lernen, also die Endlichkeit anerkennen und sich darauf einstellen, daß Menschen krankheitsanfällig und verletzungsgefährdet sind und auch selbst bei umsichtiger Lebensführung plötzlich sterben können (Höffe 1999).

Der Mensch darf durchaus um sein irdisches Leben besorgt sein. Lächerlich wäre es jedoch, sagt Sokrates, wenn er bis zur letztmöglichen Sekunde am Leben klebte. Stattdessen halte er sich, wenn es zum Sterben komme, ruhig und wacker. Wer ruhig ist, zeichnet sich durch eine tiefe Gelassenheit, wer wacker ist, durch Tapferkeit aus. Und beides zeigt er schon gegen die Unbilden des Lebens, vor allem aber gegen den drohenden Tod.

Fortgeschrittene Krebserkrankungen verlangen u.U. große Eingriffe, die nur vorübergehend das Leben verlängern, die Lebensqualität in der verbleibenden Zeit aber erheblich beeinträchtigen können.

In solchen Extremsituationen wird dann oft der ernsthafte Wunsch geäußert, sterben zu wollen.

Unser Recht ist hier nur in einem eindeutig: Wer sich selbst tötet, erfährt keine Mißbilligung, aber die allermeisten Sterbewilligen können ihr Ende selbst nicht mehr aktiv herbeiführen. Dritte sind dann unentrinnbar mit dem Problem der Sterbehilfe konfrontiert.

Schwerstkranke werden ohne Heilungs- und Lebenschance mit Hightechgeräten irgendwie am Leben und Leiden gehalten. Angehörige und Ärzte stehen vor der Frage, ob hier das letzte Mittel der Behandlung nicht nur Hilfe im und beim Sterben, sondern auch zum Sterben sein darf (Dahl 1998).

Dies soll an einem konkreten Beispiel erläutert werden:

Ein unheilbar schwer krebskranker älterer Mann mit metastasenbedingten Schmerzen erleidet einen lebensbedrohlichen Herzinfarkt. In dieser Situation ist es angemessen, zu prüfen, ob die beim Herzinfarkt sonst obligate Intensivtherapie wirklich das Beste für den betreffenden Patienten ist oder ob nicht die Intensivtherapie die Leiden und Schmerzen unerträglich verlängert und insofern die Intensivtherapie zum Nachteil für den Patienten wird.

Die Nichtaufnahme einer Behandlung, die den Sterbeprozeß nur verlängert, die Nichtbehandlung einer zusätzlich auftretenden Komplikation im Sterbeprozeß und der Verzicht, eine laufende Behandlung im Sterbeprozeß weiterzuführen, sind ärztliche Vorgehensweisen, die als straflose, passive Sterbehilfe gelten. Der Wille des Patienten muß aber in allen Fällen die absolute Zulässigkeitsentscheidung für passive Sterbehilfe sein. Das sog. Patiententestament, auch „living will" genannt, ist ein schriftliches Dokument, mit dessen Hilfe der Patient die behandelnden Ärzte unterweist, unter den von ihm näher bezeichneten Umständen von der Anwendung künstlicher lebenserhaltender Maßnahmen abzusehen. Es ist somit in den Bereich der sog. passiven Sterbehilfe einzuordnen, obwohl es von dieser Begriffsdefinition eigentlich nicht gedeckt ist. Weitgehende Einigkeit besteht darüber, daß ein solches „Testament" grundsätzlich zulässig ist. Daraus folgt: Ein Arzt darf nicht, außer den oben beschriebenen Vorgehensweisen, eigenmächtig lebensverkürzende Maßnahmen treffen. Umgekehrt ist er aber weder verpflichtet noch ist ihm überhaupt erlaubt, gegen den Willen des Sterbenden lebensverlängernde Maßnahmen einzuleiten.

Welche Art Sterbehilfe wollen wir uns erlauben, zumuten? Wieviel Leben, wieviel Tod soll verfügbar sein? Den Beginn des Lebens haben wir schon verfügbar gemacht: pränatale Eingriffe, die Entschlüsselung des menschlichen Genoms und vieles mehr stehen dafür! Soll künftig auch unser Ende unter völlige Kontrolle gebracht werden? Die funktionalistische Intensivmedizin hat eine Kluft aufgerissen, die den Menschen oft nur als Objekt ihrer Kunst betrachtet und behandelt. „Wirkliche zivilisatorische Fortschritte sind dabei vernachlässigt worden. Soviel ist unbestritten: Schwerstkranke Menschen brauchen medizinische Hilfe, Sterbende zusätzlich Beistand und Begleitung. Aber heute ist es oft so: mangelhaft geschultes Pflegepersonal, in Sterbebegleitung nicht ausgebildete Ärzte, Anonymität und soziale Kälte machen es todkranken Patienten schwer, ihr Sterben annehmen zu können. Ihr Todeswunsch ist in vielen Fällen der dringende Hilferuf nach Beistand und Sterbebegleitung und gerade nicht der Wunsch nach dem schnellen Ende. Hier müßte richtig verstandene Sterbehilfe einsetzen – als letzte echte Lebenshilfe. Die Hightechmedizin hat zu lange die Unabwendbarkeit des Todes verdrängt, einfach weil sie ihrem Omnipotenzgebahren entgegenstand. Aber es kann nicht sein, daß sich jetzt Ärzte bewußt oder unbewußt daran machen, das Sterben auf dem Umweg über eine Gnadentodpraxis wieder unter ihre Kontrolle zu bringen. Wir müssen vielmehr den absoluten Wert menschlichen Lebens wieder neu entdecken" (Dahl 1998).

Für den Arzt, der von einem offensichtlich Sterbenskranken von einer Operation zur anderen gedrängt wird, bedarf es der Zivilcourage (Höffe 1998). Das Gesundheitswesen sollte sich überlegen, ob es auch offensichtlich Sterbenskranke zum nächsten „willigeren" Arzt wandern lassen will.

Krankheit ist nicht immer schicksalhaft, sondern häufig durch die Art der Lebensführung beeinflußt. Rauchen, Alkohol, gefährliche Sportarten, Bewegungsmangel, Leichtsinn im Verkehr, infektionsgefährdende Verhaltensweisen bei Reisen und im täglichen Leben, übermäßiger Verzehr von Genußmitteln und Übergewicht sind typische Beispiele hierfür. Eine Abstrafung dieser Verhaltensweisen durch Risikozuschläge bei der Krankenversicherung wurde schon vielfach gefordert. Zum Teil würde diese Abstrafung aber eine Doppelbelastung bedeuten. Rauchen und Alkoholkonsum werden bereits im Staat mit einer prohibitiven Steuer belastet. Die zusätzliche finanzielle Beteiligung bei tabak- und alkoholbedingten Erkrankungen würde also eine Zweitsteuer darstellen.

Eine sozialgerechte Selbstbeteiligung der Patienten an den Gesundheitskosten könnte aber in vielerlei Hinsicht zum Vorteil der Solidargemeinschaft beitragen. Zunächst einmal könnte der Selbstbehalt die Lohnnebenkosten unmittelbar reduzieren. Man könnte z.B. 1% der von den Versicherten zu tragenden Krankenversicherungskosten wahlweise ab einem bestimmten Mindesteinkommen gegen einen entsprechenden Selbstbehalt bei ambulanten Leistungen erlassen. Es würde mutmaßlich die Nachfrage nach überflüssigen Gesundheitsleistungen eingeschränkt. Die individuelle Kontrolle von Leistung und Gegenleistung würde gefördert und auf diese Weise zusätzlich ein Anreiz für ein Maßhalten bei den Gesundheitskosten geschaffen. Statt zusätzlicher prohibitiver Regulierungen gesundheitsschädlicher Verhaltensweisen würde schließlich ein finanzieller Anreiz für eine gesunde Lebensführung eingeführt.

Zum Menschen gehört eine gewisse Unersättlichkeit – das Streben nach immer mehr mit der Gefahr der ausufernden Begehrlichkeit. Diese Begehrlichkeit kann nur durch die Tugend des Maßhaltens begrenzt werden. In unserer Gesellschaft hebt die allgegenwärtige Werbung in den Medien, vor allem im Fernsehen, gezielt auf die Eigenschaft der wachsenden Begehrlichkeit ab und weckt Bedürfnisse für eigentlich überflüssige oder manchmal sogar schädliche Produkte, wie z. B. Zigaretten. Werbung informiert mit gezielter Absicht; Unzufriedenheit mit dem, was man hat, entsteht und der Ausweg wird sofort mitgeliefert: das angebotene Produkt. Werbung informiert nicht neutral – Werbung manipuliert. Eine Marke wird geschaffen und die Manipulation wirkt über die eigentliche Werbung hinaus. Es entsteht ein Konformitätsdruck, ein Gruppenzwang. Wer das Markenprodukt trägt und benutzt ist „in", wer es nicht hat, ist „out". Dieser Konformitätsdruck wird schon bei den Kindern eingesetzt: Mittels Konsum wird Frust in Lust umgesetzt, wer nicht mitmacht, wird ausgegrenzt.

Nun bestimmt das Verlangen nach dem Produkt, der Marke, dem Genuß, der Reise, dem Erlebnis unser Leben; das Streben nach den materiellen Gütern verdrängt andere Werte: Religion, Bildung und Kultur und auch die Gesundheit.

Unserer Gesellschaft mangelt es zunehmend an Mitmenschlichkeit, Gewalt greift um sich. Das Begehren nach den nicht sofort oder häufig auch gar nicht erreichbaren Produkten fördert die Kriminalität. Beschuldigt wird für das Dilemma „die Gesellschaft" und nicht das Individuum. Eigenverantwortung wird zugunsten der Gemeinschaftshaftung in vielen Lebensbereichen aufgegeben. Die unbefriedigte Begehrlichkeit sucht ein Ventil in Drogen und Gewalt. Jetzt erleben wir, daß sich die Probleme zuspitzen.

Die Güterproduktion wird immer effektiver – es herrscht ein weltweiter Verdrängungswettbewerb, Arbeitskräfte werden freigesetzt. Die prophezeite Konzentration der Industrien findet ihre weltweite Erfüllung.

In dem Maße, wie die materiellen Bedürfnisse nach Nahrung, Wohnung, Kleidung, Transport und Unterhaltung mit immer weniger Arbeitskräften erfüllbar werden, stößt das System unübersehbar an Grenzen. Auch weitere Bedarfsdeckung und Luxuskonsum werden daran nichts grundsätzlich ändern. Sie führen eher zu wachsender Unzufriedenheit. Das Problem wird nicht zuletzt auch in dem wachsenden Verbrauch unserer endlichen Ressourcen und der progressiven Zerstörung unserer Umwelt offensichtlich.

Es bleibt uns gar nichts anderes übrig: Wir müssen umdenken. Müllsortierung, Luftreinhaltung, Hinterfragen des technischen Fortschritts, regenerative Energien, die verheißene ökologische Erneuerung unserer Gesellschaft bieten aber nur Teilaspekte der notwendigen Änderung. Die Verengung der Sicht auf ökologische Probleme erschwert den Blick aufs Ganze. Das gesellschaftliche Ziel muß sich primär am Menschen orientieren. Die Lösung gesellschaftlicher und individueller Probleme wird der Motor der Zukunft. Bildung, Wissenschaft, Kultur und Medizin spielen hierbei die entscheidende Rolle!

Die Wiederentdeckung menschlicher, sozialer Werte kann jenseits der Befriedigung materieller Grundbedürfnisse in vielfacher Hinsicht produktiv wirken. Die unübersehbaren, von der Allgemeinheit zu tragenden Lasten aus Depressionen, seelischer Verarmung und Verwahrlosung sowie Drogenkonsum, Vandalismus, Vernachlässigung kreativer Fähigkeiten, unzureichende Entwicklung der unterschiedlichen intellektuellen und körperlichen Fähigkeiten schaden dem allgemeinen Wohlstand. Vernachlässigung der Betreuung und Bildung von Kindern und Jugendlichen sowie der nachholenden und fortlaufenden Erwachsenenbildung beschädigen unsere wertvollsten Ressourcen, die Fähigkeiten unserer Bevölkerung, in kaum schätzbaren Ausmaßen. Dabei sind die materiellen und immateriellen Schäden, die als Folgen der Destruktion durch Gewalt und allgemeine Kriminalität entstehen noch gar nicht berücksichtigt.

Allein die Verbreitung von Unzufriedenheit und seelischen Problemen trotz materieller Sättigung und selbst bei größtem Reichtum zeigt, daß die immateriellen Werte für alle Bevölkerungsschichten mit großem Vorteil für alle wiederentdeckt und aktiv entwickelt werden müssen. Die Gemeinschaft und der Staat können Hilfestellung geben und müssen bei Versagen der Familien diese ersetzen. Vorrangig muß aber die Eigeninitiative und Eigenverantwortung gestärkt werden. Eine Förderung der körperlichen, geistigen und seelischen Gesundheit der Einzelnen kann als öffentliches Programm „Hauptsache Gesundheit" zur Gesundung der ganzen Gesellschaft beitragen. Die Erfahrung lehrt, daß es auch eines persönlichen Anreizes bedarf, um wirksam zu motivieren. Dies muß bei der Umsetzung des Programms „Hauptsache Gesundheit" berücksichtigt werden. Der überwiegende Teil der Bevölkerung erkennt Gesundheit als das Wichtigste bei der Lebensgestaltung an.

Programm und Perspektiven für die Medizin der Zukunft

Mit diesem Buch möchten wir die verschiedenen Facetten des Gesundheitswesens möglichst umfassend und gleichzeitig komprimiert darstellen. Die Diskussion zur Entwicklung unseres Gesundheitswesens kommt am Ende des 20. Jahrhunderts nicht zum Abschluß, sie wird gerade erst eröffnet.

Schon im 19. Jahrhundert wurden die Grundlagen unseres heutigen Gesundheitssystems gelegt. Es wurde ständig reformiert, hat sich vorbildlich bewährt, ist breit akzeptiert und bekommt in öffentlichen Umfragen immer wieder gute Noten. Natürlich muß das System auch in Zukunft weiterentwickelt werden. Wie ein gesunder Obstbaum für eine ertragreiche Entwicklung immer wieder beschnitten werden muß, so auch unser Gesundheitssystem. Änderungen müssen sich aber nahe am Menschen, im Interesse der Menschen und im Interesse der Gesellschaft vollziehen. Dabei ist Augenmaß erforderlich. Gesundheit hat mehr Facetten als Kosten. Wer sich in der komplexen Materie unseres Gesundheitswesens auskennt, merkt, daß die Diskussion häufig an Einzelinteressen oder Ideologien ausgerichtet wird. Wir müssen uns davor hüten, daß Gesundheitsökonomen, Interessenvertreter, Ministerialbürokraten, Krankenkassenfunktionäre, Politiker und unfreie Ärzte Änderungen unseres bewährten Gesundheitswesens an menschenfremden Zielen ausrichten. Um dies zu verhindern, ist es aus unserer Sicht erforderlich, daß für die notwendige öffentliche Diskussion eine breitere Öffentlichkeit von Insidern des Gesundheitssystems und Outsidern möglichst umfassend über alle Aspekte des Gesundheitswesens informiert ist. Damit soll eine ganzheitliche Sicht – wie in den einzelnen Kapiteln dieses Buches dargestellt – ermöglicht werden. Um die richtigen Schlußfolgerungen ziehen zu können, muß man sich auch mit der Kostensituation des Gesundheitswesens etwas intensiver befassen.

Die Bedeutung der Gesundheit für die Lebensqualität ist jedem bewußt, muß aber bei der Diskussion und bei den notwendigen Reformen besonders beachtet werden. Selbstverständlich sind unsere finanziellen Mittel begrenzt. Das Gesundheitswesen konkurriert zwangsläufig mit anderen Bereichen der Wirtschaft. Bevor systemverändernde Maßnahmen beschlossen werden, muß man erkennen, welche nachteiligen Folgen für die betroffenen Menschen ein solcher Eingriff in das funktionierende Räderwerk unseres heutigen Gesundheitswesens mit sich bringt. Die Kosten des Gesundheitswesens sind die eine Seite, was die Medizin wirklich leistet und bedeutet, ist die andere Seite der Medaille.

Jeder in unserem Land weiß, daß eine Lösung des Arbeitsmarktproblems vorrangiges Ziel der heutigen Politik sein muß. Natürlich kann das Gesundheitswesen das Arbeitsmarktproblem nicht lösen. Aber man muß doch erkennen, daß in unserer Volkswirtschaft über 4 Mio. Menschen im Gesundheitswesen beschäftigt sind und damit neben dem Handwerk die größte Branche auf dem Arbeitsmarkt darstellt. Wenn dann gleichzeitig die Gesundheit als eines der hauptbestimmenden Zukunftsthemen der Gesellschaft ausgemacht wird, darf man die Bedeutung des Gesundheitswesens für den Arbeitsmarkt nicht übersehen.

Anstoß einer Entwicklungskaskade für neue Arbeitsplätze:

Wirtschaftsförderung durch
- Deregulierung
- Entlastung der Sozialkassen
- Senkung der Abgaben und Subventionen

↓
- **Neue Arbeitsplätze durch**
  - Entlastung der Sozialkassen
  - Senkung der Lohnzusatzkosten
  - ➡ Mehr neue Arbeitsplätze

Die Politik muß verstehen, daß falsche Eingriffe in das Gesundheitswesen die Arbeitslosigkeit weiter fördert. Der Arbeitsmarkt Gesundheit darf durch die Politik nicht künstlich verschlossen und versperrt werden. Man muß rechtzeitig merken, daß dies nicht im Interesse der Menschen in diesem Lande ist.

Die jetzige Finanzkrise ist zum großen Teil durch politische Vorgaben und nicht durch das Gesundheitswesen selbst bedingt. Die sogenannte Kostenexplosion darf nicht von Systemveränderern zur Zerstörung eines bewährten Systems instrumentalisiert werden. Aber natürlich sind Reformen gefragt und notwendig.

Biotechnologie, Gentechnologie, Gerontotechnik, Pharmaindustrie, Medizintechnik und natürlich menschliche Zuwendung und Pflege sind bestimmende Themen der Zukunft. Dies darf nicht nur als Belastungsfaktor für öffentliche Kassen gesehen, sondern muß auch als Chance für neue Arbeitsplätze national und auf dem internationalen Markt genutzt werden. Wenn sich andere Wirtschaftsbereiche frei entfalten können und diese medizinischen Zukunftsthemen durch Eingriffe der Politik einseitig belastet und behindert werden, nimmt unsere ganze Volkswirtschaft Schaden. Man kommt an der Erkenntnis nicht vorbei, daß die Gesundheit schon heute einer der größten Bereiche unserer Volkswirtschaft ist.

Unser Gesundheitssystem ist in verschiedene Sektoren gegliedert. Die ambulante Medizin und frei praktizierende Ärzte, die stationäre medizinische Versorgung in Krankenhäusern, Verwaltungen der Krankenkassen, Gesundheitsämter, Berufsgenossenschaften, das Schwerbehindertenrecht, die gesetzlichen und privaten Krankenkassen, Apotheken, Rettungswesen, Kurverfahren sowie ambulante und stationäre Rehabilitation, Heil- und Hilfsmittel werden in unserer komplizierten modernen Gesellschaft in einem äußerst aufwendigen Regelwerk organisiert. Zu leicht passiert es, daß nur Einzelaspekte dieses Gesundheitssystems von Politikern und Interessenvertretern betrachtet werden. Die Räder greifen aber natürlich ineinander, und man muß bei Reformen das gesamte Gefüge betrachten, wenn man Schäden am System und Nachteile für die Menschen verhindern will.

Wir merken heute: Trotz wachsenden Wohlstandes der Industriegesellschaft nehmen Ziellosigkeit, Unzufriedenheit, Gewalt, Depression, Frustration und Neurosen, Seelenlosigkeit und Rücksichtslosigkeit zu. Sie führen unsere Gesellschaft in eine Sackgasse. Eine richtig verstandene Gesundheit des Geistes, des Körpers und der Seele kann hier der Ausweg sein. Alle Menschen sehnen sich danach. Sie erhoffen es für sich persönlich, für ihre Familie und Freunde, aber auch für die ganze Gesellschaft. Unser Ziel ist die

Zukunftsmarkt Gesundheit – Bereiche und Möglichkeiten –

- Gesundheitsclub
- Gesundheitszeitschrift
- Schul- und Erwachsenenbildung Gesundheit
- Haushaltsberatung: Unfallverhütung, Gesundheitsmöbel zum Sitzen und Schlafen
- Call-Center
  - Medizin-Beratung
  - für Patienten
  - für Ärzte und Therapeuten
  - für Kassen, Gerichte und Verwaltung
- Ernährungsberatung
- Reisemedizin, Gesundheitswoche
- Verkehrsmedizin, Kontrolle des Sehvermögens
- Sportmedizin (vorbeugend) in Vereinen, Sportgeschäften und Fitneßcenter
- Arzneimittelinformationszentrale
- Werbung: Gesundheit und Lebensqualität als Thema
- Internationales Therapieangebot
  - „international part" im Krankenhaus
  - Internationale Wirtschaftsförderung Kur und Rehabilitation in Deutschland
- Biotechnik, Gerontotechnik, Rehatechnik, Telemedizin
- Entlastung der Pflege im Krankenhaus
  - Soziale Hilfsdienste durch Einsatz Arbeitsloser im Krankenhaus
- Servicedienste für Kranke und Behinderte
- Förderung Hospizbewegung
- Entwicklungshilfe Gesundheit international
- Sponsoring für Gesundheitseinrichtungen
- Stiftungsförderung Gesundheit
  - öffentliche Förderung
  - Spenden für Forschungsfonds
  - Förderung der Kooperation Gesundheitsindustrie und Krankenhaus

Gesundheit. Auch wenn der Zustand völligen körperlichen, seelischen und sozialen Wohlbefindens für den einzelnen und die Gesellschaft immer ein Ideal bleibt, welches in der Realität nicht zu erreichen ist, so lohnt es sich doch, hierfür zu kämpfen. Dies gilt für das Individuum in gleicher Weise wie für die bürgerliche Gemeinschaft. Die Menschen wollen die Gesundheit mehr als alle Güter dieser Welt. Dies verbindet die Armen und die Reichen. Gesundheit ist nicht alles, aber ohne Gesundheit ist alles nichts. Der Einsatz für die Gesundheit in eigener Verantwortung und im solidarischen Austausch ist ein wichtiges Band, das unsere Gesellschaft zusammenhält. Die Medizin darf sich nicht nur auf das Erkennen und Heilen von Krankheiten beschränken. Es ist Aufgabe des Staates und des öffentlichen Gesundheitswesens, Aspekte der Gesundheitsprävention viel mehr als bisher aktiv zu fördern; deswegen haben wir der Prävention ein gesondertes Kapitel gewidmet.

Bildlich gesprochen erscheint das Gesundheitswesen manchmal wie ein Esel, dem vom Gesetzgeber immer wieder neue Aufgaben und Lasten auferlegt wurden. Der Esel hat diese Lasten fleißig getragen und wurde zur Belohnung gut gefüttert. Nun haben sich die Verhältnisse geändert. Wirtschaftsrezession, Globalisierung, Wiedervereinigung, Zuwanderung von Asylbewerbern und Aussiedlern und Änderung der Altersstruktur unserer Gesellschaft sind Tatsachen, mit denen auch das Gesundheitswesen fertig werden muß. Die Arbeitslosigkeit ist gestiegen, die Zahl der auf Sozialhilfe Angewiesenen hat erheblich zugenommen, mehr Rentner müssen von weniger Erwerbstätigen finanziert werden, und die Folgen der völlig abgewirtschafteten sozialistischen Staatswirtschaft der DDR, vor dem Hintergrund des Zusammenbruchs der desolaten kommunistischen Volkswirtschaften im Osten, müssen verkraftet werden. Die zunehmenden sozialpolitischen Lasten wurden der Versichertengemeinschaft übertragen. Gleichzeitig reduzierte sich die Lohnquote am Bruttosozialprodukt von früher knapp 77% auf heute wenig mehr als 70%. Da die gesetzliche Krankenversicherung fast ausschließlich lohnorientiert finanziert wird, stiegen – bei immenser Zunahme der Lasten und gleichzeitigem Rückgang der Lohnquote – natürlich die Krankenkassenbeiträge. Jetzt wird der Esel hierfür verantwortlich gemacht und ihm wird das knapper werdende Futter gekürzt. Im nächsten Schritt möchte man seine Leistung durch öffentliche Prügel steigern. Im jährlichen Rhythmus werden die Rahmenbedingungen verändert, meist verschlechtert, und das heißt im Gesetzgebungsverfahren dann Gesundheitsreform. Als nächstes werden grundlegende Systemveränderungen propagiert und Rationalisierungen und Rationierungen im Gesundheitswesen gefordert. Rationalisierungen und Rationierungen werden die Diskussion auch in den nächsten Jahren bestimmen. Es ist nach unserer Überzeugung notwendig, daß die interessierte Öffentlichkeit und die Beschäftigten im Gesundheitswesen, beteiligte Politiker und die Versichertengemeinschaft den Hintergrund dieser Begriffe verstehen; daher wurden die Themen ‚Rationalisierung' und ‚Rationierung' in einem gesonderten Kapitel erörtert.

Die Medizin ist Dienst am Menschen und weil sie vom Menschen gemacht wird, zeigt sie nicht selten menschliche Fehler. Gleichzeitig ist die Medizin ein leuchtendes Beispiel dafür, was Menschen für Menschen Positives leisten können. Im Gesundheitswesen übernimmt die Ärzteschaft zwangsläufig eine Schlüsselfunktion. Mit wachsenden Spannungen und Druck aufs System gerät diese Schlüsselfunktion zunehmend in Gefahr. Es drohen überall staatliche Eingriffe zu Lasten der Menschen. Ärzte und Patienten dürfen sich nicht auseinanderdividieren lassen. Interessierte Kreise versuchen jetzt – meist ideologisch motiviert – Arztgruppen zu Handlangern einer politisch verordneten Sparpolitik zu mißbrauchen und gegeneinander auszuspielen: Hausärzte auf der einen Seite, Fachärzte auf der anderen Seite, niedergelassene Ärzte im ambulanten und Krankenhausärzte im stationären Bereich. Die Entwicklung ist leider schon sehr weit fortgeschritten. Die Ärzteschaft muß sich mit Recht vorhalten lassen, daß sie durchgreifende Reformen aus eigener Kraft vermissen ließ und unter dem wachsenden öffentlichen Druck in Einzelinteressen gefangen scheint. Alle müssen erkennen, daß die Freiheit des Arztberufs jetzt in Gefahr ist und dies nicht nur ein Problem der Ärzteschaft, sondern vor allem der betroffenen Menschen ist. Wenn der Arztberuf als freier Beruf in Frage gestellt und den Krankenkassen sowie dem Staat ausgeliefert wird, dann werden es zuerst die Menschen zu spüren bekommen. Der Arzt verliert seine Funktion als Anwalt der Kranken und damit verliert die ganze Gesellschaft. Die Menschen werden dann sehr schnell merken, was es bedeutet, wenn die freie Arztwahl eingeschränkt wird. Sie ist ein Stützpfeiler unseres freiheitlichen Gesundheitswesens. Haus- und Fachärzte sollen sich nicht zum Nachteil der Menschen gegeneinander ausspielen lassen. Wir brauchen beide, Hausärzte und Fachärzte. Der mündige Patient soll und kann wählen, wen er braucht. Je nach persönlichen Bedürfnissen und lokalen Gegebenheiten wird der Hausarzt schon heute als lenkender Berater tätig. Alle Betroffenen im Gesundheitswesen müssen erkennen, daß heute die Verteidigung freiheitlicher Prinzipien gegen staatliche Übergriffe wichtiger ist als die Höhe der Einnahmen. Natürlich darf die Freiheit nicht schrankenlos sein. Dies gilt für alle Seiten – für die Therapiefreiheit, für die Freiheit des Arztberufs und für die freie Arztwahl. Beispiele des Mißbrauchs werden heute von Einzelkräften instrumentalisiert, um das System insgesamt in Frage zu stellen. Hiermit wird niemandem gedient, am wenigsten den betroffenen Patienten. Ein Mißbrauch des Systems muß möglichst an der Wurzel von den Betroffenen selbst bekämpft werden.

Mit diesem Buch möchten wir einen aktiven Beitrag zur aktuellen Gesundheitsdiskussion leisten. Wir möchten mit unseren Möglichkeiten die Fortentwicklung des Gesundheitswesens fördern. Zu der Diskussion möchten wir mit Thesen und Reformvorschlägen beitragen. Dabei wissen wir, daß viele kleine Schritte in der Summe mehr bewirken, als man anfangs glaubt.

Krankenkassenbeiträge senken – Arbeitsmarkt fördern

Nach unserer festen Überzeugung trägt die staatliche Gesundheitspolitik wesentliche Verantwortung für die heutige Misere unseres Gesundheitswesens. Wie schon ausgeführt, hat die Politik dem System immer mehr Lasten auferlegt und sich selbst immer mehr aus der Verantwortung gezogen. Durch die politisch bedingte massive Steigerung der Lohnnebenkosten wurden die Rahmenbedingungen unserer Wirtschaft maßgeblich verschlechtert. Damit trägt die Politik sehr wohl eine hohe Verantwortung für die heutige Arbeitslosigkeit.

■ Die Politik muß endlich dafür sorgen, daß die versicherungsfremden Leistungen überprüft und mehr als in der Vergangenheit staatlich über Steuern finanziert werden. Hier ergibt sich natürlich sofort der Einwand der Finanzierbarkeit, die nicht über eine weitere Steuererhöhung erfolgen darf. Möglichkeiten

der Gegenfinanzierung sehen wir z. B. – wie in Frankreich prak-
tiziert – in der Verwendung einer Kapitalertragssteuer zur Entlastung der Krankenkassen. Bei einer Kapitalertragssteuer von
25% als Abgeltungssteuer nach österreichischem Vorbild, könnten nach Einschätzung des Präsidenten des Deutschen Industrie-
und Handelstages Mehreinnahmen von 10 Milliarden DM jährlich entstehen (H. P. Stihl 1999). Weitere große Finanzierungs-
spielräume ergeben sich durch stetige Rückführung staatlicher
Subventionen bei fragwürdigen Steuerabschreibungen. In kaum
einem Land der westlichen Welt, nicht einmal in den als ellen-
bogenkapitalistisch dargestellten USA, ist der staatlich finanzier-
te Anteil des Gesundheitswesens so niedrig wie in Deutschland
(Tabelle 11.1). Der Staat muß durch Steuerfinanzierung die
Krankenkassen wesentlich entlasten. Das Gegenteil ist vorgese-
hen. Bei der jetzigen Finanzknappheit sind nur langsame Änderungen möglich.

- Daher schlagen wir vor, daß der Staat die Mehrwertsteuer auf
  Medikamente in einem ersten Schritt halbiert und später möglichst völlig abschafft. Eine Mehrwertsteuer auf Medikamente
  wird in kaum einem vergleichbaren Industrieland in voller Höhe
  erhoben (Abb. 11.1). Mit der Mehrwertsteuer auf Medikamente
  besteuert der Staat die Krankheit. Durch die Halbierung der
  Mehrwertsteuer können die gesetzlichen Krankenkassen sofort
  um mehrere Milliarden entlastet werden.

- Der Gesundheitsminister duldet in Deutschland auch Tabakwer-
  bung, die über Plakate, in Druckmedien und im Kino auch Kindern und Jugendlichen zugänglich ist. Man muß sich nur im Umfeld unserer Schulen umsehen, um die Folgen zu sehen. Hier hat
  der Gesundheitsminister in der Vergangenheit versagt. Die for-
  melhafte Unterschrift „Der Gesundheitsminister warnt, Rauchen
  gefährdet die Gesundheit" können wir als Entschuldigung nicht
  gelten lassen. Über die Tabak- und Alkoholsteuer verdient der
  Staat an der Sucht ca. 25 Mrd. DM im Jahr. Wir fordern, daß diese
  Steuern zur Entlastung der gesetzlichen Krankenversicherungen
  eingesetzt werden. Weil die heutigen Finanzmittel so knapp
  sind, wird das nicht in einem Schritt möglich sein. Wir fordern
  daher, daß in den nächsten 10 Jahren jedes Jahr 10% mehr dieser
  Steuern (10, 20, 30 usw. bis 100% nach 10 Jahren) zur Entlastung
  der gesetzlichen Krankenversicherung verwendet werden.

Tabelle 11.1. Finanzierungsanteil des Gesundheitswesens durch den Staat

Land	1994
Deutschland	11,8%
Großbritannien	72,5%
Frankreich	5,9%
Italien	39,2%
EU-Durchschnitt	31,0%
Kanada	67,9%
Japan	21,7%
USA	35,9%

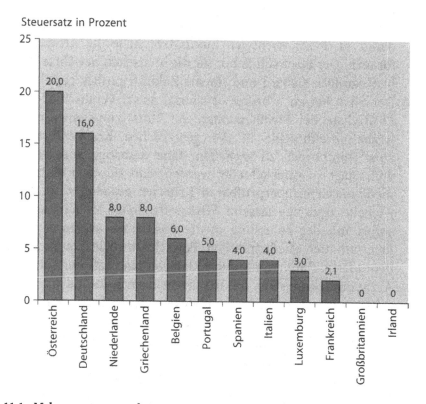

Abb. 11.1. Mehrwertsteuer auf Arzneimittel in den Ländern der Europäischen Union 1997.
(Quelle: KBV. Grunddaten zur Vertragsärztlichen Versorgung in der BRD. Kassenärztliche Vereinigung, Köln, 1998)

■ Der Staat muß – notfalls auf dem Klageweg – dafür sorgen, daß auch die private Wirtschaft in zunehmendem Maß an den Behandlungskosten der Krankheiten beteiligt wird, die zweifelsfrei von ihren Produkten verursacht werden. Die US-Zigaretten- und -Tabakindustrie hat hiermit den Anfang gemacht. Sie wird sich in den nächsten 25 Jahren mit einem Betrag von rund 370 Mrd. US-$ an den Behandlungskosten der durch Rauchen verursachten Erkrankungen (Lungenkrebs, Herz- und Kreislaufversagen) beteiligen. Auf die deutschen Verhältnisse übertragen, würde dies ca. 100 Mrd. Euro in 25 Jahren bedeuten.

■ Der Staat soll die Bürger nicht maßregeln (Bestrafung der Krankheit durch Einkommensentzug), gängeln (Beschränkung der freien Arztwahl durch Einführung eines Hausarztsystems), immer mehr belasten, mit bürokratischen Vorschriften traktieren und deckeln. Der Staat soll auch nicht jedes Jahr die Rahmenbedingungen des Gesundheitssystems verändern und verschlechtern und damit in dieser wichtigen Zukunftsbranche die Arbeitslosigkeit fördern. Der Staat soll lieber für die Menschen bewährte Rahmenbedingungen sichern und für die Zukunft positiv gestalten.

■ Der Staat hat auch bisher versäumt, durch Verabschiedung einer Positivliste bei Medikamenten der Umsetzung einer rationalen Arzneimitteltherapie in der gesetzlichen Krankenversicherung zum Durchbruch zu verhelfen. Eine derartige Positivliste muß vom Staat so verabschiedet werden, daß sie nach einheitlichen, medizinischen, überprüfbaren Kriterien gestaltet wird. Neu entwickelte und zugelassene Wirkstoffe sollen dabei automatisch sofort mit der Zulassung in die Positivliste aufgenommen werden, um den medizinischen Fortschritt nicht bürokratisch zu behindern. Damit muß auch klar werden, daß der forschenden Arzneimittelindustrie, die mit immensem Aufwand für die Menschen neue Arzneimittel entwickelt, zuverlässige Kalkulationsgrundlagen für die Zukunft gesichert werden. Der Staat darf Arzneimittelforschung nicht aus dem Land vertreiben. Er muß dafür Sorge tragen, daß die gen- und biotechnologische Forschung verstärkt nach Deutschland zurückgewonnen wird.

■ Die Gesundheitsministerien müssen ihre Aufgaben in der Zukunft ernster nehmen. Bewegungsmangel, Übergewicht, Fehlernährung sowie Alkohol-, Nikotin- und Drogenkonsum müssen mit Mitteln der Gesundheitspolitik bekämpft werden. Hierzu können Präventionsprogramme in Kindergärten, Schulen, Berufsschulen, Universitäten und in der Erwachsenenbildung eingesetzt werden. Gegen Drogenkonsum helfen weniger die Mittel der Innen- und Rechtspolitik als wirksame Maßnahmen der Gesundheitspolitik. Die gesundheitlichen Risiken von Kindern und Jugendlichen haben sich verändert. Aus den veränderten Lebensweisen und sozialen und ökologischen Umweltbedingungen ergeben sich neue somatische, psychische, psychosomatische und soziale Auffälligkeiten. Etwa 10% aller Schüler sind davon betroffen. Der Staat muß dafür sorgen, daß das Thema „Gesundheit in der Schule" nicht nur als Verhaltensproblem, sondern allgemein als Thema im Unterricht behandelt wird.

- Die Verteilung von Krankenhausbetten in Deutschland ist regional äußerst verschieden, ohne daß medizinische Zwänge hierfür erkennbar sind. Die Krankenhausplanung fällt in die Hoheit der Länderpolitik. Obwohl ganz offensichtlich ist, daß in einzelnen Regionen zu viele kostenintensive Krankenhausbetten existieren, hat die Politik hier versäumt, die notwendigen Maßnahmen zu beschließen und umzusetzen. Dabei muß aber gestützt auf fundierte gesundheitsökonomische Basisdaten vorgegangen werden. Rheinland-Pfalz hat hier gemeinsam mit der Beratungsfirma Basys eine Vorreiterrolle übernommen und entsprechende Daten für Rheinland-Pfalz erstmals veröffentlicht. Dabei wurden – gegliedert in die vier Sektoren Nachfrage, Finanzierung, Leistungserbringung und Beschäftigung – 10 Indikatoren unterschieden:
  - Nachfrage:
    1. Gesundheitsausgabequote
    2. Gesundheitsausgaben pro Kopf
  - Finanzierung:
    3. Gesundheitsausgaben nach Aufgabenträgern
    4. GKV-Beitragssatz
  - Leistungserbringung:
    5. Leistungserbringung nach Einrichtungen
    6. Wertschöpfungsquote des Gesundheitswesens
    7. Leistungsüberschuß/-defizit im Gesundheitswesen (Leistungsexport und -import) (Abb. 11.2).
  - Beschäftigung:
    8. Beschäftigte im Gesundheitswesen (Kopfzahlen und Vollzeitkräfte)

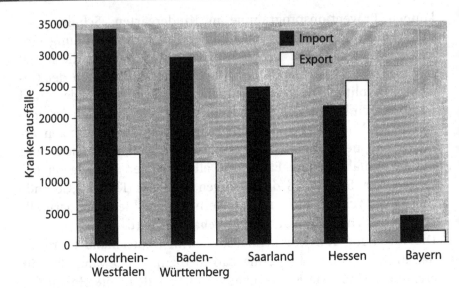

Abb. 11.2. Dienstleistungsexport und -import für Rheinland-Pflaz im Kranken-hausbereich (1995).
(Quelle: Statistisches Bundesamt 1997)

   9. Beschäftigungsquote
  10. Produktivität je Beschäftigtem

Für die regionale Krankenhausplanung muß eine Statistik des Dienstleistungsexports und -imports im Krankenhausbereich vorgelegt werden. Die Ministerien müssen auf Landes- und Bundesebene dem Beispiel von Rheinland-Pfalz schnellstens folgen. Gestützt auf solche Daten müssen zusätzlich Krankenhausabteilungen und Krankenhäuser auf den Versorgungsbedarf überprüft und ggf. geschlossen werden. Dafür besteht ein großer Bedarf an stationären Pflegeeinrichtungen, Zwischenstationen des betreuten Wohnens nach der Entlassung aus dem Krankenhaus bis zur Wiedererreichung der Selbständigkeit, Seniorenheimen und Hospizeinrichtungen. Frei gewordene Krankenhausabteilungen können für diese Zwecke umgenutzt und zusätzliche Arbeitsplätze geschaffen werden. Die Verdichtung der stationären Behandlung muß durch Aufstockung des Personals ermöglicht werden.

◼ Notfallambulanzen in den Kliniken, Großgeräte und Betten müssen in einzelnen Regionen für frei praktizierende Ärzte zur gemeinsamen Nutzung zugänglich gemacht werden. Dies wurde in einzelnen Bundesländern bisher von der Politik verhindert. Durch eine Öffnung kann die parallele Finanzierung teurer Apparate in Krankenhäusern und freien Praxen durch bessere Auslastung der Ressourcen teilweise vermieden werden. Damit kann auch der ambulante Sektor für eine menschennahe medizinische Versorgung weiter gestärkt werden. Die Optimierung der Nutzung kann die Finanzierungsbasis der Krankenhäuser über entsprechende Nutzungsentgelte stärken. Durch eine Verbesserung der Rahmenbedingungen für frei praktizierende Ärzte kann die Vernetzung der Strukturen gefördert und können Kosten gespart werden.

- Der Staat soll das Gesundheitswesen positiv gestalten. Bildung, Kultur, Forschung und Wissenschaft und auch die Gesundheit müssen in unserem Land gestärkt werden. Die Gesundheit soll als Thema der wichtigsten Dienstleistungsbranche der Zukunft gefördert werden. Medizin kann in Wissenschaft und Technik als Hauptthema der Wissenschaftsförderung die Zukunftschancen unseres Landes verbessern. Die für das Gesundheitswesen verantwortlichen Politiker dürfen nicht ihre Hauptaufgabe in der Deckelung des Systems und der Knebelung der in ihm arbeitenden Menschen verstehen, vielmehr erwarten wir vom Gesundheitsminister, daß er das Primat der Gesundheitspolitik und die Wertschätzung der Gesellschaft für die Gesundheitspolitik fördert.

- Wir müssen mehr über den Gesundheitszustand unserer Bevölkerung wissen. Im vergangenen Jahr wurde erstmals ein Gesundheitsbericht vom Statistischen Bundesamt veröffentlicht. Es fehlt aber eine repräsentative Erhebung in unserer Bevölkerung, die den psychischen und physischen Gesundheitszustand feststellt, um hieraus den zukünftigen Handlungs- und Versorgungsbedarf abzuleiten. Die Gesundheitspolitik muß sich an den Bedürfnissen der Bevölkerung ausrichten.

- Die Gesundheitspolitik kann dazu beitragen, daß unser Land als Ort der medizinischen Dienstleistung auch international vermarktet wird. So wie die internationale Reisebranche durch Fremdenverkehrsbüros gefördert wird, so muß man in unserem vom Klima nicht gerade begünstigten Land die Gesundheitsdienstleistung als Attraktion für ausländische Kunden entdecken und entwickeln. Hiervon können wichtige Impulse für den Arbeitsmarkt ausgehen. Mit einer Deckelungsmentalität wird man die Chancen der Zukunft verpassen. Ein „International Part" der Krankenhäuser kann an günstig gelegenen Klinikstandorten staatlich gefördert werden. Hierzu sind weniger Geldmittel als vielmehr geistige staatliche Führung erforderlich.

- Die staatliche Gesundheitspolitik muß sich als Katalysator in das öffentliche Gesundheitswesen einbringen. Wie beim Krisenmanagement in einem Unternehmen muß man dabei auch im Gesundheitswesen Schwerpunktaufgaben formulieren und in der Praxis durchsetzen. Dabei muß eine Rangfolge der Krankheiten nach wirtschaftlicher Bedeutung und Häufigkeit formuliert werden. So kann z. B. durch eine öffentlich geförderte Qualitätsverbesserung der medizinischen Versorgung des Diabetes mellitus, der ca. 15% aller Gesundheitskosten in Deutschland verursacht, gleichzeitig eine Gesundheitsverbesserung und Kostenersparnis bewirkt werden. Jährlich kann mit einem neuen Schwerpunktthema, wie z. B. Rheuma und Arthrose, psychische Erkrankungen, Krebs, Wirbelsäulenleiden und Osteoporose, Herz-Kreislauf- und Stoffwechselerkrankungen, ein Fortschrittsdruck erzeugt werden. Die Schwerpunktbildung der Gesundheitspolitik ist dabei nach unserer Meinung gestalterische Aufgabe der Gesundheitsministerien.

- Neben Bildung und Ernährung gehört die Medizin zu den Grundbedürfnissen der Menschheit. Auch in der Entwicklungspolitik muß auf dem Gebiet der Medizin ein Schwerpunkt gesetzt werden. Es muß international ein Zeichen gesetzt werden, daß der Wert der Medizin für die Gesellschaft in Deutschland erkannt und dies mit entsprechenden Förderprogrammen auch in der Entwicklungspolitik umgesetzt wird. Auch damit ergeben sich Möglichkeiten sowohl für den Arbeitsmarkt als auch für die heimische medizinische Industrie in diesem internationalen Wachstumsmarkt.

- Neben dem Bereich der von den gesetzlichen Krankenkassen zu finanzierenden medizinischen Leistungen gibt es einen erheblichen Entwicklungsbedarf und Raum für einen privaten Medizinmarkt. Dieses Thema darf nicht tabuisiert werden. Es muß vielmehr von der Gesundheitspolitik eine Diskussion gefördert werden, die ermittelt, wo Raum für einen privaten Medizinmarkt besteht.

Reforminitiative übernehmen

- Die Chancen der Informationsgesellschaft müssen auf dem Gebiet der Medizin genutzt werden. So ist z.B. denkbar, daß Call-Center für medizinische Informationsvermittlung eingerichtet werden.
Die Nutzung der Medien bei der öffentlichen Gesundheitsaufklärung hat hier besondere Bedeutung. Wichtige Nachrichten müssen dabei besonders betont werden: Bewegung, richtige Ernährung, Meidung von Drogen und Genußmitteln. Die Medien können zur Gesundheitsaufklärung beitragen, z.B. jede 10. Werbung diesem Zweck widmen.
- Die Lebensqualität muß bei der Diagnostik und Therapie von bösartigen, schweren und chronischen Erkrankungen im Vordergrund stehen.
Nicht die Lebensverlängerung um jeden Preis ist das Ziel. Den Todkranken gehört unsere menschliche Zuwendung – die Befreiung von Schmerzen ist vorrangige ärztliche Aufgabe. Palliative Medizin und Sterbebegleitung müssen gestärkt werden. Der Tod wird heute in unserer Gesellschaft tabuisiert. Dabei gehört der Tod genauso wie die Geburt und das Leben zu unserem Dasein. Wir müssen dieses Schicksal positiv annehmen und nicht unter Schmerzen und Qualen völlig vergeblich versuchen, es zu vermeiden, was ja in keinem Falle möglich ist. Hier ist eine breit angelegte, öffentliche Diskussion zu einem gesunden Verständnis der Grenzen unserer Möglichkeiten und des Endes unseres Daseins erforderlich. Wenn Geist und Verstand auf die Dauer versagen, benötigen wir Zuwendung, Pflege und Liebe, aber keine lebensverlängernden Maßnahmen.
- Unerwünschte Arzneimittelwirkungen verursachen immense Gesundheitskosten und sind in Deutschland für ca. 25000 Todesfälle und ca. 500000 schwere, arzneimittelbedingte Zwischenfälle verantwortlich. 50% der unerwünschten Arzneimittelwirkungen sind potentiell vermeidbar und auf nicht angepaßte oder fehlerhafte Dosierung zurückzuführen. Für die Behandlung der mit den Nebenwirkungen verbundenen Komplikationen müssen in Deutschland ungefähr 30 Mrd. DM aufgewendet werden. Wegen der immensen Bedeutung der Arzneimitteltherapie für Qualität und Kosten der Medizin muß vor diesem Hintergrund eine obli-

gate kontinuierliche Fort- und Weiterbildung aller Ärzte auf dem Gebiet der Pharmakotherapie erfolgen. Dadurch soll die rationelle Arzneimitteltherapie auch unter Kostengesichtspunkten gefördert werden. Zur Unterstützung der notwendigen Reduzierung der Arzneimittelzwischenfälle sollte ein bundesweites Arzneimittelinformationssystem von Apothekern, Ärzten und Pharmaindustrie etabliert werden, wo Ärzte, Apotheker und Patienten aktuelle Informationen telefonisch und über das Internet abrufen können.

■ Für den Krankenhausbereich haben wir schon einzelne Änderungsvorschläge unterbreitet. Nach unserer Einschätzung ist das stationäre Versorgungssystem heute noch zu wenig flexibel und zu starr. Nach Prüfung des Versorgungsbedarfs können sicher einzelne Krankenhäuser und Krankenhausabteilungen geschlossen und manche Abteilungen durch Bettenreduzierungen verkleinert werden. Die sich daraus ergebende Verdichtung der stationären Behandlung muß entsprechend durch Aufstockung des Personals ermöglicht werden. Hierzu ist auch erforderlich, daß ein abgestuftes Behandlungssystem eingeführt wird und Zwischenversorgungsstationen mit einfacheren Pflegeeinrichtungen vermehrt geschaffen werden. Die kostenträchtige Versorgung im Akutkrankenhaus kann dabei mehr zentralisiert und zeitlich weiter gestrafft, die abgestuften Behandlungsformen wohnortnah in einfacheren Pflegeeinrichtungen fortgeführt werden. Die heutigen Versorgungssysteme müssen dazu gemeinsam von Ärzten, Patienten, Krankenkassen und Politik weiterentwickelt werden. Starre Hierarchiestrukturen sind vielfach überkommen und können mit Teamarztmodellen überwunden werden. Hierfür spricht auch die zunehmende Spezialisierung der Medizin, wobei das Team die ganzheitliche Betrachtung des kranken Menschen sichern muß. Der Übergang von den bisherigen hierarchischen zu modernen Teamstrukturen muß gleitend erfolgen. Dieser Prozeß sollte durch Modellvorhaben gefördert werden. Das jeweilige Team muß sich mit klaren inneren Strukturen und Kompetenzzuweisungen organisieren. Derartige Organisationsformen haben sich außerhalb des deutschen Sprachraums international bewährt.

■ In vielen Krankenhäusern bestehen noch völlig antiquierte Informationssysteme, die die Möglichkeiten der elektronischen Datenverarbeitung bei weitem nicht ausschöpfen. Die entschlossene Einführung moderner Anlagen kann durch Verbesserung der Prozeßqualität und Prozeßoptimierung bei der Behandlung der einzelnen Patienten nach unserer Einschätzung tatsächlich Rationalisierungspotentiale mobilisieren. Natürlich bestehen auch im Verwaltungsbereich – sowohl auf Krankenkassenebene als auch in den einzelnen Leistungsverwaltungen – Rationalisierungspotentiale. Ärzte sollten in die ökonomischen Entscheidungsprozesse, auch auf Gesamtbetriebsebene, vermehrt einbezogen und nicht auf den unmittelbar medizinischen Bereich beschränkt werden.

■ Hinsichtlich der in der Therapie eingesetzten Verfahren bestehen Standardisierungsmöglichkeiten unter Beibehaltung der Therapiefreiheit. Nicht jede medizinische Neuerung, nicht jedes neuere Material und Implantat ist wirklich vorteilhaft. Sie müssen sich zunächst bewähren, bevor sie flächendeckend eingesetzt und getestet werden. Die Einführung von medizinischen Neuentwicklungen sollte besser kontrolliert werden, neue Verfahren sollten geordnet, lokal geprüft und erst nach wissenschaftlicher Bewährung bundesweit zugelassen werden.

■ Die Qualitätssicherung kann in der Zukunft ebenfalls zu Kostenersparnis und Erhöhung des Versorgungsniveaus beitragen. Hierzu müssen Prozeßabläufe schriftlich geregelt, Therapiestandards in Form von Behandlungskorridoren festgelegt und die Umsetzung in die Praxis gesichert werden. Die Umsetzung scheitert heute oft am Personalmangel. Trotz höherer Personalkosten bei Schaffung zusätzlicher Arbeitsplätze können auf dem Wege der Leistungssteigerung und besserer Ressourcennutzung die Therapiekosten gesenkt werden. Dies wird durch die heutige Budgetdeckelung vielfach verhindert. Auch in Zukunft wird im Krankenhaus ein großer Improvisationsbedarf bestehen. Dort, wo Standardisierungen möglich sind, müssen sie aber auch eingesetzt werden. Gesichertes Wissen in der Medizin (evidence based medicine) muß von einer breiteren Öffentlichkeit transparent und flächendeckend genutzt werden. Hierfür kann eine Informationszentrale mit Call-Center und Internetanschluß eingerichtet werden.

■ Auch im niedergelassenen Bereich bestehen Reformmöglichkeiten. Zunächst aber muß man erkennen, daß der Versorgungsauftrag im ambulanten Bereich durch frei praktizierende Ärzte im Sinne der Menschen unter der Aufsicht der Krankenkassen und kassenärztlichen Vereinigungen trotz mancher Unzulänglichkeiten besser geregelt wird, als dies irgendein staatlich geregeltes System kann. Dieser freiheitliche Medizinbetrieb im ambulanten Sektor muß für die menschennahe medizinische Versorgung weiter gestärkt und darf nicht geschwächt werden. Unter allen Umständen halten wir es für unverzichtbar, daß die freie Arztwahl und der Arztberuf als freier Beruf erhalten bleiben.

- Damit das System an der Grenzenlosigkeit nicht zerbricht, müssen auch im ambulanten Bereich Einschnitte vorgenommen werden. Mit der Positivliste der Medikamente haben wir bereits eine Einengung der Arzneimitteltherapie benannt. Es leidet nicht wirklich die rationale Therapiefreiheit, wenn hier Einschränkungen beschlossen werden. Auch in der Diagnostik sind Beschränkungen möglich. So halten wir es für denkbar, daß auf der Chipkarte an dem Patienten durchgeführte Untersuchungen, z.B. im Labor und im bildgebenden Bereich, registriert werden, damit der nächste Arzt Doppeluntersuchungen vermeiden kann. Eine derartige Buchung auf der Chipkarte kann auch zur Vernetzung der Strukturen im ambulanten und stationären Bereich beitragen. Dabei kann man durch entsprechende Codierung dem Persönlichkeitsschutz und der Datensicherung der Patienten Rechnung tragen. So können zwei verschiedene Codierungen heute technisch problemlos auf einer Chipkarte der Patienten vorgenommen werden. Ein Code A könnte auch für die Krankenkassen transparent erfassen, welche diagnostischen Maßnahmen wann erfolgten. Zum Patientenschutz muß dabei für die Krankenkassen im Code-A-Bereich das Ergebnis der Diagnostik nicht offengelegt werden. Es könnte aber in einer Codierung B festgehalten und für die Ärzte, denen sich der Patient anvertraut, lesbar sein. Dabei könnte bei mehrfachem Arztwechsel Mehrfachdiagnostik vermieden werden, Mißbrauch durch Ärzte und Patienten würde offensichtlich. Eine Eingrenzung der durch die gesetzliche Krankenversicherung zu finanzierenden Therapieverfahren wird heute schon im gemeinsamen Bundesausschuß der Kassenärztlichen Vereinigung und Krankenkassen geregelt.
Wir sind der Meinung, daß nicht jede alternativmedizinische Therapie, nicht jede Außenseitermethode und auch nicht jedes

neue Therapieverfahren flächendeckend von der gesetzlichen Krankenversicherung finanziert werden muß. Die wissenschaftlichen Gesellschaften müssen bei der rationalen Therapie durch Standardisierung der eingesetzten Verfahren und bundesweite Einführung nach wissenschaftlicher Bewährung gemeinsam mit den Selbsthilfegruppen der Patienten eine sinnvolle Begrenzung der von der gesetzlichen Krankenversicherung finanzierten Therapie beschließen und in der Praxis umsetzen.

- Fast alle Fortschritte in der Medizin werden zunächst in der medizinischen Literatur präsentiert. Die immer umfangreichere Literatur ist für viele Ärzte selbst in ihrem eigenen Fach nicht mehr zu überschauen.
Studien zeigen, daß Patienten nicht immer die optimale Diagnostik und Therapie nach neuestem Kenntnisstand erhalten. Auch daraus leitet sich die Forderung nach verstärkter Fortbildung ab. Durch die bundesweite Einrichtung von „Journal-Clubs" können von Arbeitsgruppen vorbereitete Rezensionen oder systematische, in der medizinischen Literatur veröffentlichte Rezensionen Ärzten die Fortschritte der Medizin im Überblick jeweils aktuell vermitteln. Wichtig erscheinende Publikationen aus selektierten Fachzeitschriften und klinische Fälle können diskutiert und der richtige Umgang mit medizinischen Datenbanken vermittelt werden.

Eigenverantwortung stärken

- Die Patienten können selber zur Verbesserung der Situation unseres Gesundheitswesens wesentlich beitragen. Eigeninitiative und Eigenverantwortung der Patienten für ihre Gesundheit müssen in den Vordergrund rücken. Dies muß bereits im Kindesalter beginnen. Gesundheit muß Unterrichtsfach in der Schule werden. Die kommende Generation muß mehr als bisher lernen, Gesundheit als Wert zu erkennen.
- Im internationalen Vergleich sind in Deutschland nach allen Statistiken die Patient-Arzt-Kontakte zu häufig. Zur Entlastung und zur Kostenersparnis kann auch hier eine Stärkung der Eigenverantwortung der Patienten beitragen. Es besteht die Gefahr, durch Überbeanspruchung der Solidarität die Verantwortung für die

eigene Gesundheit (Subsidiarität) zu schwächen. Zu viel Mutterliebe kann Kinder erdrücken und die eigentliche, gut gemeinte Zuwendung kann Kinder in ihrer Entwicklung behindern. Dieses Prinzip gilt auch für die Gesundheit. Wir brauchen kein Solidaritätsstärkungsgesetz, sondern ein Subsidiaritätsstärkungsgesetz. Aber auch hier soll diese Eigenverantwortung nicht über Strafsysteme umgesetzt werden, sondern über wirkliche Anreizverantwortungssysteme. Ein Beispiel dafür wäre, daß die Frist für das Vorliegen einer ärztlichen Arbeitsunfähigkeitsbescheinigung verlängert wird. Heute ist eine derartige Bescheinigung nach 3 Arbeitsunfähigkeitstagen erforderlich. Nach unserer Einschätzung können die Patienten häufig selbst am besten beurteilen, ob sie bei ihrem Gesundheitszustand die geforderte Arbeit verrichten können. Hierzu ist zumindest in der ersten Woche ein Arztbesuch nicht zwingend erforderlich, es sei denn, die Patienten wünschen dies und halten es selbst für erforderlich. Wir schlagen daher vor, daß in einem Feldversuch die Krankschreibung durch den Patienten selbst erprobt wird, der damit selbst die Verantwortung übernimmt. Bei Bewährung kann diese „Eigenkrankschreibung" der Patienten u. U. auch über eine Woche hinaus verlängert werden.

■ Heute gibt es zahllose Interessengemeinschaften, Patienteninitiativen und Selbsthilfegruppen, in denen über 2 Mio. Menschen aktiv organisiert sind. Diese Gruppen sind aber zu zersplittert, um auf dem großen Gebiet der Gesundheitspolitik wirklich schlagkräftig wirken zu können. Sie müßten sich zu einem bundesweiten Club zusammenschließen. Was für das Automobil seit Jahrzehnten erfolgreich existiert, fehlt auf dem Gebiet der Gesundheit: ein Allgemeiner-Patienten-Gesundheitsclub. Um die Patienteninteressen der Bevölkerung besser artikulieren zu können, ist eine unabhängige Patientenorganisation erforderlich. Auf diese Weise kann auch die Eigenverantwortung der Patienten gestärkt werden. Der Gesundheitsclub könnte die Gesundheitsförderung und Prävention stärken, Assistenzaufgaben übernehmen, eine Gesundheitszeitung herausgeben, Call-Center gründen, Rechtsbeistand leisten und Informationsservice bieten. In vielen Städten können Gesundheitshäuser gegründet werden, sich Kristallisationspunkte und Informationszentralen für Patienteninitiativen und Selbsthilfegruppen bilden. Um in unserer pluralistischen Gesellschaft bestehen zu können und nicht für Partei- oder Krankenkasseninteressen mißbraucht zu werden, muß sich dieser Patienten-Gesundheitsclub – wie der Automobilclub – unabhängig selbständig organisieren.

Wir möchten daher zur Gründung eines solchen Clubs aufrufen und laden Interessierte ein, sich unter Angabe besonderer Interessen bei uns zu melden:

Allgemeiner Gesundheitsclub Deutschland – AGCD,
Postfach 300 628,
44236 Dortmund

Literaturverzeichnis

Abholz, H.-H.: Früherkennung – Mehr an Gesundheit? Eine klinisch-epidemiologische Analyse. Psychosozial 12 (1990), 5421–5429

Anderson, W.F.: Gentherapie. In Spektr. d. Wiss. Digest: Gene und Genome 2/1997

Antonovsky, A.: The sense of coherence as a determinant of health. In Behavioral Health: A Handbook of Health Enhancement and Disease Prevention, Wiley, New York 1984

Arendt, H.: Vita activa. Piper, München 1996, Originalausgabe 'The Human Condition', University of Chicago Press, Chicago 1958

Arnold, M.: Solidarität 2000. Enke, Stuttgart 1995

Arnold, M., D. Paffrath: Krankenhausreport 1997. Fischer, Stuttgart 1997

Arzneimittelkommission: Arzneiverordnungen. Deutscher Ärzteverlag, Köln 1997

Badura, B.: Gesundheitsförderung durch Arbeits- und Organisationsgestaltung. In Pelikan, J. et al.: Gesundheitsförderung durch Organisationsentwicklung, 1993 a., a. a. O.

Baier, H.: Gesundheit und Lebensqualität. Edition Interform, Zürich 1997

Bartsch, N.: Gesundheitsbildung und Gesundheitsförderung in der Rehabilitation. In Bartsch, N., A.-W. Meyer: Chance Gesundheit. Wieviel Gesundheit braucht die Gesellschaft? Olms, Hildesheim 1995

Basys: Gesundheitssysteme im internationalen Vergleich. Basys, Augsburg 1998

Bauch, J.: Gesundheit als sozialer Code. Juventa, München 1996

Beck, U., E. Beck-Gernsheim: Riskante Freiheiten – Zur Individualisierung der Lebensformen in der Moderne. Suhrkamp, Frankfurt/M. 1994

Berger, M., C. Trautner: Die Forderungen von St. Vincent – Stand 1996 in Deutschland. Kirchheim, Mainz 1996

Bernstein, S.: Weltbevölkerungsbericht 1998. UNO-Verlag, Bonn 1998

Beske, F.: Entlastung statt Rationalisierung. Dtsch. Ärztebl. 14.02.1997

Beske, F.: Mehr Eigenmittel für die Gesundheit – keine Utopie. Dtsch. Ärztebl. 12.12.1997

Beske, F., J.F. Hallhauer: Das Gesundheitswesen in Deutschland. Deutscher Ärzteverlag, Köln 1999

Blech, J.: Die heimliche Sektion. Die Zeit 12.02.1998

Bloch, E., B. Hillebrandt, C. Wolf: Wie funktioniert unser Gesundheitswesen? Rowohlt, Reinbek 1997

Braun, B., H. Kühn, H. Reimers: Das Märchen von der Kostenexplosion. Fischer, Frankfurt 1998

Bueß, G.F.: Neue Technologien in der minimalinvasiven Chirurgie. In Kaiser, G., et al.: Die Zukunft der Medizin. Campus, Frankfurt 1996

Bullinger, M.: Lebensqualität. In Pöppel, E., M. Bullinger, K. Härtel: Medizinische Psychologie und Soziologie. Chapman & Hall, Weinheim 1994

Bundesministerium für Gesundheit: Daten des Gesundheitswesens, Ausgabe 1997, Band 91. Nomos, Baden-Baden 1998

Bundesärztekammer: Fortschritt und Fortbildung in der Medizin, Band 22. Deutscher Ärzteverlag, Köln 1998

Bundesverband der Pharmazeutischen Industrie: Pharm Daten. Frankfurt 1998

Buser, K., U. Kaul-Hecker: Medizinische Psychologie, Medizinische Soziologie. Fischer, Stuttgart 1996

Catteral, A.: The early diagnosis of congenital dislocation of the hip. J. Bone Jt. Surg. B 76 (1994) 515–516

Claasen, D. C.: J. Amer. med. Ass. 266 (1991) 2847–2851

Creutzfeld, W., W. Gerok: Medizinische Publizistik. Thieme, Stuttgart 1997

Deppe, H.-U.: Kostenexplosion und wirtschaftlicher Wettbewerb im Gesundheitswesen. Managem. u. Kr. Haus (1997)

Deutsche Krankenhausgesellschaft: Zahlen, Daten, Fakten 1998. Düsseldorf 1998

Drings, P.: Möglichkeiten, Zielsetzungen und Grenzen der konventionellen Krebstherapie. In Kaiser G., et al.: Die Zukunft der Medizin. Campus, Frankfurt 1996

Ehlers, A. P. F.: Fairneß, Effizienz und Qualität in der Gesundheitsversorgung. Springer, Berlin 1998

Engelmann, K., M. L. Bahner: Teleradiologie: Verbesserung der Kommunikation in der radiologischen Diagnostik. In Krebsforschung heute. Berichte aus dem Deutschen Krebsforschungszentrum. Steinkopff, Darmstadt 1998

Frank, J. P.: System einer vollständigen medicinischen Polizey, 4 Bde, 1779–1788

Frank, J. P.: Akademische Rede vom Volkselend als der Mutter Krankheiten. Barth, Leipzig 1960

Frevert, U.: Krankheiten als politisches Problem 1770–1880, Vandenhoeck & Ruprecht, Göttingen 1984

Fritze, E., F. Mehrhoff: Die soziale Sicherung in Deutschland. In Fritze, E.: Die ärztliche Begutachtung. Steinkopff, Darmstadt 1996

Frölich, J. C., et al.: Arzneimittelinformation, ein Aufgabengebiet der klinischen Pharmakologie. Deutscher Ärzteverlag, Köln 1998

Fuchs, C.: Was heißt hier Rationalisierung? In Nagel, E., C. Fuchs: Rationalisierung und Rationierung im deutschen Gesundheitswesen. Thieme, Stuttgart 1998

Geisler, L. S.: Wieviel Fortschritt verträgt der Mensch? In Kaiser, G., et al.: Die Zukunft der Medizin. Campus, Frankfurt/M. 1996

Gerok, W.: Aufgaben und Qualitätsmerkmale medizinischer Fachliteratur – zwischen Wissenschaft und Fortbildung. In Creutzfeld, W., W. Gerok: Medizinische Publizistik. Thieme, Stuttgart 1996

Golemann, D.: Emotionale Intelligenz. Hanser, München 1996

Grill F., D. Müller: Ergebnisse des Hüftultraschallscreenings in Österreich. Der Orthopäde. Springer, Heidelberg 1997

Häffner, H.: Gesundheit – unser höchstes Gut? Springer, Heidelberg 1999

zur Hausen, H.: Krebsbekämpfung in Deutschland – einige kritische Überlegungen. In Krebsforschung heute. Berichte aus dem Deutschen Krebsforschungszentrum. Steinkopff, Darmstadt 1998

Helmert, U., et al.: Relationship of social class characteristics and risk factors for coronary heart disease in West Germany. Publ. Hlth. 104 (1990) 399–416

Henrich, G., P. Herschbach: Fragen zur Lebenszufriedenheit (FLZ) – ein Gewichtsmodell. In Schwarz R., J. Bernhard, H. Flechtner, T. Küchler, C. Hürny: Lebensqualität in der Onkologie II. Zuckschwerdt, München 1995

Höffe, O.: Medizin in Zeiten knapper Ressourcen. Dtsch. Ärztebl. 30.01.1998

Höffe, O.: Mehr als das bloße Leben. Frankfurter Allgemeine Zeitung Nr. 13. III, 1999

Hofstätter, P. R.: Sozialpsychologie 5. Aufl., de Gruyter, Berlin 1973

Holm-Hadulla, R.: Die psychotherapeutische Kunst. Vandenhoeck & Ruprecht, Göttingen 1997

Hurrelmann, K.: Gesundheitswissenschaften. Beltz, Weinheim 1993

Hutten, H.: Biomedizinische Technik – wohin führt der Weg? Spektr. d. Wiss. Dossier 1/1999

Jagoda, B.: Wir dürfen nicht wegen des Sozialproduktes seelenlos werden. Welt am Sonntag 04.02.1996

Jaspers, K.: Der Arzt im technischen Zeitalter. Piper, München 1986

Jonas, H.: Technik, Medizin und Ethik. Suhrkamp, Frankfurt 1987

Jütte, R.: Geschichte der deutschen Ärzteschaft. Deutscher Ärzteverlag, Köln 1997

Kaiser, G., J. Siegrist, E. Rosenfeld, K. Wetzel-Vandai: Die Zukunft der Medizin. Campus, Frankfurt/M. 1996

Kalmar, P.: Leistungen der Deutschen Herzchirurgie in 1995. 25. Jahrestagung der Deutschen Gesellschaft für Thorax-, Herz- und Gefäßchirurgie, 28.2.–2.3. 1996. Wien 1996

Kassenärztliche Bundesvereinigung: Grunddaten zur Vertragsärztlichen Versorgung in der Bundesrepublik Deutschland. Deutscher Ärzteverlag, Köln 1997

Kliemt, H.: Gesundheitsversorgung bei Ressourcenknappheit – Ethische Aspekte. In Nagel, E., C. Fuchs: Rationalisierung und Rationierung im deutschen Gesundheitswesen. Thieme, Stuttgart 1998

Krapf, W.: Hast Du keinen – schraub' Dir einen. Rotarier 2 (1998)

Küchler, T.: Quality of life and breast cancer – the learning curve never ends. Europ. J. Cancer 34 (1998) 277–278

Küchler, T., D. Henne-Bruns, S. Rappat, J. Graul, K. Holst, J. I. Williams, S. Wood-Dauphinèe: Impact of psychotherapeuthic support on gastrointestinal patients undergoing surgery: survival results of a trial. Hepato-Gastroenteriol. 46 (1999) 322–335

Langbein, K., H.-P. Martin, H. Weiss: Bittere Pillen. Kiepenheuer & Witsch, Köln 1996

Markl, H.: Eine evolutionäre Perspektive der Medizin. In Kaiser, G., et al.: Die Zukunft der Medizin. Campus, Frankfurt/M. 1996

Matthiessen, P. F.: Unkonventionelle Konzepte in der Onkologie. Paramedizinischer Unfug oder notwendige Ergänzung. In Kaiser, G., et al.: Die Zukunft der Medizin. Campus, Frankfurt/M. 1996

Mc Keown, T.: Die Bedeutung der Medizin. Suhrkamp, Frankfurt 1982

Merke, K.: Umbau oder Abbau im Gesundheitswesen, Quintessenz, Berlin 1998

Meyer-Ebrecht, D.: Bildgeführte Operationen und das Verhältnis zwischen Arzt und Patient. In Kaiser, G., et al.: Die Zukunft der Medizin. Campus, Frankfurt/M. 1996

Ministerium für Arbeit, Gesundheit und Soziales NRW: Standortfaktor Gesundheit, Tagungsbericht. WAZ-Druck, Duisburg 1997

Ministerium für Arbeit, Gesundheit und Soziales Rheinland-Pfalz: Gesundheitsökonomische Basisdaten. Werum-Druck, Mainz 1998

Nagel, E., C. Fuchs: Rationalisierung und Rationierung im deutschen Gesundheitswesen. Thieme, Stuttgart 1998

Nefiodow, L. A.: Der sechste Kondratieff. Rhein-Sieg-Verlag, St. Augustin 1997

Oberender, P.: Gesundheitsversorgung zwischen ökonomischer und medizinischer Orientierung. In Nagel, E., C. Fuchs: Rationalisierung und Rationierung im deutschen Gesundheitswesen. Thieme, Stuttgart 1998

Oestern, H. J.: Die gesundheitspolitische Bedeutung der Unfallchirurgie in Deutschland und ihre Auswirkungen auf Gesellschaft und Wirtschaft. In Oestern, H. J., J. Probst: Unfallchirurgie in Deutschland. Springer, Berlin 1997

Orrenius, S.: Molekulare Medizin. Was uns der Zelltod lehrt. In Kaiser, G., et al.: Die Zukunft der Medizin. Campus, Frankfurt/M. 1996

Otte, R.: Gerechtigkeit im Gesundheitswesen oder: Von der Verteilung knapper Güter. In Bartsch, N., A. W. Meyer: Chance: Gesundheit. Wieviel Gesundheit braucht die Gesellschaft. Olms, Hildesheim 1995

Pannike, A.: Die fachübergreifende Zusammenarbeit: Notwendigkeit und Hemmnis. In Oestern, H. J., J. Probst: Unfallchirurgie in Deutschland. Springer, Berlin 1997

Pfaff, M., D. Wassener: Die Bedeutung des Risikostrukturausgleichs für den Kassenwettbewerb und die solidarische Wettbewerbsordnung. In Ehlers, A. P. F.: Fairneß, Effizienz und Qualität in der Gesundheitsversorgung. Springer, Berlin 1998

Pülmer, K. D.: Der Gesundheit auf der Spur – Salutogenese versus Pathogenese. Das „Sense of Coherence"-Konzept von Aaron Antonovsky. In Bartsch, N., A. W. Meyer: Chance: Gesundheit. Wieviel Gesundheit braucht die Gesellschaft. Olms, Hildesheim 1995

Puchta, J.: Forschungsbedingungen und -stukturen. In Krebsforschung heute. Berichte aus dem Krebsforschungszentrum 1998. Steinkopff, Darmstadt 1998

Rau, J.: Medizin der Zukunft. In Kaiser, G. et al.: Die Zukunft der Medizin. Campus, Frankfurt/M. 1996

Rebscher, H.: Risikostrukturausgleich als Voraussetzung des Wettbewerbs in der GKLV? Was sind die Konsequenzen aus der VdAK-Sicht? In Ehlers, A. P. F.: Fairneß, Effizienz und Qualität der Gesundheitsversorgung. Springer, Berlin 1998

Richter, H. E.: Flüchten oder Standhalten. Rowohlt, Reinbek 1976

Rodewald, G., M. J. Polonius: Cardiac surgery in the Federal Republic of Germany during 1980. A report by the German Society of Thoracic and Cardiovascular Surgery. Thorac. cardiovasc. surgn. 30 (1982) 52–54

v. Rönne, L., H. Simon: Das Medicinalwesen des Preußischen Staates. Breslau 1844-1852; zit. nach Pürckhauer, F., J. Strelau: 1966

Rosenfeld, E., W. Wetzel-Vandai: Die Zukunft der Medizin. Neue Wege zur Gesundheit? In Kaiser, G., et al.: Die Zukunft der Medizin. Campus, Frankfurt/M. 1996

Sachsenweger, M.: Der Grüne und der Graue Star. Verlag Gesundheit, Berlin 1998

Sachverständigenrat für die Konzertierte Aktion im Gesundheitswesen: Gesundheitsversorgung und Krankenversicherung 2000, Sachstandsbericht. Nomos, Baden-Baden 1994

Sagan, L.: Die Gesundheit der Nationen. Rowohlt, Reinbek 1992

Schaefer, H., M. Blohmke: Sozialmedizin. Thieme, Stuttgart 1978

Schipperges, H.: Rudolf Virchow. Rowohlt, Reinbek 1994

Schmidt, L. G.: Frühdiagnostik und Kurzintervention beim beginnenden Alkoholismus. Dtsch. Ärztebl. 31.10.1997

Schönbach, K.-H.: Strukturverträge und Modellvorhaben in der GKV. Arbeit u. Sozialpol. 51 (1997)

Schwabe, K., D. Paffrath: Arzneiverordnungsreport '96. Aktuelle Daten, Kosten, Trends und Kommentare. Fischer, Stuttgart 1996

Siebolds, U.: Das verrückte Handeln der Akteure im Gesundheitswesen – Versuche des Verstehens eines Scheiterungsmythos. In Umbau oder Abbau im Gesundheitswesen? Quintessenz, Berlin 1998

Siegrist, J.: Medizinische Soziologie, 5. Aufl., Urban & Schwarzenberg, München 1975

Siegrist, J.: Soziale Krisen und Gesundheit. Hogrefe, Göttingen 1996

Smith, R.: Plädoyer für eine offene Rationalisierungdebatte. Dt. Ärztbl. 02.10. 1998

Statistisches Bundesamt Wiesbaden: Gesundheitsbericht für Deutschland. Metzler-Poeschel, Stuttgart 1998

Stihl, H. P.: In Frankfurter Allgemeine Zeitung Nr. 139 (1999) 13

Tanner, W.: Expedition in den Zellkern. Frankfurter Allgemeine Zeitung Nr. 200 III, 1998

Taupitz, J.: Gesundheitsversorgung bei Ressourcenknappheit – Rechtliche Aspekte. In Nagel, E., C. Fuchs: Rationalisierung und Rationierung im deutschen Gesundheitswesen. Thieme, Stuttgart 1998

The Economist: Germany stalls. 5.06.1999, 15–16

Vogel, H. R.: Begrüßung. In Nagel, E., C. Fuchs: Rationalisierung und Rationierung im deutschen Gesundheitswesen. Thieme, Stuttgart 1998

Waller, H.: Gesundheitswissenschaft, 2. Aufl. Kohlhammer, Köln 1996

Wannenmacher, M., P. Drings, C. Herfarth: Krebstherapie ist wirksamer geworden und weniger belastend. Ärztl. Allgem. 9 (1995) 15–18

Wiesing, R.: Medizin und Moral bei Richard Koch. Ethik in der Medizin. Springer, Berlin 1997

Winnacker E.-L.: Gentechnik: Eingriffe am Menschen. Akzente 7. Utz, München 1999

Zwierlein, E.: Klinikmanagement. Urban & Schwarzenberg, München 1997